精神分析的診断面接の
すすめかた

守屋直樹・皆川邦直 編

岩崎学術出版社

まえがき

　このたび，守屋直樹先生のリーダーシップのもと東京精神療法研究会（Tokyo Psychotherapy Study Group; TPSG）で教育研修を受けて，日本精神分析学会認定精神療法医ならびに心理療法士になられた先生方にも執筆していただいて，本書『精神分析的診断面接のすすめかた』が岩崎学術出版社から刊行されることになった。TPSG を立ち上げた一人として，心から喜びつつ読者の皆様に本書をお届けする。一人の独学で精神療法・心理療法（サイコセラピー）を学び続けることはむずかしく，どうしても個人の動機と仲間が必要である。そのような認識を共有する生田憲正，故橋本元秀，溝口純二，餅田彰子，満岡義敬，守屋直樹氏と私の7名で1993年7月4日に TPSG を設立した。そして現在では日本精神分析学会の認定する教育研修組織の一つとして，4～5年間の精神分析的なサイコセラピーの教育研修を提供するようになっている。将来，精神分析的なオリエンテーションことに自我心理学的なサイコセラピストを目指す医師とサイコロジストを受け入れている。

　ところでサイコセラピーは文字通り面接に始まり面接に終わるが，そのサイコセラピーを身につける作業としては系統的な知識技術の吸収と実技訓練がある。そのために個人スーパーヴィジョンとケースカンファレンス，そして系統講義が提供される。

　本書は精神分析的なサイコセラピーの実際を，理論，実際，そしてその客観性（科学性）の3側面から説明しようとする。すなわち技術革新の著しい現在でもなぜサイコセラピーという原始的な方法が主な治療手段となり得るか，換言するならば，なぜ，単純明快な科学的方法では対処できないのか，その主な対象は何か，サイコセラピーの歩むべき道を照らし出す発達理論，フロイトの考案創造

した精神分析概念とそれに従うサイコセラピーの客観評価の現状，面接の進め方，未熟なパーソナリティの反応様式，面接資料からの精神力動フォーミュレーションのまとめかた，精神分析的な面接の応用としての親ガイダンス，そして最後に一例の面接から仮説形成（フォーミュレーション）に至る道筋の提示がなされている。

　おそらく新たにサイコセラピーを学ぼうとされる人々には難解に感じられるであろう。しかし，そこで興味を棄てられることなく，スルメを噛みしめ味わうように興味を保持していただきたい。そうすることによって従来の日常生活では見過ごして気づかなかった新たな自己理解や他者理解が生まれてくる。まれには一読するだけでそのような理解を得ることもあるが，一般的には，そうかな，わからないな，で終わり，しかし長い時間経過のうちで，アーそれはそういうことなのか，といった理解につながって行く。本書に限らず精神分析関係の著作はくどくて読んでいるうちに眠り込んでしまうこともありだが，実は，これは意識が受け入れるために必要なのであろう。その一方，サイコセラピーを教える側の学会認定スーパーヴァイザーの人々にも是非ご一読いただいて批判を加えていただきたい。精神分析の著作は私達が日常は意識せずに忘れている願望や知識の断片を照らし出す材料を扱っていて，フロイトの気づいた，通常は意識することのない無意識の世界にも配慮できるようになること，すなわち意識と無意識の心の世界を自由に往来できるようになって意識化可能な領域を拡大すること，そうすることによって自己と他者への暖かく優しい心を育てるようになることを目的としている。その意味で本書もその一助になると信じているが，また，それを願ってやまない。

　2007年9月2日　TPSG夏の合宿において

皆川　邦直

目　次

まえがき　i

序　　章　診断面接と精神力動フォーミュレーションはなぜ必要か？　1

第Ⅰ部　理論編

第1章　神経症とは？　19
第2章　発達プロファイル　65
第3章　精神分析的発達理論と見立て：タイソンの発達理論　78
第4章　精神力動フォーミュレーションに関連した実証研究　115

第Ⅱ部　実際編

第5章　精神分析的診断面接の進めかた　143
第6章　境界性パーソナリティ障害と自己愛性パーソナリティ障害の見立て　157
第7章　思春期患者における親面接と見立て　171
第8章　精神力動フォーミュレーションのまとめかた　183
第9章　精神分析的診断面接の進めかたの実際：症例から　198

付　　録　精神力動フォーミュレーションのまとめ　214

文　献　216
あとがき　229
人名索引　234
事項索引　236

序章　診断面接と精神力動フォーミュレーションはなぜ必要か？

守屋　直樹

はじめに

　精神療法を行なうにあたって，その患者の問題がどのようなものであるか，どのような方針で治療を進めたらよいか，についての見通しを初期に立てられるかどうかは，治療の成否に大きな影響を与えるだろう。精神分析的精神療法は，治療の過程で現れてくる転移と抵抗を言葉で扱うことによって，内省の力を広げ，またパーソナリティの変化をもたらしてゆこうとする治療法である。治療期間は長期にわたることが多く，治療の過程で転移が深まってくると，本来の問題がどのようなものであったのかが見えにくくなり，治療者の側でも治療の見通しが立たなくなってしまう場面もある。最初に診断面接に基づいて精神力動フォーミュレーションを行なっておくことは，こうした状況にあっても，それを客観化し，治療をさらに進展させるための重要な指針として役立つことも多い。
　本書は，精神分析的診断面接をどのように進めるか，そしてそこから得られた情報から精神力動フォーミュレーションをいかにまとめるか，といった点について総合的に理解するための知識と技術についてまとめたものである。
　精神神経科の臨床場面，心理オフィス，学生相談室など，臨床場面がどこであれ，治療・相談や精神療法を受けようと訪れる患者，クライエントの多くは，自分の問題がどのようなものであるかについてあまりよくわからないままで来訪することが多い。診断面接の第一の目的は，患者自身が，自分の問題がどのようなもので，どのような治療を受けたらよいのかについて，理解できるよう援助することにある。また，精神分析的診断面接で身につけた技術は，長期の精神分析的

精神療法を進めるためにはもちろん役立つが，一般精神科の診療場面，他の医療場面や学校などでのコンサルテーション，思春期・子どもの患者の親ガイダンスなど，さまざまな臨床場面に応用できる。

　精神療法の治療法を定義し，分類するやり方にはさまざまなものがあるが，ひとつにはその対象が，個人であるのか，集団・夫婦・家族であるのかによって分類される。もうひとつは，精神分析的精神療法，支持的精神療法，森田療法，認知行動療法など，用いられる技術と訓練の違いによって分類される。見立てとフォーミュレーションのやり方と内容は，当然ながら治療者が行おうとする治療法によって異なってくる。精神分析的精神療法は，現在の患者の心的生活や対人関係などの問題のなかで，主に子ども時代の感情や家族との問題に起源をもち，現在の問題に影響を与え続けている無意識の葛藤を明らかにし，解決してゆくことを目指す方法である。それゆえ，そのためのフォーミュレーションの内容は，個々の患者の問題ごとに大きく異なったものになる。この点が，規範性の強い認知行動療法の見立てなどとは大きく異なる点である。たとえて言うならば，後者があらかじめサイズが決まった既製服であるのに対して，精神分析的な見立ては，個々人のサイズを測って作るオーダーメイドのものといえるかもしれない。

I. 精神医学的診断と精神力動フォーミュレーション

　ところで，医学的な伝統をもつ概念である診断とは何を意味するだろうか。金子（1978）によれば，診断 diagnosis とは dia = two, gnosis = to know, to perceive, to distinguish に由来しており，2つのものや現象のあいだの区別を認識することであるという。医学において，具体的には病気を区別することであり，さらにはその原因・治療についても明らかにすることである。

　しかし，精神障害などのこころの問題では，その多くは病因がわかっておらず，また多くの身体疾患のような客観的な検査所見をもとにした診断と治療方針の決定は困難なことが多い。そのためひとつの流れとして，DSM-III〜IVのような，記述的・行動的側面を重視した操作的診断が採用されるようになったわけである。これによって，異なった臨床家間の診断の一致，つまり信頼性は向上したものの，従来からの精神科診断に想定されていたような病因や治療に対する暗喩が消え，臨床のためにはむしろ役立たなくなった，などとの批判を受けてもいる。

しかしながら、こうした操作的診断の使用は、近年のエビデンスに基づく医学（EBM；evidence-based medicine）への流れもあって、ますます加速しているように見える。EBMとは、「個々の患者の治療方針の決定にあたって、最新かつ最善の根拠evidenceを、良心的、明確かつ思慮深く利用すること」（Sackett, D. L. ら、1996）とされる。しかし、精神医学に限っていえば、さまざまな障害についての研究結果から、EBMを実践するのに有益な根拠は、現時点でどの程度得られているであろうか。

たとえば、抑うつ状態を例にとってみよう。抑うつ神経症という従来からの概念は、慢性の抑うつを主症状とするものの、内因性のうつ病とは異なり、その背景にパーソナリティ要因が大きい患者群が想定されていた。ところがDSM-III以降は、病因の推測を排除し、抑うつ状態にある患者は、いくつかの症状の有無、その持続期間と重症度によって、自動的に、気分変調症、大うつ病、あるいは、その他のうつ病性障害などと診断される。DSMを用いて大うつ病と診断するのは、操作的診断基準に従えばきわめて容易である。

このような診断基準のもとで、たとえば大うつ病に関して、ここ2, 30年のあいだに、きわめて多くの臨床研究がなされてきた。EBMで最も信頼が置かれている研究方法である、無作為化比較臨床試験（RCT）を用いた数多くの研究結果は、大うつ病など特定のDSM-IV第I軸障害に対していくつかの特定の治療法がプラセボと比べて有効であることを示してきた。

成人の大うつ病に対する抗うつ薬の有効性は、多くの薬剤で、6〜8週の期間で60〜70％程度であり、一方プラセボも同じ期間で、だいたい30〜40％程度の有効性がある。つまり、薬物療法で明らかな恩恵を受ける患者は、30〜40％程度であるともいえるだろう。そして、どの患者に薬物療法が有用か、どの患者にはさほど有用ではないのか、という情報は、さまざまな研究を行なっても、記述的な症状診断ではなかなか一貫した結果は得られていない（Parker, G., 2005）。

一方、精神療法の効果はどうだろうか。認知行動療法、対人関係療法、さらには短期力動精神療法といった短期の精神療法は、いずれも症状の重い患者を除けば、3〜4カ月の期間で、薬物療法と概ね同程度か、それに近い効果があることが報告されている（Elkin, I. ら、1989；Westen, D. ら、2004）。

以上のことから、うつ病で受診した患者に症状学的診断だけを行ない、治療に

ついての EBM に基づく見立てを伝えるとすれば，「抗うつ薬を 6 週間から 8 週間服用すれば，3 分の 2 の方はある程度改善します。くすりを飲まないで通院した場合は 3 分の 1 の方がある程度改善します。くすりを飲まないでも，ある種の精神療法を受ければ，もともとの症状が重い人以外は，くすりによる治療とほぼ同じ効果が得られます」ということになるだろう。これでは，患者にとって自分の問題にどのように対処すればいいのかの指針はほとんど得られない。

つまり，どの患者に，どの治療を，あるいはどのような組み合わせの治療を行なうのが良いかといった，われわれ臨床家にとって有益な実証的データは，こうした研究方法からは未だほとんど得られていないのが現状である。これは，こころの問題では特に，疾病と環境やパーソナリティなどの要素が複雑に絡み合っており，また RCT のような研究方法は，長期にわたる治療の成果を見るのにはあまり向いていないことも一因であろう。

しかしながら，ここにパーソナリティ病理の側面を入れると，得られる情報は拡がる。そして，大うつ病の患者では，特に若い年代の患者においては数十％のものが，DSM-IV 第 II 軸で何らかのパーソナリティ障害が並存するとも言われている (Fava, M. ら, 2002)。たとえば大うつ病の場合，境界性パーソナリティ障害を並存するものは，抗うつ薬の治療反応性が悪く，予後も悪いことが証明されてきている (守屋, 1998)。

DSM-IV 第 II 軸は，こうした治療方針の一助となるにはいくつかの問題がある。たとえば，DSM-IV 第 II 軸パーソナリティ障害は，18 歳未満には情報不足のため診断できないことになっている。また Westen, D. ら (1999a) によれば，成人の場合でも長期に続くパーソナリティ病理の半数以上のものが，DSM-IV 第 II 軸では診断できないという。特に以前に抑うつ神経症と言われていたような，より軽微で神経症的なタイプのパーソナリティ病理は DSM 第 II 軸では捕らえきれない。

もしも，パーソナリティの病理について DSM-IV 第 II 軸などの診断基準よりもより細かく見立てることができれば，うつ病においても，診断および治療への指針をさらに深いものにできる可能性がある。つまり，背景にあるパーソナリティの病理を見立て，それと症状や発症の誘因との関連を説明し，そうしたパーソナリティの一部を変えてゆくことによって，症状だけでなく適応の改善や内的な変化が得られる可能性があると伝えられれば，患者にとっても有用な情報とな

りうる。たとえ長期の精神力動的精神療法を行なわないとしても，診断面接によって，その患者のパーソナリティの特徴はどのようなものか，発症に影響を与えた重要な心理社会的要因は何か，などについての情報を得ることは治療上大いに役立つであろう。つまり，精神力動フォーミュレーションは，治療の導入にあたり，記述的診断を補って，ひとつの重要な役割を果たしうることになる。

　精神力動フォーミュレーションの精神力動とは，精神分析における力動的観点に由来するものであり，患者のこころの中にある力を想定し，そうした力の間の葛藤を理論的に考察する視点を指している。一方，フォーミュレーション formulation とは，form（形式，形態），formula（きまり文句，公式）から派生したことばで，辞書では公式化，定式化などと訳される。つまり，日本語の見立てが意味するものよりも，決まった形式にまとめるという要素が強いことばである。

II. 精神力動フォーミュレーションのためのデータと推論

　それでは，このような推論を行うために必要なデータとは何であろうか。一般の精神医学的診断面接では，現在の問題・主訴と，現病歴，発達・生育歴，家族歴といった客観的なデータの収集が作業の中心となる。このなかで，生育歴や家族歴を重視する考え方は，もともと精神分析に由来するものである。しかし，精神分析的な診断面接では，そうした客観的事実の部分はその患者のこころの全体像を知るための一部にすぎない。それらに加えて重要なのは，患者が，現在と過去の重要な人びととの間で持ってきている関係のありかたであり，さらには面接者との関係の持ちかたである。患者が面接者とどのように関わり，面接者をどのように利用したか，面接者が患者に対してどのような印象や感想を持ったか，どのような気持ちや感情が刺激されたか，といった転移・逆転移につながる関係性の側面にも大きな注意を払うことが必要である。

　診断面接というと，治療者の側が患者の診断を下す，といった一方向の印象がつきまといやすい。しかし実際は，精神療法を行なう必要性や，治療において何が問題であり，何を目標にするのか，などといったことについて，お互いに合意に至るまでの試験期間，つまりお見合いのようなものと考えたほうが良いだろう。

　そこでの二人の対話によるやりとりはどのように進展するのが良いだろうか。

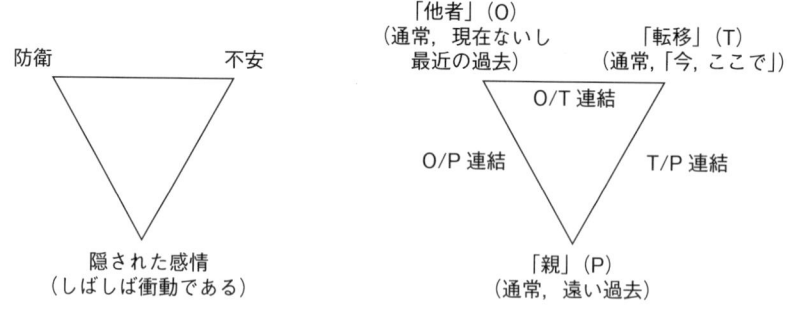

図1　2つの三角形

短期の精神力動的精神療法で著名な Malan, D. H.（1979）は，ラポールを深めるための治療者の介入を表現する2つの三角形を示した（**図1**）。

　第一の三角形（**図1左**）は，患者の内的世界のもので，Malan, D. H. は「葛藤の三角形」と名づけている。精神療法では，面接での連想に現れる防衛からその下層にある不安を探求する。さらに，その不安の背後に存在する隠された感情や欲動に近づくことがひとつの目的となる。第1章で述べる Brenner, C. の観点を加えるならば，防衛の下層には，不安と並んで抑うつ感情も問題となるだろう。

　第二の三角形（**図1右**）は，「ひとの三角形」と名づけられている。これはもともと，Menninger, K. によって「洞察の三角形」と呼ばれていたものである。患者の連想が，現在，あるいは最近の過去における他者との関わりに関するできごとから，今，ここでの治療者についての感情や連想に関連づけられる。そして，そこから過去の親とのあいだのエピソードが連想されるというふうである。診断面接でも治療面接でも，必ずしもこのような三角形に沿ってやりとりが展開するとは限らない。しかしながら，精神分析的診断面接は，構造化面接などの治療者がリードする面接スタイルとは対極にあり，循環的なやりとりのなかで相互に理解を深めてゆくというイメージを持つことは重要である。

　診断面接では，面接者・治療者との以上のような共同作業によって，患者自身が自分の問題についてある程度全体像を理解して，おおまかな治療の方向について見通しを持てるようになることを目標とする。本人自身で解決できなかった問題はどのようなもので，治療によってどのような変化が期待できるかは，当然個々の人によってまったく異なっている。しかしながら，過去1世紀の精神分

析的な精神療法の経験の積み重ね，および正常発達と病理的な発達についての精神分析的研究の蓄積を利用することによって，定型的な病理のパターンについての知見が多く得られていて，多くの患者の見立てとフォーミュレーションに必要な推論が可能になってきている。

Kassaw, K. と Gabbard, G. O. (2002) は，精神力動フォーミュレーションをまとめる際に留意する点について，次のようにまとめている。

1) すべてを網羅しようとするのではなく，中心となるようなテーマにしぼる。
2) 何らかの発達上の経験と主訴との関係を明らかにするように描く。
3) 治療を求める直接のきっかけとなったストレス因子を同定する。
4) 治療関係における「今，ここで」の転移・逆転移に関するデータを描き出す。
5) 患者の関係パターンが今後の治療関係にどのように現れるのかを予測する。
6) 仮説であることを忘れない。新しいデータが現れれば改訂する。

ところで，精神分析的精神療法によって患者はどのようにして良くなるのか，つまり治療作用の理論については，解釈とそれに基づく洞察，そして治療関係による変容性の効果というふたつの観点からの論議がなされてきていた。Jones, E. E. (2000) は，長年に渡る精神療法過程についての実証研究の結果，長い治療のなかで治療者・患者双方が創り出す関係性のパターンを相互作用構造と名づけることによって，これら二つの観点が治療作用において相補的な役割を果たすことを見出した。Jones, E. E. は精神分析的精神療法の治療経過を精神療法過程 Q セット (PQS) という実証的な方法を用いて時系列的に観察した。その結果，治療者と患者は，治療の過程で特有のパターンからなる相互作用構造を創り出すことを見出した。これは，転移・逆転移が顕在化したものに該当する。うまくいった治療では，転移や抵抗についての解釈の積み重ねによって，こうした相互作用構造の意味を患者が理解し，それが徐々に減じてゆくことが観察されるのだという。すなわち，こうした相互作用を患者が繰り返し体験し，治療者の解釈によってこの意味を理解し，自己を知る能力が育つことによって，内的変化が起こるというわけである。

この場合，治療者は，こうした相互作用構造に巻き込まれながらも，どのよう

にしてそれを客観的に捉え、治療的な介入をすることができるのであろうか。診断面接での精神力動フォーミュレーションを行なっておくことは、そのための治療者の大きな力となりうる。初回面接や診断面接では通常、転移はまださほど大きくは働いておらず、治療が始まってからに比べて、意識的にも最も治療者にこころを開こうとするものである。そのなかで、2～3回の診断面接を行えば、その後の治療で起きてくることが予測される転移や抵抗の小さな現れを、逆転移に惑わされずに観察しやすい。

　もちろん、その後の治療の過程では、最初のフォーミュレーションとは違った情報が現れるかもしれない。精神療法の過程というのは、絶えず仮説を立て、それに基づいて必要な介入を行い、さらにその結果に基づいて仮説を検証したり、あるいは修正したりという過程の連続であるといえよう。最初にフォーミュレーションを行っておくことで、それに修正が必要になった場合、なぜ修正しなくてはならなくなったのか、あるいはそれを示唆するデータが診断面接の時点でなかったのか、ということを振り返り検証することができる。この作業は、その後の治療に役立つであろうし、また治療者としての技量の向上にも役立つであろう。

III. 基礎となる理論

　診断面接を行ない、そこから精神力動フォーミュレーションを立てるという方法は、特に北米では精神分析的なオリエンテーションを持つ精神科の卒後研修のなかで広く用いられていたようだが、よく知られるようになったのはPerry, S.ら（1986）による論文が最初である。精神分析の理論体系は、過去1世紀のあいだに、自我心理学、対象関係論、関係理論、自己心理学などいくつかの異なった流れが生まれてきた。それぞれの理論体系は、それによく適した技法、患者、臨床場面というものがあるが、そのなかで自我心理学とその応用である力動精神医学のひとつの特徴は、正常から神経症、そしてパーソナリティ病理へ、意識から無意識へ連続したものとして理解する体系を作り上げたことにある。こうした視点を持つことによって、記述的な精神医学を補う役割を果たし、診断面接によってそれぞれの患者の病理を総合的に見るということを可能にした。

　精神分析の基礎となる理論体系は、Freud, S.によってメタサイコロジー（メタ心理学）と名づけられた。その文字通りの意味は、「心理学を超えたもの」と

いうことである。すなわち、面接によって引き出された臨床データを、体系的、合理的にまとめるための理論体系であり、精神分析の理論のなかでも、より高度の抽象を示したものである。自我心理学が基礎を置くそうした基本的概念を、Rapaport, D. と Gill, M. M.（1959）は、①力動的、②経済的、③発達的、④構造的、⑤適応的という5つの観点に区分した。

　①力動的観点とは、こころの中で本能欲動の力を想定し、それがどのようになっているかを扱う観点である。本能欲動は、広い意味での性的エネルギーを指すリビドーと、攻撃的な欲動の二つのものが想定されている。

　②経済的観点は、欲動の心理的なエネルギーを仮定することによって、そうした欲動の増加、減少、放出などによって無意識的な心的活動の強さを想定したものである。Freud, S. は、こうしたエネルギーを表す際に、Besetzung というドイツ語を用いた。これは、後の英訳者である Strachey, J. によって cathexis と訳され、日本語では備給などと訳されている。しかし Freud, S. 自身は、この用語をかなり日常的な意味合いで用いていて、自分では英訳語として関心 interest をあてはめていたという。

　③発達的観点は、こどもから大人へのこころの発達段階を想定するという観点である。Freud, S. は、精神・性的発達段階として、口唇期、肛門期、エディプス期および潜伏期、思春期・青年期を想定した。より厳密には、成人や思春期の患者の精神療法からの再構成に基づく発生的観点と、子どもの発達の直接観察に基づく発達的観点が区別される。これらの観点は、現代では長年の両方向からの研究によって、徐々に統合されるようになってきている。Freud, A. は、正常と異常な発達を見分けるために、発達ラインを提唱した。これは、子どもの発達において、うまくいっている部分と、うまくいっていない部分、発達停止、退行、あるいは発達の不調和などを見てゆく視点を提供し、子どもの精神分析的治療に大きな貢献を果たした。第2章で述べる発達プロファイルは、この発達ラインの視点が基礎となっている。

　④構造的観点は、『自我とエス（1923）』、『制止、症状、不安（1926）』に始まる精神分析理論モデルの大きな転換のあとでき上がったものである。よく知られているとおり、これはエス、自我、超自我の三層構造を中心とするこころの理論体系である。構造的観点については、第1章の前半で詳しく解説する。

　⑤適応的観点とは、人のこころと外界との相互作用についての観点であり、

Hartmann, H. らによって発展されたものである。この観点は，患者のこころの問題を，発達と外界への適応についての総合的観点から考えようとするものであり，自我心理学と力動精神医学の重要な考えかたのひとつである。

1970年代頃から，これらの自我心理学の観点に加えて，Kernberg, O. F. によって取り入れられた対象関係論的観点やKohut, H. により明らかにされた自己愛の病理についての観点も組みいれられる工夫がなされてきている。現代の精神力動フォーミュレーションにおいては，こうしたさまざまな理論体系を組み合わせて応用している。それゆえ，それらの基礎をある程度学んでおく必要がある。

IV. パーソナリティ病理の類型

精神分析は，症状の背景にある無意識を理解する方法から，パーソナリティ全体を理解する方法へと発展してきた。そうしたなかで，いくつかのパーソナリティ病理の類型について，臨床研究がなされてきた。歴史的にみると，まず転換，解離，強迫，恐怖など症状としての神経症から，性格神経症が分けられた。神経症的な性格病理としては，強迫性格，ヒステリーあるいは演技的性格，抑うつ神経症あるいは抑うつ的性格がその代表的なものとしてまず類型化され研究された。1970年代以降には，神経症的なパーソナリティ病理よりも未熟な性格構造の類型として，境界性パーソナリティ障害や，自己愛性パーソナリティ障害についての研究が進んだ。

DSM-IVでは，第II軸診断として，10あまりの特定のパーソナリティ障害が掲げられている。DSMの診断体系では，どの理論にも拠らないという原則のもと，症状学的な診断を第I軸に，パーソナリティ障害や知能などの発達上の問題を第II軸にといった多軸診断と，記述的・症候学的な操作的基準にのっとった診断体系が特徴である。こうした診断体系によって，分類の信頼性は高まるものの，臨床的な有用が減じてしまったことは先にも述べたとおりである。特に，第II軸のパーソナリティ障害の分類に関しては，「ごちゃ混ぜのセット」などといった批判が多く，臨床的な有用性という点ではやや物足りない。

それでは，パーソナリティの病理とその類型について，特に精神療法の観点からは，臨床家としてどのような分類や地図を描いておくのが有用だろうか。

DSM-III（1980）が作られる以前の力動的な理論に基づいた診断体系では，

正常から，より病理の重いグループへの連続性を想定して分類するという考え方があった。アメリカの精神医学向上のためのグループ（Group for Advancement of Psychiatry: GAP, 1966）で提唱された児童・思春期患者における理論に基づいた分類（**表1**）はその代表的なものである。乳幼児から児童・思春期では，パーソナリティはその発達途上ということもあって，精神症状だけでは診断が難しい。

表1　GAP の児童・思春期分類

1. 正常な反応
2. 反応性障害
3. 発達上の逸脱
4. 精神神経症
5. パーソナリティ障害
6. 精神病性障害
7. 心身症
8. 脳器質性症候群
9. 精神遅滞（知的障害）
10. その他

（Group for Advancement of Psychiatry, 1966）より

たとえば，不安症状を例にとってみよう。8カ月児の人見知り不安は，正常な反応であるし，幼児が入院したことで強い不安が生じていても，パーソナリティ発達上の問題がなく，愛着対象がいることによってなだめられるのであれば，状況的危機として，正常な反応に含まれる。不安が，無意識の葛藤とその防衛に由来した構造的なものになってしまっているならば，それは精神神経症と診断される。また，さまざまな場面に不安，恐怖で反応し，そうしたパターンが自我親和的になっているとすれば，不安性パーソナリティと診断される。つまりこれは，パーソナリティ発達全体と症状の関連で診断するという理論体系である。

Kernberg, O. F.（1975）は，境界パーソナリティ構造という概念を提示し，正常または神経症的パーソナリティ構造，精神病的パーソナリティ構造と合わせて，3つのパーソナリティ構造のレベルを想定した。神経症的パーソナリティ構造が，同一性は保たれ，抑圧などの高次の防衛が中心なのに対して，境界パーソナリティ構造は，同一性が拡散し，原始的な防衛機制が中心となる点で区別される。また，境界パーソナリティ構造では，現実検討がたとえストレス下で一時的に影響を受けたとしても，全体的にはそれが保たれている点で，精神病的パーソナリティ構造とは区別されるという。この観点は，やや厳密さを欠くという批判はあるものの，診断面接の初期でのパーソナリティ病理の鑑別には有用なひとつの見方である。

第4章で紹介する Westen, D. と Shedler, J. による SWAP-200 は，実証研究に基づきながら臨床にも役立つ，DSM-IV 第II軸に代わるパーソナリティ病理

の分類を生み出すことが期待できるものである。SWAP-200というのは，200項目からなるパーソナリティの評定測度であり，これを用いた研究の結果，境界性，自己愛性，シゾイド，サイコパスなど，障害の重いパーソナリティ障害だけでなく，より軽微で神経症的なパーソナリティ病理や傾向についても，その特徴が記述されるという。SWAP-200はまだ研究段階のものであるが，こうした測度を用いた研究によって，今後は，臨床の豊かさを生かした，パーソナリティ病理の実証的な分類体系が，整理されてゆく可能性が開かれている。

V. 本書の構成

本書の構成をここで簡単に説明しておく。

前半は理論編として，診断面接と精神力動フォーミュレーションを行なうのに必要な精神分析理論についての解説を行なう。

第1章では，精神分析における神経症の病理についての基礎理論を解説する。精神分析的精神療法はもともと，神経症の治療のために作られ発展されてきたものである。自我心理学の発展に基づいた神経症の概念を理解し，その見立てを行なうには，先に述べた5つの観点を用いた神経症理解が必要となる。Brenner, C. による『精神分析の理論（1977）』は，こうしたメタサイコロジーについてのわかりやすく，優れた解説書であるが，わが国ではその翻訳書が残念ながら現在入手が難しい。まずそこでまとめられた神経症理論を中心に，自我心理学における神経症理論を解説する。

Brenner, C. はさらに，長年にわたる臨床経験から，こころの葛藤についての精神分析理論を，経験的な臨床データに合うように改定を加えることを提案し，『The Mind In Conflict（1982）』を著した。そこでは，Freud, S. による葛藤についての不安理論に加えて，こころの葛藤と妥協形成に関する新しい理論を提示している。この理論は，神経症，パーソナリティ病理だけでなく，正常なこころの葛藤についても有益な示唆を含み，いわば第6の観点ともいうべきものである。また，抑うつについて，Freud, S. の不安理論に匹敵する総合的な精神分析理論を展開している。Brenner, C. の葛藤と妥協形成の理論は，精神力動フォーミュレーションのために非常に役立つものだが，わが国では今まで詳しくは紹介されていなかった。

第2章では，Freud, A., Nagera, H. による発達プロファイルを紹介する。これは，子どもと思春期の診断面接による理解とまとめかたについての最初の総合的な試みである。児童・思春期の患者では，パーソナリティ発達を考慮しないと診断と治療がむずかしいが，Freud, A により提唱された発達ラインを応用した見立ての方法が発達プロファイルである。

　第3章では，最新の精神分析的発達理論として，Tyson 夫妻による発達理論の一部を紹介する。正常なパーソナリティ発達についての理解は，診断面接を行なう患者の正常発達と病理的な発達部分を見立て，精神力動フォーミュレーションを行なうための重要な基礎知識となる。第3章では，Tyson らの統合的な発達理論のうち，精神力動フォーミュレーションに関係が深く，しかも最近の研究の発展が大きく取り入れられている超自我とジェンダーの発達にしぼって詳しく解説する。

　第4章では，精神力動フォーミュレーションに関連した実証研究について解説する。精神力動フォーミュレーションに関しては，十分に信頼性が確立された総合的な方法というのは，残念ながら未だ作られてはいない。これは，精神分析的な臨床における推論が，観察された表面的なデータだけでなく，こころの内面や面接者との交流の持ちかた，さらには面接者の感じたことといった，微妙な性質の事象を捉えようとするところにある難しさに由来する。それでもなお，こうした事象を，より実証的に捉えようとする試みは数多くなされており，第4章では，そうした研究のうち精神力動フォーミュレーションに役立つ代表的なものをいくつかとりあげる。

　後半の実際編では，まず精神分析的診断面接の進めかたについて解説する。診断面接で最も多い誤解というのは，もっぱら治療者が一方的に患者の問題を診断するというものである。重要なことは，それが情報を得るだけでなく，患者との交流を試み，交流の仕方からも情報を得る，さらに，そこで得られた情報を明確化や解釈などの形で患者にフィードバックしてさらに交流を深めるという循環的なやりとりである，ということである。第5章では，そうした診断面接の進めかたについて解説する。

　境界性パーソナリティ障害と自己愛性パーソナリティ障害では，防衛のありかたや交流のしかたが神経症の患者とは異なることも多く，見立てのうえでも特別な知識と技術を要することが多い。第6章では，こうした点について解説する。

思春期患者においては，診断のうえでも，治療を進めるうえでも，親との作業が患者本人との作業と並んで重要である。場合によっては，本人の治療はせずに，親ガイダンスのみで問題が改善することもある。第7章では，親との面接での見立てについて解説する。

第8章では精神力動フォーミュレーションの書きかたについてひとつのやりかたを提示し，第9章では診断面接の進めかたについて，症例をあげて提示する。

VI. さらに学ぶには

精神分析的診断面接は，いわば精神分析的精神療法の治療のエッセンスを短い時間で達成するという方法である。そのため，具体的な技術については，書物だけで学ぶのは難しく，何例かの診断面接と治療について個人スーパービジョンを経験してゆくなかで少しずつ学んでゆくものである。

しかしながら，そうした資源が十分には得られない読者もあるだろうし，また講義や本での理論を学ぶことがこれを補うであろう。本書で書かれた理論と実際を理解するために，さらに読むとよいと思われる本を何冊かここで紹介しておく。

精神科診断面接一般については，土居健郎『新訂 方法としての面接（1992）』，神田橋條治『追補 精神科診断面接のコツ（1995）』という2つの名著がある。いずれも，面接をどのように進めて，そこから何を読み取るか，という点に関して，達人である著者らの長い経験からの深い示唆が多く含まれており，精神分析的精神療法に限らず，メンタルヘルスの領域の仕事をするものにとっての必読書ともいえるだろう。

精神分析的診断面接の進めかたと精神力動フォーミュレーションについては，『精神分析セミナー第II巻 精神分析の治療機序（1982）』のなかの「解釈技法その1，その2」で，皆川が症例をあげて解説しているが，体系的に書かれたものは，わが国では未だ出版されていない。米国のものでは，MacKinnon, R. と Michels, R.『The Psychiatric Interview in Clinical Practice（1971）』，McWilliams, N.（1999）の『ケースの見方・考え方──精神分析的ケースフォーミュレーション（成田善弘，2006）』の2冊が有名である。

先に2つの三角形という考えかたを紹介した Malan, D. H.（1965）の『心理

療法の臨床と科学（鈴木龍訳，1992）』は，診断面接による見立てを理解する入門書として優れている。Malan, D. H. は，短期力動精神療法の臨床家・研究者として有名であり，こうした治療とその成果についての研究がこの本の背景となっている。

パーソナリティの発達と発達プロファイルに関しては，Freud, A.（1965）の『児童期の正常と異常（牧田清志・黒丸正四郎監修，1981）』をまず読むとよいだろう。発達ラインの考えかた，そしてその診断への応用，および発達プロファイルの概略についてわかりやすく書かれている。Chethik, M.（1982）の『子どもの心理療法（斎藤久美子監訳，1999）』は，発達プロファイルを応用した，子どもと思春期の患者についての見立てと治療が，症例に基づいて見事に述べられている本である。

現代のパーソナリティ発達についての精神分析理論は，Tyson, P. ら（1990）の『精神分析的発達論の統合（①馬場禮子監訳，2005／②皆川邦直・山科満監訳，2008）』が最も総合的である。彼らはいずれも，ロンドンのアンナ・フロイトセンターで発達プロファイルを含めた教育を受けた臨床家であり，Tyson, P. は児童分析家として有名である。自分の臨床症例について，『精神分析的発達論の統合』を熟読し，それぞれの発達論的観点から理解を試みることで，精神力動フォーミュレーションの技術と臨床の力が向上するだろう。

精神分析的精神療法への見立ての応用については，Jones, E. E.『治療作用──精神分析的精神療法の手引き（皆川邦直・守屋直樹監訳，2004）』の第2章にも，逐語録による実例をあげて書かれている。この本は，実証研究に基づく豊富な面接のやりとりの抜粋が載せてあり，これに沿って解説がなされている。診断面接だけでなく，精神分析的精神療法の技法を学ぶ上でも大いに参考になる。

自我心理学の基礎を学ぶには，Brenner, C.（1977）『精神分析の理論（山根常男訳，1980）』が最もわかりやすいが，残念ながらこの本は現在入手は難しい。力動精神医学の入門では，Gabbard, G. O.『精神力動的精神医学（①権成鉉訳，1998／②大野裕監訳，1997／③舘哲朗監訳，1997）』がわかりやすいだろう。

パーソナリティ障害とその類型を学ぶには，McWilliams, N.（1994）『パーソナリティ障害の診断と治療（成田善弘監訳，2004）』が読みやすい。Kernberg, O. F. の本も何冊か翻訳が出されている。そのなかで，『境界例の力動的精神療法（松浪克文・福本修訳，1993）』は，境界性パーソナリティ障害の診断面接と治

療上の問題について，マニュアル形式で具体的に書かれているものである。

　本書と併せて，ここで紹介したいくつかの本を熟読され，精神療法を行おうとする患者や，コンサルテーションの場面などで精神力動フォーミュレーションを繰り返し実践してみることで，自身の精神分析的な診断と治療の技術を磨いていただけると幸いである。

第Ⅰ部

理論編

第1章　神経症とは？

松波　聖治・守屋　直樹

　診断面接を進めるなかで得られた情報をまとめ，精神力動フォーミュレーションを組み立てるには，まず精神分析的な意味での神経症概念をよく理解することが重要である。神経症とは，自分の意志では制御できない無意識の葛藤によって起こる自我異和的な症状，および行動の制限や制止を指す。こうした葛藤の妥協形成と解決の仕方が，自我親和的な性格防衛になっている場合，定義のうえでは性格神経症と呼ばれる。もちろん，両者の区別は理論的なもので，実際はさまざまの程度で重なり合っている。

　こうした神経症の見方は，精神分析のなかの自我心理学で主に発展されてきたものである。本章では，自我心理学における神経症概念を理解し，精神力動フォーミュレーションで用いる概念と用語を患者理解に役立てるために必要な知識と理論について解説する。

　Brenner, C.（1913～）の『精神分析の理論（1955：第2版，1973）』は，自我心理学の主要な理論をわかりやすく解説したものとして定評がある。エス，自我，超自我の三層構造論をその中心とする理論によって，神経症のこころの葛藤は，正常なこころの葛藤と同様の理論の枠組みで理解できるようになった。前半ではこの『精神分析の理論』中心にして，一部には現代の理論も組み入れて，自我心理学における正常と神経症のこころの理論について解説する。こうした理論を熟知し，十分に理解することによって，診断面接で語られる日常的なものを含めたさまざまなエピソードを共通の枠組みで理解できるようになるであろう。

　さらに Brenner, C. は，長年の精神分析的な治療とスーパーヴィジョンなどの

経験から，精神分析的な面接の中で起きている実際のやりとりを詳細に検討していくなかで，こころの葛藤理論を一部修正することが臨床的に妥当だと感じた。

　Freud, S. は，自らの精神分析の理論，メタサイコロジーを，臨床データで合わない部分や，不整合な部分が出てくるたびに，考察を加え，修正していったことは周知のことである。そのなかで，不安信号説と呼ばれる新しい理論が精神分析理論の中心となって登場したのは，『制止，症状，不安（1926）』の論文が出版されたころ，つまり Freud, S. が 70 歳になってのことであった。そして，この修正は先に要約したような構造理論，自我心理学へと発展し，精神分析の理論と実践に，また精神分析が精神医学と結びついて力動精神医学が発展するのに大きな貢献を果たした。

　Brenner, C. も，70 歳直前に『The Mind In Conflict（1982）』を著し，そこでは構造理論を修正し，こころの葛藤と妥協形成についての新しい観点を提唱した。本章の後半では，この葛藤理論を紹介し解説する。

I．自我心理学における神経症とこころの理論：『精神分析の理論』から

1．2 つの基本仮説

　精神分析の基本仮説には 2 つのものがある。ひとつは心的決定論すなわち心的因果論の原理であり，これは，自然現象と同様に，心においても偶然に起こるものはないということである。すべてのこころのできごとは，それぞれ，それに先行するできごとによって決定される。第 2 の前提は，自分自身が気づかない無意識の心的過程の存在であり，意識というものは，こころの正規の属性というよりも，むしろ例外的な属性であるという前提である。無意識の心的過程は異常な精神の働きばかりでなく，正常な精神の働きにおいても，きわめて頻繁で重要なものである。こうした正常なこころの働きにおける無意識は，Freud, S. によって夢，および失錯行為などの日常生活の精神病理において最初に発見されたものである。

2．欲動 drives

　Freud, S. は本能的な力が心にエネルギーを与え，心を行動へ駆り立てるものと信じていた。

(1) 術語と定義

本能とは，ある特定の刺激に対して，型にはまった方法で反応する生まれつきの不可避的な力のことであり，行動を含むものである。欲動は，運動反応は含まず，ただ刺激に反応する中枢興奮の状態だけを意味する。この興奮の状態につづく運動は，精神分析の用語で「自我」として知られている，高度に分化したこころの部分によって仲介される。この自我によって欲動，すなわち本能的緊張を構成する興奮状態に対する反応は，動物における本能の場合のようにあらかじめ決定されるのではなく，経験と反省によって大いに修正される。

Freud, S. はさらに物理学と類比させて，欲動から流れ出て，特定の対象ないし人に備給される心的エネルギーの存在を仮定した。このエネルギーの備給 cathexis とは，人や物の精神的な表象にむけられる，あるいはそれに付着させられる心的エネルギーの量である。エネルギー備給とは，臨床的に理解するならば，強い関心が向けられていること，あるいは欲動や願望が強く動機づけられていることと理解すれば間違いではないだろう。母親は子どもにとって欲動のひとつの重要な対象であり，この対象には心的エネルギーが高度に備給されている。

Freud, S. の欲動についての理論は，さまざまに変化したが，Brenner, C. は，『快感原則の彼岸（1920）』の理論を受け継ぎ，性欲動（リビドー）と攻撃欲動が2つとも参加しているということを前提としている。欲動二元論において重要なことは，この2つの欲動は，つねに「融合」しているということである。欲動というのは，人間行動において，純粋な形，つまりまじりけのない形では観察できない。またこれらの欲動は，経験的なデータから得られた抽象である。

(2) 欲動の精神・性的発達：口唇期・肛門期・幼児性器期

大体において最初の1年半は，口，唇および舌が幼児のおもな性的器官である。これは，幼児の欲動とその充足が，主として口唇的なものであることを意味している。これを証明する証拠は，大部分は遡及的なものである。つまり，それはより年長の子どもおよび大人の分析にもとづいている。しかし，この年齢の子ども，およびそれより年長の子どもにとってさえも，吸うこと，くわえること，咬むことが，快感の源泉として重要であることは，直接に観察することも可能である。

つぎの1年半には，消化器官のもう一方の端，すなわち肛門が，欲動の緊張と充足の最も重要な部位となる。快・不快の感覚は，排泄物を出さないようにす

ることと排泄物を出すことの双方に結びついており，排泄物そのものとその臭いはもちろん，以上のような身体的過程も，子どもの最も強い関心の対象である。

生後3年目の終わりごろには，性器がおもな性的役割を演じ始める。そしてその後は，この性器の中心的役割が持続するのが通常である。性的発達のこの段階は，Freud, S. によって男根優位とされ男根期と呼ばれているが，これは現代の発達の観点からみると，解剖学的性差を過度に強調していることと，男性優位／女性劣等というとらわれがあるという点で誤りであることが指摘されてきている。これは，19世紀末から20世紀初頭のヨーロッパという男性優位の時代的背景によることも大きいだろう。当時のオーストリアでは，夫は家長で，妻は夫の命令に従わなくてはならなかったし，女性には選挙権も，仕事を選ぶ権利もなかった。そうした文化的背景が，男性優位／女性劣等という Freud, S. も含めた人びとの態度に大きく影響していたであろう。また，Freud, S. は，自分でも告白したとおり，女性の性愛についての心理を十分理解できなかった。こうしたことから，現代では男根期に代わって，幼児性器期と呼ぶのが適切だといわれている（Tyson, P. ら，1990）。

この時期には，男児ではペニスに関心が向き，性器の感覚を楽しみ，それに興奮し，不安にもなる。父親とそのペニスを理想化し，自分もそれを獲得したいと望むが，その願望の報復恐怖から去勢不安を感じる。

一方，女児では，Freud, S. の考えでは男児と同様ペニスに関心を持つとされていた。しかし，最近の精神分析理論では，女児は正常発達において，自分自身の性器に感受性の高まりを経験し，快感を学ぶとされる。

> これが次には体全体の快感へと広がってゆく。昂揚した性器的感覚から，女児は自分自身や他者の身体に魅了されるようになる。母親の性器と乳房に魅了されて，女児は母親とその身体を理想化し，自分もそのような身体を持ちたいと願う。女児は，自分の未成熟な性的状態に直面すると，多種多様な乳房への羨望やペニスへの羨望や劣等感にまつわる不安を生じるようになる。(Tyson, P. ら（1990），p.64)

幼児性器期は，対象関係の観点からは，前エディプス期とエディプス期両方に重なる。前者に相当する時期は男根自己愛期と呼ばれたこともあり，この時期に特に目立つ，他の性欲動の現われがある。これらは，覗き見たいという願望（窃

視症的願望）と，見せたいという願望（露出症的願望）である。子どもに現われるもうひとつの性の要素は，尿道と排尿に結びついたものである。それは尿道エロチズムと呼ばれる。これには皮膚の感覚も関係しているが，聞くことと，嗅ぐこともまた関係している。

　こうした幼児的な欲動は部分欲動と呼ばれ，幼児期には，ばらばらで多形倒錯的であると言われるが，最終的に思春期以降に性器帯の統裁のもとで特定の対象に向けられることで一体となりまとめられる。これを性器統裁と呼ぶ。

　精神・性的発達のこれらの三段階は，潜伏期を経て思春期から成人の性組織の段階へと移行してゆく。この成人の段階は性器的なものとして知られている。そして用語上からいえば，この成人の段階を表わすには，「性器期」という用語が適当であろう。幼児性器期と性器期の区別は，名前だけのものではなく，実質的なものである。なぜなら，オルガスムの能力は，思春期になってはじめて得られるからである。

　(3) リビドーの発達，固着，退行

　精神・性的発達の過程において，リビドーはある対象から他の対象へと移行し，またある充足様式から他の充足様式へと変わる。

　リビドーの少なくともいくらかは，もとの対象にそのまま残る。この現象，すなわち，幼児期や児童期の対象へのリビドー備給がのちの時期までもち越されることを，リビドーの「固着」と呼ぶ。また，固着という用語は，充足の対象だけではなく，充足の様式にも流用できる。

　精神・性的発達においてリビドーの前進的流れとして記述されるもののほかに，後退的流れも起こる。この後退的流れを「退行」という。とくに欲動との関連において用いるときは，欲動退行と呼び，自我全体の退行と区別する。この用語は，初期の充足様式や対象へ回帰することを指している。

　欲動退行は固着と密接に結びついている。なぜなら，実際に退行が起こるときには，通常，個人がすでに固着していた対象や充足様式へ退行するからである。もし人がある新しい快感を充足できずに断念するとすれば，その人は当然，すでに試みて充足の得られることがわかっている快感へと回帰する傾向がある。たとえば，同胞が生まれると幼い子どもは母親の愛と関心をその同胞と分け合わなくてはならない。やめていた指しゃぶりを再び始めることがあるが，この場合，退行したリビドー的充足の初期の対象は自分の親指であり，その初期の充足様式は

吸うことだったということになる。

3. 構造論と自我の機能

(1) 構造論の歴史的発展

Freud, S. は当初，こころを無意識，前意識，意識の3つのシステムに区別した（局所論）が，意識の内容が，それまで予想していたように画一的なものでないことを悟った。そして，心の内容と過程をいっそう均質的かつ便利に分類することができるように思われたため，心のシステムについて新しい仮説，すなわち，構造論を提唱し，それぞれの構造をエス，自我，超自我と呼んだ（『自我とエス(1923)』）。エスは欲動の種々な心的表象から成り，自我は個人の環境に対する関係に関連する諸機能から成り，そして，超自我はわれわれの心の種々な道徳的命令や理想から成っているとした。

(2) 欲動の執行者としての自我

幼児期初期において，環境が子どもにとって主観的に重要なのは，主にそれが，欲動から派生してエスを構成している願望や欲動や心的緊張を充足したり，発散したりできる源泉だからである。環境は，子どもが避けようとする苦痛や不快の感覚を生じさせる源泉としても重要である。

環境を利用することと関係があるこころの部分は，徐々に発達して自我となる。自我はエスのために最大限の充足や発散を達成することを目的として，環境と関係を保つこころの部分である。2. でも述べたように，自我は欲動のための執行者なのである。

臨床場面では自我とエスのあいだの激しい葛藤を扱うことが多い。葛藤は神経症の重要な要素であって，われわれは，治療の中でこのような葛藤にたえず関わり合っているために，葛藤だけが自我とエスの唯一の関係ではないということを忘れがちである。自我とエスの本来の関係はすでに述べたように，むしろ協力的である。

(3) 自我の基本的機能：知覚，記憶，情緒，思考

自我機能のひとつの明確なグループは，骨格筋肉組織をコントロールすることや，種々な型の知覚であって，それらは環境について重要な情報を与えるものである。記憶は環境にうまく働きかけるためには，必要なものである。こうした機能は葛藤領域外の自我機能と呼ばれる（第2章参照）。最も初期の記憶は，おそ

らく本能充足の記憶であるだろう。

　Katan, A.（1961）は，言語が担う情動調節機能に注目を促した。子どもは，言語を習得することによって自分の感情に気付き，そこで考えたり，行動を延期したり，感情を伝えたりすることができ，自我による感情と内的支配を高める。このことは，精神療法がなぜ有効か，すなわち治療作用の理論にとっても重要なことであろう。

　(4) 自我発達のための要因：成熟と経験，同一化

　Freud, S. は，自我発達のための要因として，肉体的成長（成熟）と経験的要因を挙げた。Freud, S. は，心的生活において身体が特殊な位置をしめ，しかもそれが幼児期の非常に早い時期から始まることを指摘した。その理由として，いくつかのことを示唆した。たとえば，身体の一部は，幼児がそれに触れ，それを口にするときに，ひとつの感覚ではなく2つの感覚を生むということである。この点において，身体は幼児の環境のなかで他の対象とは異なっている。すなわち，それは感じられるばかりでなく，また感ずるのであってこれは他の対象にはないことである。

　さらに，幼児自身の身体の部分は，幼児にとって容易に利用でき，しかもつねに利用できるエス充足の手段となるものである。たとえば，幼児は成熟の結果として，また経験の結果として，生後3～6週間のころに自分の指を口へ入れ，それによって吸うという願望をいつでも好きなときに充足することができるようになる。幼い乳児にとって，吸うという口唇的満足は心的にも非常に重要であろう。これに相応して，指しゃぶりという欲求充足を可能にする種々の自我機能（運動筋肉コントロール，記憶，筋肉運動知覚），および欲動そのものの対象である指も非常に重要であると考えることができる。さらに，口唇器官もまた同じ理由で重要であること，すなわち，それらの器官は，吸うことによって生ずる非常に重要な快感の経験と密接に結びついている。したがって，吸うものと吸われる2つの部位は心的にきわめて重要である。そしてその2つの心的表象は，自我に属する精神内界のなかで重要な位置をしめるようになる。さらにつけ加えることは，身体の諸部分はしばしば苦痛や不快感の源泉となり，またこれらの苦痛な感覚から逃れることができないということのために，それらが心的に重要なものとなり得るということである。Freud, S. は，自我はなによりもまず，最初は身体自我であると説明した。

経験に依存し，しかも自我発達にとって重要な意味をもつ，もうひとつの過程は，対象との同一化と呼ばれるものである。同一化とは思考や行動において，他の誰かに似たようになる行為ないし過程をいう。Freud, S. は，人が自己の環境におけるある対象に似たものになる傾向は，人と対象一般との関係の重要な部分であり，それはきわめて幼い時期に特に重要であると指摘した。この例として，言語の習得や，「いない，いない，ばあ」などが挙げられるであろう。

(5) 同一化の型

リビドーが高度に備給された周囲の人や物に対して同一化する傾向は，大人よりも，子どもの精神生活において，いっそう顕著であり，また相対的に重要である。

攻撃的エネルギーが高度に備給された対象と同一化する傾向もあることも興味深い。これは，その対象ないし人が強力なものである場合に特にあてはまる。それは，「攻撃者との同一化」と呼ばれている同一化の型である。このような場合，その個人は少なくとも空想のなかで，その敵対者のものと考える力と栄誉に自分自身あやかっているという満足を持つ。

Freud, S. は，同一化の過程において重要な役割を演ずるもうひとつの要因を強調し，それを対象喪失と呼んだ。これはある対象の現実の死，ある対象が死んだという空想，ある対象との長期あるいは永遠の別離，あるいは，その空想を指している。Freud, S. はこうした場合には，失われた対象と同一化する傾向があることを見出した。

高度に備給された対象を死別や離別で失うことは，人の自我発達に，おそらく重大な影響を与えるであろう。このような場合には，失われた対象のイメージを模倣したり，あるいはそのようになろうとする恒久的な欲求が残るものである。精神分析の治療において，最もしばしば研究されてきたのは，うつ病の場合であるが，失われた対象との無意識の同一化が，その精神病理において重要な役割を演じていることも多い。

(6) 心的装置の機能様式：一次過程と二次過程

エスが人生を通じて，一次過程にしたがって機能し，また自我も幼児期には，一次過程にしたがって機能すると考えられている。一次過程の特徴は，直接充足の傾向と，排泄物の代わりに泥で遊ぶことで発散するなど，発散方法が容易に代用される傾向である。

欲動発散を延期する能力は，二次過程におけるひとつの本質的特徴である。二次過程の2つ目の特徴は，備給が一次過程の場合よりも，ある特定の対象や発散方法に，より固定化するということである。一次過程から二次過程への変化は漸進的なもので，いわゆる自我を形成する精神過程の分化と成長の一部なのである。

　二次過程思考は通常の意識的な思考で，われわれはそれを内省によって知ることができる。すなわち，それは主として言語によって表現され，論理の法則を伴うものである。これに対して一次過程思考は，自我が未成熟な子どもの時期に特徴的な思考様式である。したがって，一次過程思考が未成熟な自我の思考様式として支配的であるのは正常であり，さらに，正常な成人の生活においても，それはある程度持続する。一次過程思考は，統語法や時間概念がない。また，一次過程思考は，夢によって典型的に示されるように「置き換え」，「圧縮」や，象徴によって表現されることが特徴である。

　現代の理論では，すべての夢や思考は，一次過程と二次過程が連続し，さまざまな程度に混じり合っているとされる。

(7) 自我の環境に対する適応とその支配，現実検討

　環境を支配する自我の能力においては，3つの自我機能が基本的に重要である。第1は，環境についての情報を自我に提供する知覚である。第2には，二次過程にしたがって記憶し，比較する能力で，これは初期の知覚に比べると環境に対して，はるかに大きな情報を提供する。第3は，運動筋肉コントロールと運動能力による支配である。これらは，もちろん相互に関係している。

　自我と環境の関係においてもうひとつ重要な役割を演じている機能は，現実検討である。

　現実検討とは，外界から生ずる刺激や知覚と，エスの願望・欲動から生ずる刺激や知覚とを識別する自我の能力を意味する。

　乳児は乳房と母乳から生じるような刺激がときどきなくなることを経験するが，Freud, S. は，生後数カ月の期間に，不可避的に起きてくる欲求不満の経験が，現実検討の発達にきわめて重要な意味をもつものと考えた。たとえば，それは，母親の乳房が「自己」ではなく，「自己以外」のものであると認識するひとつの出発点となり，空腹が「自己以外」のものではなくて，「自己」のものであると認識するための出発点となる。あるものが「自己」であるか，あるいは「自

己でない」か，を確かめる能力は，明らかに現実検討の機能の一部であり，われわれは，これをもって自己境界の確立と見なす。

(8) 自我と内界（エス）との葛藤・対立

自我が発達するにつれて，自我はエスのエネルギー発散をある程度延期し，またエスをある程度，コントロールするようになる。自我はなによりもまずエスの執行者であり，それは生涯持続する。とはいうものの，自我はかなり幼いころからエスをコントロールする度合を高め始め，しだいにエスのある欲望と対立するようになり，やがて，それらの欲望と葛藤を起こすようにまでなり，さらに反抗者となり，ついには，その支配者となる。

自我の形成と機能に重要な意味をもち，しかもエスの心的エネルギーの減少と自我の心的エネルギーの増大に，大きく貢献している過程のひとつは，欲動エネルギーの中和であり，もうひとつの要因は，同一化の過程である。

もうひとつ注目に値するものがあり，それは空想による充足の過程である。エスの願望を満たすものとして現われる空想は，それが白昼夢であれ，睡眠中の夢であれ，そのエス欲動を実際に部分的に充足させ，そのエネルギーを部分的に発散させるものである。

(9) 快感原則と不安理論

自我がエスをコントロールするようになる過程に貢献しているもうひとつの重要な心理的特徴は，ある特定状況のもとで不安をひき起こす人間の傾向である。不安について論じる前に，まず快感原則の仮説について説明する必要がある。

快感原則というのは，心が快感を求めて不快を避けるように働く傾向を意味している。

Freud, S. はこの快感原則の概念に，人間は最も幼い時期には快感を緊急かつ直接的に求める傾向があり，成長するにつれて徐々に，快感達成を延期する能力を獲得する，という考えをつけ加えた。快感原則と一次過程の概念は似ているが，前者は主観的な用語で表現されているのに対して，後者は客観的な用語で表されているのが違いである。

Freud, S. は，当初，不安はリビドーの発散が阻止され，不十分であることから起こるとしたが，『制止，症状，不安（1926）』で，この不安に関しての考えを放棄し，まったく新しい不安理論を提示した。

新しい不安理論では，不安の発生は，「外傷状況」あるいは「危機状況」と関

係があるとされた。外傷状況とは，こころが増大する刺激のために圧倒され，その刺激があまりにも大きいためにそれを支配することも，発散することもできない状況のことである。そうした刺激には，外的なものと並んで，内的なもの，つまりエス，あるいは欲動からのものがある。流入してくる刺激を支配し，うまく発散するのは自我の能力であるため，自我が未熟な幼い間は，外傷状況は起こりやすいだろう。

　新しい不安理論の第2の部分は，成長過程で，幼い子どもは，外傷状況の出現を予期することを学習し，その状況が外傷的になる前に，不安をもってそれに反応するということである。この型の不安は，危険な状況を予測することによって生じる自我の働きであり，これによって自我は外傷状況に対応し，またそれを回避するために力を動員する。こうした不安を Freud, S. は信号不安 signal anxiety と呼んだ。

　危機状況においては，自我の機能のあるもの，たとえば知覚，記憶，ある種の思考過程が，危険を察知するのに関係し，一方，自我の他の部分は，その危険に対して不安で反応するといえよう。

　快感原則が問題になってくるのはこの点である。信号不安は不快なものであり，その不安が強ければ強いほど不快の度も大きい。欲動のために危機状況が生じるおそれのあるとき，自我に必要な力を与えて，危機状況の発生や持続を阻止しようとするのは，快感原則の働きである。

　子どもの生活において相次いで起こる典型的な危機状況のうち，最初のものは子どもにとって重要な欲求充足の源泉である人からの分離である。これは精神分析では「対象喪失」と呼ばれている。

　子どもにとって第2の典型的な危機状況は，欲求充足の点で依存しなければならない周囲の人の愛を失うことである。これは「対象の愛情の喪失」といわれている。

　第3の典型的な危機状況は，性別によって異なる。幼い男の子の場合の危機はペニスの喪失で，去勢といわれている。女の子の場合の危機は，男の子の場合とある程度類似した性器損傷である。エディプス期にあたるこの時期では，エディプス願望の挫折による自己愛の傷つきも重要な危機状況となる。

　最後の危機状況は，罪の危機状況，すなわち超自我による不承認と懲罰である。
　最初の危機は，母親がリビドー的対象として認識される6〜8カ月頃から1

歳半までの時期である。そしてこのころから第2の危機が起こってくる。一方，第3の危機は2歳半から3歳にならないかぎり，中心的な存在となることはない。最後の典型的な危機状況が現われるのは，5，6歳以後のことで，この頃に超自我が形成されてくるのである。患者が主としてどのレベルの危機を無意識的に恐れているかを知ることは治療において非常に重要である。

『制止，症状，不安』以前に精神分析で強調されたのは，リビドーの推移，とくにリビドー固着に関することであった。しかし，『制止，症状，不安』以後は，神経症においては，不安が最も重要な問題となった。ただし，精神疾患における不安の重要性が強調されるあまり，自我が自分にとって危険と感ずる本能的願望や欲動を阻止したり禁止したりできるのは，不安の役割であり，この不安の役割は，正常な発達過程においても本質的に重要であるという点を見逃さないように注意する必要がある。不安のこの機能は，決して病理的なものではなく，むしろ適応的なものである。

(10) 自我の防衛作用

自我が欲動の発現に抵抗するのは，その欲動の発現が危機状況をつくり出すと判断するからである。自我はこのとき危険の合図として不安をひき起こし，そうすることにより快感原則の援助を得て，危険な欲動の発現に首尾よく抵抗することができる。このような抵抗を防衛という。

それでは，自我がエスに対してなさねばならない防衛とはいかなるものだろうか？　この答えは，きわめて簡単なものだという。Brenner, C.（1977）の記述を引用する。

エゴ（自我）は自己の掌中にあって防衛目的に役立つものは，すべて利用することができる。エゴのあらゆる態度，あらゆる知覚，関心の変化，危険なイド（エス）欲動よりも安全でそれに対抗するような別のイド欲動の助長，危険な衝動のエネルギーを中和しようとする活発な努力，同一化の形成，あるいは空想の促進などは，個別的に，あるいは複合的に，防衛的な形で利用されるのである。一口にいえば，エゴはときに応じて，防衛目的のために，正常なエゴ形成とエゴ機能のすべての過程を利用することができ，事実，また利用するのである。

つまり，本章の後半でも述べられるが，狭義の防衛機制だけでなく，自我のあらゆる機能は防衛のために用いられることがあるということである。

4. 対象関係

(1) 対象関係の定義と幼児期における関係の重要性

「対象」という用語は，個人の心的生活にとって重要な外的環境である人，もしくはものを指して使われる。同様に，「対象関係」という語句は，このような対象に対する個人の態度と行動を意味している。幼少時の関係が重要であるのは，この時期の子どもが他の哺乳動物に比べてはるかに長い期間にわたる保護と欲求充足と生命そのものを，その環境に依存しているという事実にもとづいている。つまり生物学的要因が，対象関係の性質と意味を決定するのに大きな役割を演じているのである。

最も初期の段階では，乳児は対象を対象として意識せず，生後数カ月のあいだに，徐々に自己と対象とを識別するようになるものだと仮定されている。乳児にとって最も重要な対象には，自分自身の身体の種々な部分，たとえば手や足の指，口などがあることを述べてきた。これらの対象はすべて欲求充足の源泉としてきわめて重要であり，乳児の身体ではこれらの部分の心的表象に多くのリビドーが備給されている。

(2) 前エディプス的対象関係の段階

子どもは最初，対象が与えてくれる欲求充足だけに関心がある。やがて幼児は対象から快感や欲求充足を与えられていないときにも，それらの対象に徐々に持続的な関心をもつようになると考えられる。初期の対象はいわゆる部分対象である。母親の複数の表情や声が単一の対象として子どもに知覚されるのは，後になってからのことであろう。

持続的な対象関係の初期の重要な特徴のひとつは両価性である。2歳になるまでには，子どもは同一の対象に対して，快の感情だけでなく，怒りの感情も持ち始めるようになる。

初期の対象関係のもうひとつの特徴は，対象との同一化である。いかなる対象関係でも，それは対象に同一化する傾向，つまり対象のようになる傾向を伴うものであり，しかも自我の発達段階が初期であればあるほど，同一化への傾向が顕著である。

自我のある部分は，ある程度，対象関係の沈澱物であるので，とくに幼児期における対象関係が，自我の発達に重要な役割を演じるということを理解できよう。

(3) 対象関係と欲動

　対象関係の初期段階は，前性器期対象関係，あるいは，肛門期対象関係とか口唇期対象関係といわれる。リビドー的名称が対象関係に使用されるということは，最初に対象を追及するものが欲動であることを思い起こさせる。なぜなら対象を通じてのみ，心的エネルギーの発散，すなわち欲求の充足が達成されるからである。対象関係の重要性は，まずわれわれのもつ本能要求の存在によって決定され，欲動と対象の関係は生涯を通じて基本的に重要である。

　子どもが3歳前後になると，子どもの心的生活の段階は肛門期から幼児性器期に変わる。これは，子どもがその本能生活の種々な対象に対して経験する支配的な，つまり最も強い願望と欲動が，このころから性器的なものになることを意味する。しかし肛門的，口唇的願望を急に断念するわけではない。こうした前性器期的願望は幼児性器期にもち越される。ただしそれらの願望はこの時期になると，支配的でなく従属的役割に変わるわけである。

　3歳や4歳の自我は，もはや部分対象関係ではなくなる。対象関係は，かなりの程度の永続性や安定性をもつようになる。ある対象に向けられた備給は，一時的にその対象を必要としなくても持続する。いくぶん非現実的なものではあるが，対象を自分自身と同じような感情，思考をもった個人として考えることができるようになる。

(4) エディプス的対象関係段階の決定的重要性

　幼児性器期の最も重要な対象関係は，エディプス・コンプレックスとして一括されているものである。2歳半から6歳までの時期は幼児性器期と呼ばれているが，その中心の時期はエディプス期とも呼ばれている。Freud, S. は，正常な対象関係においても，病理的な対象関係においても，この時期のできごとが決定的に重要なものであると考えた。養育者による虐待や無視の場合などのように，もっと早い時期のできごとのほうが重要である場合もあるが，大多数の人にとってこの時期が対象関係の形成に決定的重要性をもっていると思われる。

5. エディプス・コンプレックス

(1) エディプス・コンプレックスとは？

　Freud, S. は，神経症患者の精神分析治療と自己分析から，子ども時代の両親との関係が神経症の核だという認識を深め，ギリシャ時代のソフォクレスによる

エディプス王の劇をヒントにこれをエディプス・コンプレックスと名づけた。さらに 1920 年ごろまでには，陰性エディプス願望と呼ばれる願望までそこに含めるようになった。

　エディプス・コンプレックスは両親に対する二重の態度である，すなわち，一方では妬ましく憎い父親をしりぞけ，父親に代わって母親と関係を結ぼうとする願望であり，他方では妬ましく憎い母親をしりぞけ，母親に代わって父親と関係を結ぼうとする願望である。重要なことは，それに伴う感情の強さと力である。エディプス・コンプレックスは，多くの人にとって全生涯のなかで最も強烈なできごとのひとつであり，そこで起きる愛と憎しみ，憧れと妬み，怒りと恐れといった激情の強さは，心に留めておくべきことである。われわれ成人では，抑圧などの防衛によって，こうした記憶を意識化することは少ない。しかしながら，エディプス・コンプレックスはその人の性愛を含む精神生活の最終的な形を決定づける最も重要なものと考えられている。

　(2) 子ども時代のエディプス・コンプレックス

　エディプス期の始まりにおいては，男の子も女の子も，通常その母親と最も強い対象関係を持っている。このことは子ども自身の自己表象，主としてその身体の表象を除けば，母親の種々な心的表象になによりも強く備給されることを意味している。エディプス期に入る最初の段階は，すでに確立されている母子関係が拡大，拡張されて，目覚めつつある性器の欲動が充足されるようになる段階である。同時に，母親の愛情と讃美を独占しようとする願望が発達するが，その願望は，成長したいという願望，それに「父親になりたい」とか「父親が母親といっしょにすることを自分もしたい」という願望と結びついている。この年齢の子どもには，「父親のする」ことがなんであるかはもちろん明確に理解はできない。しかしながら，子どもは，自分の両親について観察する機会を持つ，持たないにかかわりなく，自分自身の身体的反応を通じて，これらの願望を自分の性器の興奮感覚に結びつけ，そして男の子の場合には，それらを勃起の興奮と現象に結びつける。子どもは両親の性的活動について空想をつくり出す。そしてそれを母親と反復したいと願望するのである。父親がしたように母親に子どもを生ませようとする欲望は，重要なエディプス的願望のひとつである。

　母親への性的思慕および自分だけが母親に愛されたいという欲望には，あらゆる敵対者を滅ぼし亡きものにしようとする願望が伴う。これは，こうした嫉妬深

い殺害的願望は，2つの理由から子どもの心に激しい葛藤を生じさせる。その第1の理由は，報復とくに親からの報復に対する恐怖である。第2の理由は，嫉妬深い殺害的願望が愛情，賞讃の感情と矛盾し，また往々にして親や年上の同胞への思慕や依存心と矛盾し，また年下の同胞を滅ぼそうとする願望に対する親の非難の恐怖と矛盾していることである。つまり，子どもは嫉妬にみちた願望の結果として，報復を恐れ，愛の喪失を恐れるのである。

男の子の場合，幼い男の子が母親へのエディプス的願望のゆえに恐れる報復が，自分自身のペニスの喪失であることは臨床的に多く示されている。本当にペニスを持っていない人が実際にいるのを観察することによって，自分自身去勢されてしまうことが本当にあると思い込む。そしてこの「価値ある性器」を失ってしまうという恐怖は，自分のエディプス願望に強い葛藤を引き起こす。この葛藤のため，エディプス願望の一部は放棄され，また一部は抑圧される。

幼い男の子は母親の愛撫や母の身体を独占しようとするが，その願望は母親によって拒絶されるために，嫉妬深い怒りがかき立てられる。そのために母親をとり除き（母親を殺し），そして母親の代わりに父親から愛されようとする願望が強くなるか，あるいは生まれてくる。陰性エディプスと呼ばれるこうした事実のために，エディプス状況はさらに複雑なものとなる。この状況はまた，男の子が女はペニスを持っていないものだということを知るようになると，去勢不安へと導かれることになる。そのため，これらの願望も抑圧されなければならない。

このように，エディプス期の男児では，男性的願望と女性的願望はともに，去勢不安を生じさせることがわかる。そして幼い男の子は身体的にも性的にもまだ成熟していないために，これらの願望を断念するか，あるいは，いろいろな防衛機制とその他の自我の防衛作用を使って阻止するかのいずれかによって，はじめて葛藤を解決することができる。

(3) 女児のエディプス・コンプレックス

女児の場合のエディプス期の対象関係の発達については，Freud, S. が提示した理論には多くの議論がなされてきている。

Freud, S. 由来の古典的な見方は以下のようである。女児は自分がペニスをもたされていないことがわかり，その結果，悲しみがやってくる。そしてその自覚は悲しみとともに，強い羞恥心，劣等感，嫉妬（ペニス羨望）をもたらし，そして，ペニスなしに自分を生んだことに対して母親に怒りの感情をいだくようにな

る。こうして女の子は怒りと絶望におちいり，主たる愛の対象が母親から父親に変わる。幼い女の子は父親を性的対象として独占しようとして拒絶され，そのエディプス願望を否定し抑圧せざるを得なくなる。幼い女の子の場合，去勢不安に匹敵するものは，第1に「ペニス羨望」という用語でいわれる屈辱と嫉妬であり，第2に父親によって姦通され受胎させられたいという願望の結果生ずる，性器損傷恐怖である。

　一次的女性性を当然のものとする最近の議論では，女児では，母親が自分自身の女性性に満足を持てていれば，自分の身体に自己愛的な価値を持てるとされる（Tysonら，1990）。2歳前のコケティッシュな言動は，そうした女性性の自我理想の原基となるとされる。母親が女性性に満足していない場合などに，母親同一化の経路が断たれて，ペニス羨望が発達上の病理的なメタファーとして現われることがある。こうした葛藤を持つ女児では，立ったまま排尿を試みるなどの行動が現われることもある。

　エディプスの物語は，男性のものであり，女性の子ども時代の三角関係をめぐる葛藤を表わすのには適切ではないともいえる。女児の三角関係をめぐる葛藤は，エレクトラ・コンプレックス，シンデレラ・コンプレックスなど別の呼び名が提案されたこともあったが，いずれもポピュラーにはなっていない。確かなことは，女児の場合，男児との大きな相違点は，主な愛情対象をこの時期に母親から父親に移し変えるという点にある。Freud, S. はこの動因として去勢，すなわちペニスを持っていない母親に失望し，それを持つ父親に愛情を移し変え，父親の子どもを産みたいという願望を持つと考えた。この観点，つまり女児を「欠けた少年」とみる見かたは，多くの批判を呼んだ。

　この理論の修正としてのひとつの方向は，Freud, S. 自身も，女性分析家の影響のもとに晩年述べたように，前エディプス期の発達を強調する見方である。この観点は，対象関係論や，分離個体化の観察と理論などの発展を生んだが，しかし，大人の患者の病理を考える基礎理論としては，重いパーソナリティ病理には適合しやすいが，正常あるいは神経症の病理を考える際には適合しにくい。

　Holzman, D. と Kulish, N. (2000) は，女児の母親からの分離についての葛藤は，かなりの部分，父・母をめぐる三角状況から生まれるとして，これをペルセポネ・コンプレックスと呼ぶことを提唱している。これは，ギリシャ神話のペルセポネの物語からとったものである。豊穣の女神デメテルは，娘コレー（処女

を意味する），後のペルセポネをとてもかわいがっていた。ペルセポネは，花を摘んでいるときに冥界の王ハデスにさらわれる。デメテルは怒りと悲しみで半狂乱となって娘を探し回る。デメテルは娘がハデスにさらわれ一緒に冥界にいることを知り，自分の仕事を放棄し，植物は枯れ人も動物も飢えそうになる。ペルセポネの父であるゼウスが見かねて，ハデスに使いをやり，ペルセポネは再び地上に戻れることになった。しかし，そのときにペルセポネが禁断のざくろの実を食べてしまったことで，一年の4分の1を冥界で過ごすことになる，それが冬という季節になったという物語である。

女児は，子ども時代には父親，思春期では男性との性的な状況に入るとき，養育者である母親からの分離をめぐる厳しい葛藤に見舞われる。そして，父・男性の世界と，母・女性の世界を揺れ動き，これには忠誠をめぐる葛藤を伴う。男性の世界は危険な性の世界であり，一方，母との世界は性のない，無邪気で安全な世界である。こうした母との分離の葛藤は，決して前エディプス的なものではなく，本章の後半で述べるエディプス状況での危険が，対象の愛情の喪失の危険と結びついているという認識とも呼応する。この認識は臨床においても重要である。女性の患者で，特に女性の治療者に対する場合，母との分離がテーマとなり，母親・治療者に対するライバル的な側面と性愛的な世界を隠して，退行的な面が目立つと，前エディプス的な分離個体化のテーマと捉えられることが多い。しかし，Holzman, D. と Kulish, N.（2000）によれば，こうした場合の中心テーマが，ペルセポネ・コンプレックスであり，男性のエディプスに相当する三角状況の問題であることが多いという。

分離のテーマや葛藤が表面に現われている場合，フォーミュレーションのうえでも治療のうえでも，この認識は重要である。鈴木（2005）は，女性の治療者・患者の組み合わせのときに，競争的な転移・逆転移を治療者が避けてしまうために，神経症圏の患者においても前エディプスの問題と捉えて治療が膠着しやすいことを指摘し，分離のテーマに隠されたエディプス的な三角関係のテーマを見逃さないことが重要だと指摘した。

(4) エディプス期のその他の特徴

逆エディプスまたは陰性エディプス状況では，同性の親にリビドー的願望を向け，また同性の親を理想化し，これに同一化する。ここでは，異性の親は競争相手とみられる。この形のエディプス願望は，同性の親を自我理想の対象として，

超自我形成の一部と成すことで解決する。

　エディプス期の重要なもうひとつの側面は，エディプス期の子どもの自慰である。この自慰行為とそれに伴う空想は，子どもが両親に対して持つ性欲動と攻撃欲動の直接表現の大きな代用となるものである。

　エディプス期が過ぎると，自慰は放棄されるか，または大いに減少して，思春期までふたたび現われてこないといわれている。本来のエディプス的空想は抑圧されるが，この空想の歪曲されたものは，児童期によくある白昼夢として意識のなかに持続される。そしてこれは精神生活のほとんどあらゆる面に，たとえば，成人性欲の形態と対象，創作活動，芸術活動，職業活動，その他の昇華活動，性格形成，神経症的症状などに影響を与え続ける。

　エディプス期の子どもの精神生活は，それに先立つ最初の2年間の経験と，エディプス期自体に起こるできごとによって，大きく影響される。たとえば，親や同胞が病気になったり，入院したり，死亡したり，新しい同胞が生まれたり，大人や年上の子どもから性的虐待や誘惑を受けたりするようなことが起こるならば，それが大きな影響をもたらすだろう。

　またこの時期に，両親が不仲，母が支配的で父に価値を置かない，父が現実に，あるいは情緒的に不在，父が受身的でありすぎる，両親が離婚する，嫁・姑の確執がある，長すぎる母との共生がある，などといった家族状況がある場合，エディプス・コンプレックスの通過と解消は難しくなり，その葛藤が固着として子どもの心に潜在し，思春期・青年期，あるいは大人になってからも持ち越されることも多い。そしてこれが神経症の病理の核となることがある。

（5）エディプス・コンプレックスの消滅と潜伏期

　正常発達では，5, 6歳でエディプス・コンプレックスは消滅 dissolution し，潜伏期に入るとされる。そこでは，親への対象備給は放棄され，同一化に置き換えられる。両親の権威が取り入れられて超自我が確立される。エディプス・コンプレックスに含まれていたリビドーは脱性愛化され，昇華の経路が広がる。

　Freud, S. は，エディプス・コンプレックスの消滅が何によって起こるかについて二つの可能性を考えた。ひとつは，そうした願望が十分な満足を得られないことで失望し断念するという可能性である。男児では去勢不安が断念をもたらすが，この理論では女児における消滅の動因はみつけられない。もうひとつは，乳歯が抜けて永久歯に変わるように，成熟による必然的な現象という可能性である。

Loewald, H.（1979）は，エディプス・コンプレックスとその消滅，または衰退 waning について，説得力のある理論を展開している。彼によれば，エディプス・コンプレックスは思春期に再び頭をもたげ，その克服には正常なひとでも生涯に渡るものであるため，潜伏期の時点では消滅ではなく衰退が適切だという。エディプス・コンプレックスは，両親の権威や影響力と，自分の独自性を発揮しようとする子どもに内在する解放の欲求との葛藤と理解することができる。

消滅の意味するものは親殺しであるが，殺すものは第一に親の権威である。しかし，それだけではなく，近親姦的な絆を断つということは，すなわちリビドー対象としての親も殺すことになる。こうした象徴的な親殺しは当然罪悪感を引き起こす。こうした罪悪感の償いが超自我の確立であり，すなわち超自我と自我の関係は，エディプス的な対象関係を自己愛的に変形し，内在化したものとなる。

（6）成人におけるエディプス・コンプレックスの解消とその病理

エディプス・コンプレックスは思春期に再燃する。潜伏期におけるその消滅と，思春期から成人に至るその解消とは2つの点で根本的な相違がある。ひとつは，欲動における違いである。思春期の性的衝動は大人のものに近づく。そのため，近親姦的な願望が存続していることは，自我にとって危険なこととなる。もうひとつは，それと関連して，対象がもはや親ではなくなるということである。思春期・青年期から成人にかけてのもっとも大きな仕事は，新しい対象との間で成熟した対象関係を作り上げること，および自らの自我と超自我を改訂し，新たな価値体系を作り上げ，職業選択を行うことである。

エディプス・コンプレックスの葛藤を乗り越えることは，多くの人にとって長い年月を要する難しい仕事である。表1に掲げたのは，アメリカの"精神医学向上のためのグループGAP（1968）"による思春青年期の解消あるいは解決の指標である。「古きよきアメリカ」の時代のもので，現代のように旧来の家族の価値観が変化し，多様化した時代には，絵に描いた餅といわれるかもしれない。しかし，人類は長い年月にわたって，世代から世代

表1　正常な思春期・青年期の「解消」

1. 親からの分離と自立
2. 性同一性の確立
3. 仕事を持つ
4. 個人的な価値体系の発達
5. やさしさと性愛の伴った長続きする異性愛
6. 相対的に対等な両親との新しい関係へ回帰

GAP 報告（1968）

へと価値観を徐々に変化させながらも継承してきているわけである。エディプス・コンプレックスがどのような文化にあてはまるかの結論は，心理学，文化人類学を含め幅広い検証が必要であろうが，これが現代の民主化された社会での成熟した成人の指標と考えても大きな間違いではないだろう。

エディプス・コンプレックスをめぐる葛藤は，思春期，青年期から成人にかけての神経症的な病理に影響を及ぼす。男性では，①不安に代表される症状，②競争と達成をめぐる困難，③男性の権威像との関係における困難，通常恐怖と敵意を伴う，④異性との関係における抑制と不安，という4つの因子を含むのが典型的である（Malan, D. H., 1979）。

女性では，男性への複雑な感情と関係，同性のライバルをめぐる嫉妬，羨望，競争をめぐる問題がひとつある。たとえば，不倫といった形での三角関係の恋に入りやすいというのはこれにあたる。また，親密な，やさしい感情と性愛とをひとりの対象に向けることが難しいという現われをとることも多い。もうひとつの現われは，本章の後半で触れるいわゆるペニス羨望といわれる状況である。男性的なものすべてに対して，羨望と憎しみをいだき，女性であることに満足が持てず，女性性に対して隠れた軽蔑を持ちやすい。こうした問題は，子ども時代に父親からの拒絶があったり，父親への失望や不満を持つ母親へ同一化したりという状況にあった子どもに生じやすいとされる。

6. 超自我

(1) エディプス・コンプレックスと超自我

エディプス・コンプレックスは，以上のことだけではなく，きわめて重要な特別の結果をもたらす。それは，超自我の形成である。

超自我は，ふつう，良心と呼ばれているものに相当する。それはパーソナリティの道徳的機能を含んでいる。これらの機能のなかには，①公正か否かにもとづく行為と願望の承認・不承認，②批判的な自己観察，③自己処罰，④悪事に対する償いと後悔の要求，⑤正しい，あるいは望ましい思考と行為に対する報酬としての自己讚美または自己愛，がある。しかしながら，「良心」という言葉のもつ通常の意味とは違って，超自我の機能は，ほとんど無意識のものである。精神分析は，個人が意識的に拒絶し否定する無意識的願望をもっていることを実証して，人間が思っているほど道徳的ではないことを示したが，その反面，精神分析はま

た，人間が意識的に知っている以上に，多くの厳しい道徳的な要求と禁止をもっていることをも示したといえよう。

(2) 超自我の形成

超自我の起源は，前エディプス期に現われる。これは，超自我前駆と呼ばれるが，超自我の発達については，詳しくは第3章を参照してほしい。本章で述べる超自我は，エディプス・コンプレックスの後継者として潜伏期以降にできあがるものを指している。

両親や両親代理の道徳的要求のうち，最も重要なものはトイレット・トレーニングに関したものであるが，こうした超自我の前兆は「括約筋道徳」と呼ばれた。前エディプス期には，子どもは自分に課された道徳的要求を自分の環境の一部と見なす。5，6歳ごろになると，道徳は内在化し始め，自分自身の内部のものとして感じ始める。それが恒久的なものになるのは，9歳か10歳になってからである。

エディプス・コンプレックスを構成する近親姦的かつ殺害的な願望を放棄し，抑圧し，拒絶する過程のなかで，子どもとこれらの願望の対象との関係は大いに変型して，これらの対象と同一化するようになる。

超自我はエディプス・コンプレックスと特に密接な関係をもち，それは両親の道徳的・禁止的側面への同一化の結果として，つまり子どもの心のなかでエディプス・コンプレックスが分解し，消滅する過程中に生ずる同一化の結果として形成される。自我の立場からいうと，超自我を形成する同一化の確立は，欲動を支配するために闘っている自我の防衛的努力を，大いに助けるものである。

超自我形成のときから，自我はその行動の自由の大きな部分を失い，それ以後ずっと超自我の支配に服することになる。自我は超自我のなかに，単にひとりの同盟者だけではなく，ひとりの主人を見出したのである。それ以後エスの要求と外的環境からの要求に，さらに超自我の要求が加わって，自我はその3つに服し，かつそれらをうまく調整していかなければならない。

Freud, S. はこうした同一化の形成に関して，さらに2つの観察を行なった。第1の観察は，子どもが両親の禁止を，多くの場合言語的な命令や叱責の形で経験するということである。このために，超自我は聴覚的記憶，とくに話された言葉の記憶と密接な関係をもつことになる。第2の観察は，超自我形成のためにとり入れられる両親のイメージが，大部分，両親の超自我のイメージであると

いうことであった。この特徴はひとつの社会の道徳的規範を永続させることになる。

　対象備給であったところのものは，同一化によって自我の中にある対象に備給されることになり，自己愛的備給になる。重要なことは，このように自我内部で形成される同一化が，超自我と呼ばれる自我の特殊な部分をつくるということである。超自我はエディプス的対象関係の代替物であり，またその継承者でもある。

　エディプス対象が放棄され，かわりに超自我形成が起こると，以前にこれらの対象に備給していた欲動エネルギーは，少なくとも一部，超自我と呼ばれる新しく確立された部分の意のままになるようになる。超自我の厳しさに大きな役割を果たしている主な要因は，子ども自身のエディプス願望の中の攻撃的要素の強さであると Brenner, C. は考えている。

　エディプス的な対象備給における攻撃的エネルギーの量が多ければ多いほど，結果的に超自我の意のままになるエネルギーの量も多くなる。この攻撃的エネルギーは，このようにして自分自身に向けられ，いざという時には超自我の禁止に服し，また禁止を破った場合にはみずからを罰する。いいかえると，超自我の厳しさは，超自我の自由になる攻撃的エネルギーの量によって決定され，これは子どものエディプス期における両親の禁止の厳格さよりも，子どもの両親に対するエディプス欲動の攻撃的備給と密接な関係があると思われる。激しい破壊的なエディプス空想をもつ幼い子どもは，あまり破壊的でない空想をもつ子どもよりも，強い罪悪感をもつ傾向があるであろう。

　さらに超自我においては，児童期後期，青年期そして成人期においても修正と変化が徐々に起こってゆく。

(3) 超自我の機能

　超自我の不承認は，自我が不安をもって反応する最後の危機状況となる。苦痛にみちた，そして明らかに不当な劣等感のよくある原因は，超自我による不承認である。実際に患者を扱う場合，このような劣等感は罪悪感と類似のものである。このことは臨床的見地からみてかなり重要である。なぜなら，かなり強い劣等感や自己卑下の感情をもっている患者は，その劣等感について種々な理由づけを意識的に行なうとしても，おそらく無意識的には，なんらかの失敗に対して自分自身を責めたてていることが，治療の過程で明らかになることが多いからである。

　超自我による自我の不承認が罪悪感と劣等感を生じさせるのと同じように，歓

喜や幸福と自己満足の感情もまた，超自我のとくに許した行為や態度に対して，超自我が自我に承認と賞賛を与える結果だと理解することができる。

超自我の作用には，2つの特徴がある。その第1の特徴は同害刑法（目には目を，歯には歯を）であり，ひとつの過ちや犯罪に対する懲罰は，被害者が受けたと同じ苦しみを加害者に与えるということであり，これは幼い子どもの正義の概念である。第2の特徴は願望と行為とを識別する力を欠くことである。つまり，悪しき願望をいだくことで，超自我の不承認による罪悪感が生じる。

超自我の無意識的作用のもうひとつの特徴は，自己処罰の無意識的欲求を生じさせることである。たとえば，罰せられたいという無意識的欲求に基づく万引きなどの行為はその例であろう。また，犯罪行為ではなく，たとえば職業選択の失敗（いわゆる「運命神経症」）や事故による身体のけがなど，他の型の苦悩や自己を傷つける行為が無意識のうちに準備されることもある。

(4) 超自我に対する防衛

自我がエスに対して防衛を用いるのと同じように，超自我に対しても防衛機制などの防衛が用いられることがある。たとえば，罪悪感を感じないようにするために，超自我の禁止を，そのままの形で自らが他人の監視をするような仕事に就くなどの場合である。

超自我は，エディプス期における親の禁止の内在化の結果生まれ，それは児童期後期，青年期，さらには成人期においてさえ，多くの変化を受ける。それにもかかわらず，その中心となる無意識的実体は生涯を通じて，エディプス・コンプレックスの性的・攻撃的願望の禁止にほかならない。

7. こころの葛藤，神経症と正常なこころの機能

(1) 失錯行為と機知

精神分析では，度忘れ，言い間違い，書き間違い，不注意，しくじりなどの日常生活の現象の多くは，無意識の葛藤に基づくものとして理解する。こうした失錯行為は，ある特定のときにこころの内部で活躍している種々の力を，自我がひとつの調和のとれた全体に統合することに失敗したときに生じるということができる。こうした失錯行為に直接影響を与える無意識のこころの力は，あるときはエス，欲動から，あるときは自我の防衛機制から，あるときは超自我からのものであり，これらのうち2つ，あるいはすべてが関与することもある。

機知，しゃれというのは，置き換え，圧縮，象徴形成など一次過程の特徴を持っている。こうしたこころの働きは，自我の一時的，部分的退行であり，病理的なものと区別して自我に奉仕する退行，自我のコントロール下の退行と呼ばれている。

機知の内容を見てみると，多くが自我によって防衛される攻撃的・敵意的思考や性的思考から成り立っていることがわかる。性的というのは，精神分析的な意味であり，幼児性器期，性器期のものだけでなく，口唇期，肛門期のものも含まれる。機知，しゃれ，お笑いの面白さというのは，こうした方法によらなければ超自我から非難され，禁止されるような欲動を開放される快感と考えることができる。ユーモアが成熟した防衛，対処機制であるのは，こうした機制によって自我が欲動を開放することができるからである。

(2) 神経症と正常なこころの機能

顕在夢が，潜在的な夢内容や願望と，自我の防衛の力との妥協形成であるように，神経症症状もひとつかそれ以上の欲動と，その欲動が意識的な思考や行動に進入するのを抵抗するパーソナリティの力との妥協形成である。正常と神経症の違いは，無意識の葛藤に基づく自我の制限や，自我とエスの固着と退行が，個人の快感を求める能力や，環境との厳しい葛藤を回避する能力を不当に邪魔することがなければ正常な性格特性であり，一方，快が著しく妨げられ，環境との厳しい葛藤に引き込まれるのであれば，神経症的な性格特性ということになる。

神経症だけでなく，われわれの性格特性，癖，趣味や余暇，職業選択，愛情対象の選択といった現象すべてが，こころの発達と葛藤に関係した妥協形成と考えることができる。

この妥協形成の理論が，本章の後半で紹介するBrenner, C.の理論の修正における出発点となる。

II. こころの葛藤と妥協形成の理論：Brenner, C.による修正

Brenner, C.は，精神分析的な臨床データを詳細に観察し，考察するなかで，先にまとめたような構造理論を一部修正することが妥当だと思うに至り，そうした見解を『The Mind In Conflict (1982)』にまとめあげた。

Brenner, C.による修正の最大の特徴は，葛藤を考える際に，その中心を，そ

れまでのエス，自我，超自我の三層構造および外界の対立と緊張に置く考え方から，快・不快理論，および葛藤による妥協形成 compromise formation に置く考え方への修正である。この考え方は主に，本章の前半で解説したいくつかの部分を拡張したものである。Brenner, C. は，こころに不快が起きたとき，こころのなかで，いくつかの力の妥協形成が起きると考えた。妥協形成の考えは，もともと Freud, S. が『夢判断（1900）』のなかで夢が形成される機制として最初に用いたものであるが，Brenner, C. は，この妥協形成を，こころのできごとすべてに拡張した。すなわち，夢や神経症の症状だけでなく，われわれのパーソナリティ，職業選択，趣味，愛情対象の選択といったすべての心的現象は，子ども時代の葛藤によって形成された妥協形成の原版の影響を受けているというのがその骨子である。

Brenner, C. はまた，こころに不快をもたらす感情として，不安とならんで，抑うつをあげた。この修正は，特に抑うつ理論，防衛のとらえかた，超自我の定義などに関して，臨床的事実に即した発展をもたらした。

精神療法の適応となる患者には，不安を主訴とするものと並んで，抑うつを主訴とするものが多い。また，臨床的には行動上の問題，適応障害，転換・解離，摂食障害などさまざまな現われをとっていても，その背景に抑うつ感情が問題となるケースは極めて多い。抑うつと不安が，こころの葛藤に関連した2つの重要な情緒であることは異論がないであろう。それまでの精神分析理論は，不安については先に述べた不安信号理論が広く知られているが，抑うつについてはなかなか納得のいく総合的な理論がなかった。Brenner, C. の理論は，抑うつについての精神分析的理解と治療技法に新たな光を当てたものである。また，抑うつと不安の発達段階でのレベルをそこに加えることにより，神経症だけでなく，より未熟なパーソナリティ病理についても，同じ理論の枠組みの中で理解することができる可能性が開かれている。

Brenner, C. の葛藤理論の修正は，面接場面のデータをどう理解するか，というきわめて臨床的観点からなされたものである。そのため，精神力動フォーミュレーションのためにも，また精神分析的精神療法の技法を洗練させるためにも重要な貢献であり，ここで詳しく紹介したい。

1. こころの葛藤の構成要素

　それまでの自我心理学における葛藤の構成要素は，先に述べたように，エス，自我，超自我および外界であった。そして，葛藤に主に関連する自我のメカニズムは防衛機制であり，そのため自我は奔馬を御する人にたとえられたりしていた。この見かたでは，自我はエス，超自我，外界という3方向からの圧力にきゅうきゅうとして，受身的，機械的であるような印象を与えやすかったのも事実である。

　これに対して，Brenner, C. の新しい理論では，こころの葛藤の最大の動因として，快・不快理論の不快を置く。つまり，人のこころは本質的に快を求めるものであり，不快が起こらない間は，自我機能はエスと協同して働き，自我とエスの区別は必要ない。この基本前提は，近年の心理学におけるひとつの新しい流れである進化心理学にも類似した考え方である。こころに不快が起きたときに，初めて葛藤が引き起こされ，防衛が働く。不快こそが，子ども時代の本能願望に関連する防衛と葛藤を招くものであり，不快には2種があり，それは不安と抑うつ感情である。

　こころの葛藤の構成要素は，

1) 欲動派生物 drive derivatives
2) 不安と抑うつ感情 anxiety and depressive affect
3) 防衛 defense
4) 超自我の現われ various manifestations of superego functioning

の4つだという。これらの要素は，快・不快理論のもとで相互作用していると考えるのである。そして，それらの葛藤の妥協形成が私たちの意識的な心的生活を形作る。子ども時代の欲動派生物は，それによって生じた葛藤と同様，決して消えることなく，われわれの心の中に残る。こうした要素は，大人になってからも，葛藤をどのように扱うかを左右し，その妥協形成のパターンや柔軟性によって，神経症的なものと正常なものとが分けられる。

　先に述べた不安信号理論では，不安は，子どもの本能生活における危険を知らせる信号であると定義された。不安には，現実の危険を知らせる現実不安に加えて，内的な危険を表す神経症的不安があるとされた。そして神経症的不安は，内的な欲動に関する危険を予期するものであり，それに対応して自我は防衛を引き起こすとされ，それまでの精神分析理論とは不安と防衛の関係が逆転した。つま

り，不安と，抑圧をその代表とする防衛機制が，子ども時代から内在化された葛藤として残り，これが思春期以降の神経症における葛藤のもととなるというのがBrenner, C. の神経症理論の中核となったのである。

　Brenner, C. の理論では，防衛とは，不快を減じるために用いられるものすべてを指し，防衛機制はその一部にすぎないという。また，防衛とは欲動派生物や超自我の要求を避けることだけではなく，不安と抑うつ感情である不快に対して，あるいはその観念内容に対して働くものを指す。つまり，防衛をその機制ではなく，その結果によって概念化したのである。

　こうした理論の拡張は，神経症と神経症的な性格病理だけではなく，非常に広範囲の正常な心的現象への新たな示唆を含んでいる。心的葛藤は，前述したように，夢，日常生活の精神病理，ジョーク，空想，計画，思考，職業，趣味，科学的・芸術的創造性，などのあらゆる側面に含まれていて，こうしたさまざまな現象や，神経症的ではない性格傾向というのは，正常な妥協形成といえるわけである。神経症と神経症的な性格病理は，こうした葛藤の病理的な妥協形成なのである。したがって，神経症の治癒像も，葛藤を解消できるようになるのではなく，葛藤によって生じる妥協形成が，神経症的なものから，より成熟した，正常なパターンに変わるというふうに理解できる。

　以上がBrenner, C. による神経症理論の修正の骨格である。それらの主要な構成要素について解説してゆく。

2. 欲動と欲動派生物

　欲動 drives は，願望 wishes についての精神分析的探求から引き出された概念である。欲動は，快感原則に従って心を活動に駆り立てる。欲動は人間の動機づけの源泉である。Brenner, C. は欲動がリビドーと攻撃性の2つの成分から成るという古典的な立場を踏襲しているが，これは精神分析的なデータからの推論によって臨床的にこの2つの極に集約されるのだとして，生物学的な理論からは距離をとっている。さらに，すべての願望にこれら2つの要素が絡んでいること，そうした願望は子ども時代のものに由来し，それらが持続し変形されたものであるということを強調している。

　欲動と欲動派生物は区別する必要がある。欲動の概念は，推論によってそこにあると考えられているものであり，人びとに共通したものである。一方，欲動派

生物は，ひとつの満足への願望であり，その個人特有なもので，その目標と対象については，経験によって大いに影響を受ける。臨床的には，ある患者の願望はどのようなものであるか，そうした特定の願望は何に，または誰に向かっているのか，そしてそうした願望が特定の物や人物に対して，どのようにして，なぜ向かうことになったのか，すなわち経験と発達の影響を理解しようとすることが重要である。すなわち，欲動よりも，個々の欲動派生物，あるいは願望を問題にすればよいということである。

　Hartmann, H. ら（1949）によって最初に修正されたことであるが，リビドーも攻撃性も，快感原則の中にあるとする。つまり，どちらの欲動派生物にしても，反復する傾向というのは，満足されない願望が満足を求め続けるからである。すなわち，満足されない子ども時代の願望は，不快と葛藤を引き起こし続けるため，症状形成や自己処罰のような結果に導かれる。この考え方によれば，Freud, S. がさんざん哲学的な考察で迷い込んだ「快感原則の彼岸」，「死の本能」といった攻撃性についての思弁は不要となる。同様の観点から，早期の子ども時代から，リビドー的な願望も攻撃的な願望も，不快を引き起こすものは葛藤に導かれる。さらに，リビドーと攻撃性は密接にからみあっていて，こころの葛藤には，どちらの派生物も必ず関与している。

　リビドーは，攻撃性とは異なって，特定の器官に結びついている。そうした器官とは，Freud, S. の言う性感帯，つまり性器，口唇，肛門が中心であり，さらにはより低い程度だが，触れること，見ること，嗅ぐこと，音にも関係する。

　欲動派生物同士の間では，その目標が本質的に異なるため，葛藤というのは理論的にありえないが，ある欲動派生物を他の欲動派生物を打ち消すために用いることはよくあるという。反動形成という防衛はたいていこれである。たとえば，ある対象に対して，殺人的な願望を抱くとしよう。これは，不安，罪悪感，抑うつ感情を引き起こす。そのため，これを打ち消すために愛情の願望を用いるのである。

　また，自我と欲動，エスとの関係についても修正を提示する。Freud, A（1936）は，自我とエスは基本的に対立するものだと述べた。Brenner, C. は，これは部分的にしか成り立たないのだとする。すなわち，自我の機能は，欲動とその派生物の執行者であり，両者が対立するのは，欲動派生物が不快を引き起こし，それゆえ防衛を引き起こす場合だけである。

I. で述べた自我心理学での構造理論との違いは，願望と欲動派生物を概念の中心に置くことで，生物学的仮説からは距離をとり，より臨床のデータに近づいていることにある。

3. 感情とこころの葛藤

前章で述べたように，快感原則に従えば，こころは最大限に快を得て，不快を避けるように働く。しかし，こころの葛藤の状況下では，ある欲動派生物については，その満足を延期したり，避けたり，制限をしたりということが起こる。これがどのようにして起こるのかを考察するのに，以下のような感情理論が役立つ。

情動，あるいは感情 affect というのは，定義が難しいものであるが，精神分析的な視点からは以下のように定義できるという。

1) 感情（情動）は，快と不快，あるいはそれらの混合した感覚と観念の 2 つを含んだ複雑な現象である。感情の観念とは，それについての思考，記憶，願望といったものである。
2) 感情の発達とその分化は，自我の発達にかかっており，感情の分化は自我発達の重要な側面である。
3) この定義によって，感情は，①快・不快の感覚の強さ，および，②それを構成する観念の内容と起源，によって区別できる。たとえば，快の感覚と，ある欲動派生物の満足を含む感情は幸福感，あるいは喜びと呼ばれる。もし，この観念がライバルを打ち負かしたことに関するものならば，勝利の喜びであり，またその快の程度や観念内容によって，勝利の万能感，自己満足，軽い優越感，うぬぼれ，などと呼ばれることになる。
4) 少なくとも大人の場合には，快と不快の感情は入り混じったものであることが多い。
5) 感情についてのこうした定義は，感情表現の個人差と文化差の一部を説明する答えとなる。

こころの葛藤を引き起こす不快感情が，不安と抑うつ感情の 2 種だとするところが，Brenner, C. の理論の特徴である。そこでの感情が，どのように名づけられるものであるかは，不快の感覚の強さと観念の内容による。

不快が，意識的あるいは無意識的な危険の予見を伴う場合，そこで起きる感情は不安と名づけられる。そこでの不快が強烈なものであれば，その感情は，恐怖

やパニックと名づけられるし、それが弱いものであれば、気がかりとか懸念などというであろう。そこでの観念内容が、喪失や孤独に関係する場合、分離不安と呼ばれ、その内容が去勢に関連すれば去勢不安と呼ばれる。いずれにしても、不安は、危険、あるいは不幸なできごと calamity の予期、つまり時制が未来のものをいう。不安に関するこの定義は、Brenner, C. によって整理はされているが、旧来からのものと変わりはない。

　一方、不幸なできごとが**既に起きてしまった**、という観念と結びつく不快が抑うつ感情である。つまり、ここでの時制は過去と現在である。たとえば、自分がもう見捨てられてしまったという観念内容を持つとすれば、それは分離抑うつ、あるいは見捨てられ抑うつと呼ぶことができる。抑うつ感情は、不快の強さによって、みじめさ、悲しみ、不満足などと名づけられるであろうし、その観念内容が失った対象を望むものであれば孤独感、寂しさであるし、そうした対象がもう得られないという観念と結びついていれば絶望と呼ばれるだろう。

　子ども時代の主要な不快なできごと、すなわち不幸なできごととは、Freud, S. が『制止、症状、不安（1926）』で指摘したとおり、対象喪失、対象からの愛情の喪失、去勢である（超自我確立後は、超自我の諸機能にも由来するものもそうである）。不安と抑うつともにこの点は同じであるが、違いは時間の側面だけである。繰り返して言うと、不安は不幸なできごとの**予期**であるのに対して、抑うつは不幸なできごとが**既に起きてしまった**ということを示す。

　対象喪失、愛情喪失、去勢は、概ね発達時期の順になっているが、より重要なことはそれら3つが密接に関連したままにあることである。たとえば、エディプス期の子どもが父親の愛情喪失を恐れるのは、それが去勢の危険をより大きくより差し迫ったものにするからである。同様に、観念内容が愛情喪失であるような抑うつ感情も、男根的劣等性に由来する抑うつ感情と分けることはできないことも多い。Freud, S. が『悲哀とメランコリー（1917）』で結びつけた、対象喪失と抑うつ感情の排他的な関係というのは間違いであるという。

　感情とこころの葛藤の関係について、ここでもう一度整理してみよう。
　　1) こころの葛藤は、欲動派生物の満足が、十分な強さの不快感情と結びつくたびに起こる。不快感情とは、不安と抑うつの2種類である。
　　2) 不安は、不快＋危険の観念、すなわち差し迫った不幸なできごとの観念である。

3）抑うつ感情は，不快＋既に起こってしまった不幸なできごとに関する観念，でありその不幸なできごととは人生における事実である。
4）抑うつにおいて既に起きてしまったとされる不幸なできごとは，不安において恐れられるものと同様のものである。すなわちそれは，対象喪失，対象の愛情の喪失，去勢（身体損傷），および超自我の要求と禁止である。
5）対象喪失，対象の愛情の喪失，去勢（身体損傷）は，精神生活のなかで順番に現われるが，それらは一度出現するとその後も存続する。これらは，こころの中で重要な役割を演じ続け，さらにすべて密接に絡み合っている。

4. 防　衛

Freud, A. の『自我と防衛機制（1936）』によって，いくつかの防衛機制が定義され，それらは広く受け入れられている。しかし，Brenner, C. は葛藤理論の修正に伴って，防衛についての考え方にも変更が必要だとした。つまり，防衛のためだけの特別な機制というものはなく，不安と抑うつ感情を減じるものは，どのようなものでも防衛の範疇に入るという。

防衛についての Brenner, C. の考えを以下にまとめてみよう。

1）防衛は，その結果や機能で定義されなくてはならない。すなわちそれは，欲動派生物や超自我機能のある側面によって引き起こされた不快を減じるものとして，定義される。
2）自我機能は，防衛のためにも，欲動満足のためにも，超自我機能のためにも等しく仕える。自我は，イドの執行者あるいは奉仕者であり，またその対立者でもある。
3）防衛機制という用語は不正確で，紛らわしい。なぜなら，自我機能のなかで防衛の目的だけのために用いられるものはなく，またどのような機能も防衛のために用いられることがあるからである。防衛機制が欲動派生物の満足のために用いられることがある。たとえば，子どもが自慰をしないようにと両親に言われたことを「忘れた」とすれば，防衛機制である抑圧を欲動満足のために用いたといえる。また，空想形成，同一化，ふざける，などといったさまざまな自我の機能が防衛のために用いられることがある。
4）すべての防衛は，口語的な意味で否定 denial である。抑圧，反動形成，退行，

置き換えなど，すべて不安や抑うつ感情を引き起こすものを追い払うために用いるとき防衛となる。その意味では，否認という概念は防衛と同義となってしまう。

5) どの防衛を用いるかによって，その患者の特徴を描き出すことはできない。それが，特定の病的な妥協形成のなかにある場合のみ，特徴的でステレオタイプのものとなる。

6) 防衛そのものは通常，分析の過程で消失するというわけではなく，またより成熟するというわけでもない。

つまり，防衛は，それまでの防衛機制よりも幅広い概念であり，また定義が異なっているのである。

Brenner, C. (1982) は，症例をあげて防衛について解説している。少し長くなるがそのひとつの例を詳しく紹介する。患者は，精神分析療法を始めて6年目の29歳女性患者である。

分析を受ける前，彼女は性的関係を同性としか持ったことがなかった。治療の過程で，彼女のそうした行動は，①父親に対する性的感情，②母親，および既に結婚している姉に対する嫉妬と敵意の願望，③ペニスを持っていないことについての怒りと屈辱，の3つを否認するという無意識的な必要性に支配されていたことが次第に明らかになってきていた。そして，分析を始める前には意識化はされていなかったが，女性とセックスをするときに，彼女は自分がペニスを持っているという空想をいだいていた。

分析の過程で，患者は初めて男性と性的関係を持った。性交渉の間，彼女は相手のペニスを支配しているという空想を持ったり，彼のペニスは自分の身体の一部だという空想を持ったりした。こうした異性愛の情事は，同性愛的なものに時どき混じるようになっていたが，これは無意識的には，自分の分析家（男性）に対する性的願望を防衛する必要性によって引き起こされた行為であった。

あるとき，患者はまた一度同性愛的関係に入り込んだ。これは数カ月前のことで，分析家が休暇をとる直前であった。患者は意識的には今度の女友達を捨てようと闘っていたが，分析家に対して明らかに怒っており，挑発しようとしていた。分析家が彼女に対してフェアでなく，当然与えるべきものを与えていない，という義憤を述べた。ある面接で，彼女は女友達を捨てるべきか，について自分で論じていたのだが，しばしば話を止めて，明らかに分析家が何か言うのを待っていた。ここで分析家はとうとう介入した。すなわち，彼女は，分析家に女友達をあきらめるように命じさせようとしているのではないか，そしてそうすれば彼女は反抗することができ，それは彼女がしばしば両親と

の間で，彼らに反抗する言い訳を用いるというポジションをとっていたのとちょうど同じだ，と解釈を与えたのである。分析家はこの解釈に，患者がよくわかるような言葉を付け加えることはしなかった。というのは，過去に何度も次のような解釈をしていたからであった。その解釈とは，彼女のずっと続いている両親に対する怒りと，分析家に対する現在の怒りとは，現実のものである，なぜなら彼女はペニスを与えられなかったし，また父親も分析家も，患者の父親が，彼女が生まれる前に望んでいたように，彼女が男の子だったら与えてくれたであろう愛情を与えてくれないからである，というものであった。こうしてその解釈は，患者も理解したのだが，転移状況のなかで愛情を求める願望とペニスを求める願望と関係しており，そしてそうした願望の欲求挫折によって，分析家に怒りを感じたことと関係しているものであった。そして，その怒りとは，罪悪感を感じないように，すなわち超自我の非難を避けるために，投影によって分析家のせいだとされたものなのであった。この解釈は患者にかなりの影響を与えたようで，翌週のうちに次のような変化が現われた。

1) 彼女は同性愛的情事を止めた。
2) 服装と物腰が女性的になった。
3) ある男性とデートを始めた。
4) 年長の，男性の同僚に，教えを受けることを頼んだ。その男性は明らかに父親像の人物であった。このことは，あらかじめ受け入れられないことは間違いない，と前置きしてのことであったが。
5) 分析家に対しての怒りがずっと少なくなり，彼に近づきたい願望に気付いた。
6) 怖い夢を見た。その連想から，分析家の長いすに横たわっている間に性的に興奮する考えが浮かんだ。実際は，そうした考えとの関連で性的に興奮したのではないこと，今まで長いすにいて興奮したことはなかったことには注意する必要がある。
7) 彼女は母親に，そして生涯にわたるライバルである姉に，そして結婚している女友達に怒っていることに気付いた。
8) 5歳のときに父親と親密になりたい願望があったことを想起した。

これは，分析の進展の例である。準備としての解釈作業の積み重ねと，この適切なタイミングでの正しい解釈によって，患者は良くなった。だが，この場合，患者の防衛の何が変化したのだろうか？

解釈の前には，分析家に対する愛情と性的願望は意識されていなかった。その代わりに，分析家に対して怒りを感じていた。つまり，愛情と性的願望は，少なくとも一部分，怒りによって，つまり反動形成で防衛されていたのである。ちょ

うど逆の防衛で，ライバルとなる女性に対する怒りと嫉妬は分裂排除されていた。その代わりに，恋しく思い，そして性的に興奮させられる，ある女性との恋愛沙汰を起こしていた。

彼女は，男性に対する去勢と復讐の願望を，ある異なったやり方で扱った。彼女は分析家が自分にひどい，不当な扱いをしたと感じた。つまり，彼に自分の怒りを投影した。男性に対する去勢と復讐の願望を扱う試みとしてのもうひとつの防衛は，同一化である。彼女は，性的情事の中で男性の役割を演じた。最後に，5歳時の父親に対する親密さを求める気持ちは，ずっと抑圧されていて，解釈によってその抑圧は初めて取り除かれた。怒りを愛情の代理にすること，およびその逆を反動形成とするなら，この患者はある欲動派生物と超自我の要求に対して，抑圧，反動形成，投影，同一化を防衛として用いていたことになる。それでは，解釈によってそれらはどのように変化しただろうか？

第1に，反動形成のパターンが変化した。つまり，女性に対する怒りを排除するために愛情を感じ，男性に対して愛情を排除するために怒りを覚えるという傾向が両方とも少なくなった。

第2に，父親に対するエディプス的な願望の抑圧がはずれてきた。ただし，それと関連した多くの記憶は，未だ抑圧されたままだと想定しておいたほうが良いだろう。

第3に，年長の，尊敬する男性の同僚への同一化が起こり始め，彼の教えを受けようとし始めた。

第4に，分析家に対する性的願望を防衛した。これは夢の中に不安として現われ，観念として体験し，夢についての連想の中で単にほのめかされたこととして体験された。これは通常，感情の隔離と呼ばれる。

最後に，母と姉に対する怒りは，一部結婚している女友達に置き換えられた。

解釈による進展の結果，防衛パターンにどのような変化があっただろうか？病的な防衛が消え，正常な防衛に置き換わったのだろうか，幼児的な防衛がより成熟したものに変わったのだろうか？

たとえば，同一化をみてみよう。男性との防衛的な同一化は，解釈前も後でも存在する。解釈前は，これが，性的関係のなかで男性に部分的に同一化するという形で現われていた。解釈後は，尊敬する男性の弟子になり同一化することで，専門職業につながる道具を使える技能を身につけようとした。その道具は，彼女

にとって男根的な重要性を持つものであった。つまり，男性同一化が，男性の同僚を見習い，職業的に見返りのある，社会的により望ましいやり方に変わった。これはしかし，その道具が男根的なシンボルとなり，そうした技術を身につけるという行為が，自分がペニスを持っているという無意識の空想を表しているといえる。

抑圧についてみれば，それが一部とれて，5歳からのエディプス的記憶が現われた。しかし，別の側面では，分析家を去勢したいという願望は強まったといえる。これは，それ以前は排除され投影されていたので，投影は解釈によって消失したとはいえよう。しかしともかく，その代わりに潜在的に病因的となりうるような抑圧が新たに現われた。

反動形成についても同じようなことがいえる。愛情を嫉妬の怒りの代わりに用いるという患者の防衛は減ったが，代わりに置き換え，感情の隔離が現われた。

分析の進展によって，患者の防衛自体がなくなったり，より成熟したりしたとは必ずしも言い切れない。患者の中には，不安と抑うつの感情を避けるために防衛しなくてはならなかった，いくつかの欲動派生物があった。これは次のようなものである。

1) 分析家に対して愛情を求める気持ち
2) 子ども時代の父親に対して愛情を求める気持ち
3) 年長の尊敬する男性の弟子になりたいという願望
4) 男性に魅力を感じ，男性と性交をしたいという願望
5) ライバルの女性に対する怒り

これらはすべて，エディプス的な欲動派生物である。解釈前は，こうした派生物に患者は耐えられず，それらを満足させることができなかった。それらは，非常な不快，すなわち抑うつと不安を引き起こした。解釈後は，エディプス願望と嫉妬は，それまでより防衛的でなくなり，その結果，欲動派生物と防衛は妥協され，より満足を得るようになった。しかし，その変化は完全ではなく，防衛が必要なくなったわけでもない。陽性のエディプス願望に対する患者の反応は，依然として妥協形成である。新しい妥協形成は，分析の進展を現しているが，それでもなお妥協形成ではある。

この症例で，Brenner, C. は分析によって病的な防衛機制そのものが消えるわ

けではなく，また防衛機制そのものが成熟するわけでもないことを主張している。こうした症例によって示されるのは，防衛は，それに関連した不安と抑うつ感情，および子ども時代に由来する欲動派生物を含めて考える必要があるということである。また，狭義の防衛機制だけでなく，妥協形成全体を考える必要があるということである。症例でもわかるように Brenner, C. の理論は，臨床的にきわめて繊細な議論から組み立てられており，これは防衛や抵抗だけを分析するのではなく，防衛されたものも含めて扱うという現代の抵抗分析の技法とも対応している。

5. 子ども時代の不幸なできごと

エディプス期のこころの葛藤は，性格形成に，そして成人期の心の健康に，決定的な影響を及ぼす。ここでは，エディプス葛藤に及ぼす不安と抑うつ感情の重要性とその区別について，子ども時代の不幸なできごと calamities of childhood という観点から検討する。

解剖学的相違にしても，あるいは両親，同胞の態度で表象される社会文化的な要因の関与にしても，この年代の子どもにとっては性差の問題は，非常に重要である。エディプス葛藤における去勢不安の意義については，Freud, S. が明らかにしたとおりであるが，去勢という事実が不幸なできごとになるのは，エディプス期の男児にとって2通りの現われがあるという。それは，

1) 去勢という不幸なできごとが起こるという危険として
2) 去勢という不幸なできごとが既に起こってしまったという事実として

そして，後者を去勢抑うつと名づけるとエディプス期の葛藤が理解しやすいという。エディプス期の子どもにとって，去勢という不幸なできごとの観念的内容は何だろうか？

男児の去勢不安については十分記述されている。男児では，去勢抑うつ感情は，ペニスや他の身体欠陥がある場合と，母親・女性同一化が非常に強い場合に典型的に認められる。

女児の去勢不安については論議がある。つまり，持っていないものを失うということは論理的にありえないので，Freud, S. 自身も，愛情喪失の恐れを男性の去勢不安に相当するものだと論じたりした。しかしながら，臨床上はこうした不安は認められており，たとえば Rado, S. (1933) は空想のペニスを失う不安だと指摘した。願望充足的な空想では，大便＝ペニス＝子どもという図式を

Freud, S.（1917）が提示した。同様に，身体の一部や，賢さ，運動能力を象徴的にペニスだと空想することはありうる。

　Brenner, C. の考えによれば，女児の単純な反応として，ペニスを持っていないというものがあるが，それに関連した観念として，不当に差別されている，というものがある。つまり，既に去勢されてしまったという抑うつ感情が起こるのだとする。これに反応して，あるいはこれを否認するために女児は種々の防衛的やり方をとる。去勢の事実に対する女児の反応は，さまざまであるが，自我の能力と体験の限界のため，用いることできるものは限られている。母親同一化を中心とする正常な妥協形成によって，女性としての自我理想を持つことによってそれを解決していくのがひとつの道筋であろう。成人のペニス羨望，男性同一化，不感症などの女性の心理現象は，エディプス期の去勢の抑うつ感情にその源をたどることができるという。

　女性性の発達に関するこの Brenner, C. の理論は，本章の前半で述べたような Freud, S. の古典モデルから出発しており，ここには Tyson ら（1990）のような現代的な考え方を入れる必要があろう。たとえば，ペルセポネ・コンプレックスの概念を用いれば，この時期に女児が性愛的な愛情対象を母親から父親に向け換えるときに，母親からの愛情対象喪失の抑うつが起きることは想像に難くない。しかしながら，自らの女性性に葛藤を持つ女性における神経症的な病理のひとつの側面として，Brenner, C. のこうした理解は臨床的には役立つだろう。

　抑うつと不安は，相互に影を投げかける。つまり，抑うつ感情の結果である嫉妬や怒りは，その結果として報復の不安，愛情喪失の不安，あるいは対象喪失の不安を引き起こす。あるいは，去勢不安を減じようとして強い女性化願望を持ったとすると，その結果として抑うつ感情が生じることになる。

　エディプス的な願望は，その結果として必然的にさまざまな要因で両親や同胞のいずれかの対象喪失の観念と結びつく。エディプス期の子どもが，長い期間家から引き離されたり，どちらかの親が不在であったり，入院などがあったり，あるいは最も悪いものでは両親のどちらかが亡くなったりすれば，子どもの反応はどのようなものだろうか？　従来の不安理論に拠れば，そこでは対象に対する死の願望，およびその願望に対する報復の恐怖が中心ということになる。しかし，多くの場合そこでは，既に起きてしまった不幸なできごとによる抑うつ感情が中心となるというのは容易に理解できるであろう。抑うつ感情は，怒りや報復の願

望で示されるような攻撃者への同一化によって，多少とも防衛される。実際のあるいは空想上の対象喪失と結びついて，子どもの怒りや報復願望は不安を引き起こし，今度はそれを防衛しなくてはならない。このようにして，不安と抑うつは密接に絡み合う。重要な点は，重要な愛情対象を失ってしまったと信じた場合，子どもが感じる不快は抑うつ感情であり，防衛はそれを減じようと働くということである。

　それでは，抑うつ感情を引き起こす観念内容は何だろうか？

　Freud, S. (1917) 以来，抑うつ感情は，現実のあるいは空想上の対象喪失に帰せられている。確かに対象喪失も抑うつを引き起こしうる。しかし，

1) 対象を失うのではないか，という観念で引き起こされるのは対象喪失の不安である。
2) 通常結びつけられているような，対象喪失＝口唇期，愛情喪失＝肛門期，去勢＝エディプス期のような単純なものではない。エディプス期に起源を持ち，対象喪失，愛情喪失の観念内容を持つような葛藤がある。近親姦的，ライバルに対する親殺し的な欲動派生物は，一部の内容に，対象喪失の観念（対象の死の願望），愛情喪失の観念（対象からの処罰や報復の空想），去勢の観念（エディプス的な欲動派生物に対するライバルによる処罰）も伴っている。

　エディプス期における，以上の3つの観念内容の絡み合いという複雑な葛藤の内容を理解することによって，それらが成人のこころにまで及ぼす影響をよりよく理解できると思われる。

6. 正常な妥協形成と病的な妥協形成

　こころの葛藤の結果，いくつかの要素の間に妥協形成が起こる。妥協形成は，こころの葛藤の産物であり，Freud, S. が最初に神経症症状において，さらに日常生活の精神病理として夢と失錯行為について研究し，観察したものである。Brenner, C. はそれらに加えて，神経症的性格，あるいは正常な性格傾向，空想，職業選択や趣味，愛情対象の選択，さらには学問，宗教，スポーツへの関心といった幅広い人間のこころの生活は，すべて妥協形成から成っているとする。

　成人の妥協形成には，先にも述べたとおり，欲動派生物，不安と抑うつ感情，防衛，超自我要素のさまざまな側面という4つの要素が含まれる。超自我はエ

ディプス・コンプレックスの結果，その後継者として形成される（Freud, S.）わけであるから，超自我は葛藤の結果によるひとつの妥協形成の産物でもあり，また，いったん形成されてしまうと葛藤の構成要素にもなるわけである。すなわち，こころは不安と抑うつ感情が耐えられる範囲内になるように，そして超自我の要求を満足するようにして，最大限の欲動派生物の満足と表現をできるように働く。そして，不安と抑うつ感情が強くなって不快になった場合に，それを和らげるために防衛が働く。

　こうした妥協形成の要素は，患者の願望，空想，気分，計画，夢，症状などを精神分析的に観察し推論することによって明らかになる。たとえば，面接で語られたひとつの空想も，欲動に関連した願望だけを表わしているのではなく，その願望にまつわる危険，すなわち不安や抑うつ感情，さらにはそれに対する防衛や処罰の観念などが組み合わさっているものである。したがって，こうした空想を精神分析的に明らかにしてゆくことで，妥協形成のあり方が観察できる。この見かたは，治療技法の面からも重要である。現代の抵抗分析においては，抵抗や防衛だけでなく，抵抗の背景にどのような不安や抑うつがあるのか，そしてどのような願望を防衛しているのか，ということを含めて扱うほうがより有効であると指摘されてきている。

　自我機能は，欲動派生物の満足に奉仕することもあれば，それに対抗することもある。自我は，願望が大きな不快を引き起こすときには防衛として働き，そうでなければ願望の仲介者として働く。つまり，こころはより大きな満足を得て，不快をより少なくするという指導原理に従う。Freud, S. は，抑圧された欲動派生物が意識にのぼるのは，抑圧の失敗であるとした。しかし，Brenner, C. の考えでは，抑圧がうまく働いているときにも，抑圧されたものは意識にのぼり得ることになる。われわれの空想，思考，計画，行動が，先に述べた要素の妥協形成であることは，神経症に限らず，われわれのこころの生活における一般現象であることを強調している。

　妥協形成が病的になるのは，以下のような場合である。
　　1）欲動派生物の満足が過度に制限されているとき
　　2）不安と抑うつ感情が強いとき
　　3）こころの機能，能力の制止が過度に強いとき
　　4）自己を傷つけたり壊したりする傾向が強いとき

5) 環境との葛藤が強いとき

　神経症症状と神経症的性格傾向は妥協形成である。それらはいずれも，主に子ども時代に由来するこころの葛藤であり，その構成要素には欲動派生物，子ども時代の不幸なできごとに由来する不安と抑うつの感情，防衛，超自我の現われがある。
　病的妥協形成と感情との関係については以下のようにまとめられる。

1) 病的妥協形成においては，不安および／または抑うつの感情が意識化されているものもあれば，そうでないものもある。
2) 意識化されている不安と抑うつの観念内容も，不快を最小限にしようとする患者の防衛的試みのために，変装され，歪曲され，否認されて変化を被っている。
3) 不安と同じように，抑うつ感情も，対象喪失，対象の愛情の喪失，去勢，超自我機能の現われに関与しうる。つまり抑うつは，対象喪失，口唇期にもっぱら結びつくわけではない。

　すなわち，意識化されている不安や抑うつだけに目を奪われず，そのひとの妥協形成全体を見ることが重要である。
　さらに，転移を認識し解釈することの意義は，これが対象関係におけるひとつの妥協形成であるということだという。すなわち，転移の起源の一部は子ども時代のこころの闘いによるものであり，患者の人生において，不安と抑うつ感情を和らげるための防衛と葛藤によって決定されているものなのである。したがって，転移の分析は，治療者との間に顕在化している対象との関わりについてのひとつの妥協形成をみてゆくことになるのである。

7. 超自我

　先に述べたように，超自我は，エディプス・コンプレックスの後継者である。すなわち，エディプス期の葛藤に由来する妥協形成の産物であることになる。したがって，超自我はこころの葛藤の結果でもあり，その構成要素でもあるという特徴を持つ。超自我には，道徳性に関するこころの機能が含まれる。
　超自我は，主にエディプス期の葛藤に由来し，現実のあるいは空想上の両親の行動指針に従うか背くか，という善悪にまつわる道徳観に関連してできあがる。超自我の最も簡潔な定義は，道徳に関連した心的機能の側面（Hartmann, H. ら，

1946）であるが，これは処罰されるという不幸なできごとを避けるような気持ち，思考，行動である。エディプス期の子どもにとっての道徳とは，両親が怒る，認めてくれない，処罰するといった観念内容を含んだ欲動派生物によって引き起こされる不安と抑うつ感情をできるだけ減じるための方策であるといえる。

　超自我の形成には，両親の超自我との同一化，および攻撃性の自己への向け換えが重要であることは指摘されているが，別の要因も関与する。たとえば，ライバルに対する愛情が強められるという，一種の反動形成もそのひとつである。または，両親に協力したり服従したりすることによって，リビドーの満足を得るということも超自我形成に関与する。

　Brenner, C. はリビドーの要素に由来する正常なマゾヒズムの役割を強調している。マゾヒズムとは，意識的，無意識的あるいはその両方で，リビドー満足のひとつの条件として苦痛と苦難を受け入れること，と定義できる（Brenner, C., 1959）。苦痛，苦難は，自己に強いた不快であり，欲動派生物に由来する葛藤の一部である。これは，欲動の充足を妨げるどのような防衛的試みも，自己に強いる不快であるということを意味する。しかしながら，超自我形成に導かれる不快は特別の性質を持つ。超自我には，悪い願望や行いのために自分自身を処罰するという傾向もあるが，これは重大な不幸なできごとを避けるために，小さな不快を現実的に受け入れるということであって，必ずしもマゾキスティックとは言えない。

　しかし，Freud, S. が，『トーテムとタブー（1912/13）』で最初に観察したように，エディプス期の子どもの発達は，アンビバレントで両性的である。エディプス期の男児が，父親に対するライバル的，殺人的願望をコントロールしようとするとき，必然的に父親に対する受身的・女性的願望を満足させることになる。これは定義上マゾキスティックな願望である。

　超自我は，さまざまな妥協形成の複合体による産物である。この事実が，超自我のありかたが個々人によって異なり，また，ひとりのこころの中でもいかに矛盾を含むものであるかを説明する。超自我の機能が病的であるかどうかは，これによる不快があまりにも多く，快が少なくなるかどうか，あるいは自己破壊的な傾向が強すぎるか，あるいは環境や社会との葛藤があまりに大きくなるか，といったことで決まる。

　ところで，Brenner, C. は，超自我の理想の部分，つまり自我理想については

言及していない。この部分を加えると，エディプス期以後のこころの安定性についても，快・不快理論の枠内でよりよく説明ができるだろう。つまり，エディプス・コンプレックスの後継者として超自我ができあがる際，親からの賞賛，親との同一化などに由来する自我理想の部分が，自分の進路へのガイドの役割を果たすようになる。この時点では，欲動の満足による快に加えて，超自我の自我理想部分を満たしたことによる快が，こころの葛藤に方向を与え，こころを安定させる役割を果たすことになるといえるだろう。

8. うつ病と抑うつ状態についての精神分析理論

　精神医学の対象となる患者群のなかで，抑うつが問題となる病態は非常に多い。そのなかで，双極性気分障害や，重症のメランコリアを伴ううつ病など一部のものは生物学的治療が優先となるが，その他の多くのものは，その診断と治療にあたっては，生物・心理・社会モデルのすべての観点が必要となる。心理的観点からは，パーソナリティの発達が抑うつの発現に及ぼす影響というのがひとつの重要な見かたとなるが，その点で Brenner, C. の抑うつ理論は大いに役立つと思われる。

　Freud, S. は，『悲哀とメランコリー』で，抑うつに関する理論を提示した。そこでは，現実の，あるいは空想上の対象喪失が抑うつの発生に最も大きな役割を果たしていると述べた。患者は，失った対象と同一化するが，その対象に対して愛情と憎しみのアンビバレンスが存在すると，攻撃性を自己に向け換えて抑うつになるという。Abraham, K. は，これに加えて，抑うつの起源は，生後18カ月以前の口唇期にあるとした。すなわち，この時期の母親的対象の喪失，あるいは不適切な養育が，口唇期固着を生み出し，なんらかの引き金でこの固着に退行するというのである。確かに，こうした精神力動が抑うつの発症に関係する患者はいるが，しかしそれは一部である。多くのうつ病患者ではこの理論では説明できない。

　Brenner, C. の抑うつ理論モデルでは，診断には関係なく，あるいは正常，病的に関わらず，抑うつ感情が起こる機制を精神分析的に理解できる。抑うつ感情，あるいはみじめさというのが，病理的な妥協形成の一部を成し，その起源は子ども時代の不幸なできごとに由来する。抑うつ状態に関係のある感情というのは，抑うつ感情，あるいはみじめさと名づけられる不快感情であり，その内容は，ひ

とりぼっち，見捨てられた，失った，愛されない，去勢された，罰せられた，などさまざまである。

不安と並んで，みじめさというのは，人間のこころの状態の一部である。すべての子どもは，こころの葛藤の結果として不快が強まれば，不安とみじめさを体験する。その結果，それぞれの個人に固有の妥協形成が形成される。こうした感情に対する防衛が有効でなくなった場合に，症状，あるいは症候群としての不安や抑うつが生じる。不安や抑うつが症状として存在するかどうかが示すものは，不快を和らげたり避けたりするのに患者の防衛が十分機能しているかどうかということである。つまり，症状としての抑うつがあるだけでは，その患者の葛藤と妥協形成の起源については何もいえないことになる。

まとめると，先に述べたように，子ども時代の不幸なできごとによる抑うつ感情，あるいはみじめさが起源にあって，何らかの理由で防衛が十分機能しなくなった場合に抑うつ状態が生じるというわけである。子ども時代の不幸なできごとは，不安の場合と同様，対象喪失，対象の愛情の喪失，去勢，超自我の処罰が主要なものである。つまり，対象喪失を起源とする抑うつはその一部であることになる。

Brenner, C.（1982）は，去勢が既に起きてしまった，というエディプス葛藤とペニス羨望を起源とする女性のうつ病の症例をここであげている。患者は，33歳の未婚女性であり，不幸せで何をしていいのかわからなくなった，ということで治療に訪れた。彼女は，父のやっている事業に入り，そこで数年間楽しく働いていたが，最終的にそれが嫌になりやめてしまった。それから，どうしたらいいかわからなくなってしまった。

彼女は，頻繁に泣き，話もスローで，沈黙が多く，絶望的になっており，典型的なうつ病の病像を示していた。彼女の抑うつ症状がいつから始まったかをはっきり見極めることは困難だったが，それは5歳年下の弟が事業に入ってきた時期とだいたい一致していた。それまで，彼女は父の文字通り右腕であった。しかし，ほどなくして，彼女でなく，弟が事業を継承する予定であることが明らかになったのである。これが，症状の始まりであることが明らかになっていった。

精神分析療法の過程で，患者の葛藤の中心は，弟の出生以来，自分が男の子ではなく女の子であるという事実をつきつけられたことであったことが少しずつ明らかになっていった。彼女のペニス羨望と，女性に生まれたことについてのみじ

めさは，強烈であった。彼女が自分の身体に違和感を持ち始めたのが，初潮があった 12 歳であったことがひとつの例である。また，あるとき患者は，Brenner, C. のオフィスの便座が上がっていたと苦情を言った。彼女にとって，男性が立って小便をするその便座の位置は，耐えがたいことだったのである。

　ペニスを持っている男性に対する無意識の怒りと羨望のため，彼女は男性との性的関係を楽しむことができず，結婚もできなかった。結婚することと，去勢とが関連していることは，数多くの連想や夢で明らかになっていた。

　彼女の抑うつ症状は，弟が父の事業に入ってきたことで，みじめで不幸な気持ちになったことが始まりであった。それ以前は社会的に十分機能しており，抑うつ感情は意識化されていなかった。子ども時代の彼女のエディプス葛藤の産物である願望，つまり弟に対する羨望，父のお気に入りの子で男の子でありたいという願望は，大人になってからの人生では，父の右腕で，後継者と目されるという妥協形成によって成り立っていた。抑うつ状態に陥ると同時に，彼女は父とそして弟との連絡を絶ち，自分を責め，さらに父に近い年齢で，軽度の身体的欠陥のあるそのときの恋人を責めた。

　以上のことから，患者の抑うつが子ども時代に起源があることは明らかであろう。すなわち，子ども時代には，弟に出生に対して，抑うつ感情（＝みじめさ），弟に対する嫉妬と怒り，弟に対する去勢と殺人の衝動，そして罪悪感で反応した。同様のことは，初潮のとき，男性との関係，トイレの便座の件などをきっかけとして起きた。彼女のペニスを持ちたいという願望と，父のお気に入りの「息子」でありたいという願望，そしてそうした願望に関連したみじめさは，子ども時代から彼女の人生を通じた妥協形成を成していたが，父の会社をめぐる弟との件で最終的にその妥協形成が機能しなくなり，抑うつ状態に陥って治療に訪れたわけである。

　この症例は，子ども時代のエディプス葛藤とその妥協形成が，人生を通じて持続するが，妥協形成が機能している間は臨床的な抑うつは現われず，この妥協形成が崩れたときに抑うつエピソードが出現したということを示す症例であった。この症例提示は，単純化しすぎているきらいがあると Brenner, C. 自身も述べているように，特に女性性の葛藤とエディプス葛藤のもうひとつの側面，つまり患者の母親への愛情と母親との同一化についての葛藤の側面が抜けているように思われる。しかしながら，抑うつに関連する主要な観念として，エディプス的な観

念が中心であることを示すには良い例であった。

　すべての葛藤と妥協形成は多重決定されているということは重要である。抑うつのもとになる観念が，表面的には対象喪失や口唇期の問題のように見える場合でも，主要な問題はエディプス葛藤や対象の愛情の喪失であることも多い。患者の現在の症状だけではなく，妥協形成と防衛，子ども時代の発達といった全体を概観してフォーミュレーションを立てることが重要であるといえよう。

第2章　発達プロファイル

皆川　邦直

I. 発達プロファイルとは？

　子どものこころの問題では特に，パーソナリティの発達途上にあることから，何が正常で何が病理的な現象であるのかについて，記述的な症状評価には限界がある。Freud, A. は，『児童期の正常と異常（1965）』に収載されている子どもの病理性に関する評価についての論文のなかで，かんしゃくや虚言，分離不安などの症状を例に上げ，こうした症状も個々人によって異なったメタサイコロジーに基づく可能性があることを指摘した。これは，パーソナリティの発達が，流動的で入り組んでおり，発達段階の移行に際しても，固着と退行，発達停止などが起きやすく，またいくつかの発達ライン間での不均衡が起きやすいということが影響している。

　それゆえ，子どもの精神病理を評価するには，さまざまな領域の発達ラインを考え，そこからの変異や逸脱，ある発達段階から次の発達段階への移行と，固着，退行などを総合的に判断する必要がある。そうした目的のため Freud, A.（1962）は，ロンドンの Hampstead Child Therapy Clinic（現 Anna Freud Centre）での多くの臨床家による精神分析療法の経験をまとめて，アメリカ国立精神衛生研究所（NIMH）の支持のもとに発達プロファイルを作成した。

　発達プロファイル developmental profile は，最初に児童用のもの（Freud, A., 1962, Nagera, H., 1963）が作られ，さらに青春期用（Leufer, M., 1965），成人用（Freud, A., et al, 1965），乳児用（Freud, W. E., 1967）のものが作られた。これら4種類を分ける理由は臨床資料を得る方法がそれぞれ異なるためで

あり，プロファイルの基本構造に相違があるのは乳児用だけで，他のプロファイルの基本構造は共通している。

Nagera, H. は，発達プロファイルはある一時点におけるパーソナリティのメタサイコロジー的な断面図であると述べ，このプロファイルにおいて精神病理は正常発達に照らして考慮されていると強調する。この発達プロファイルはFreud, S. の意図したメタサイコロジー，つまり精神分析学を科学的な正常心理学にまで高めようとした願いを忠実に反映し，かつ最も完成に近いところにまで到達させたものであるといえよう。このプロファイルに従って患者を理解することによって，現在進行中の精神療法において問題となる患者の精神病理や転移・抵抗を照らし出すことができる。そのため解釈投与のタイミングや内容を検討することを含めて，自我心理学派のセラピストにとっては重要な道しるべとなる。

発達プロファイルは，その後アメリカでも，いくつかの児童精神科などで使われるようになっていった。わが国では，皆川が1970年代の中ごろにMichigan大学精神医学教室児童部門での発達プロファイルを用いた研修と臨床経験を生かして，日本での精神分析的な臨床教育にこれを用いた。

ここでは発達プロファイルのうち，成人用プロファイルを中心に紹介する。なお，一部はMichigan大学で使われていた児童用の発達プロファイル改訂版に準拠している。

II. 発達プロファイルの構成

発達プロファイル developmental profile の構成は，以下のようであり，症例記述の部分と，メタサイコロジーの評価の2部構成から成る。

①紹介理由 reason for referral（主訴）
②患者の記述 description of the patient
③現在および過去の家族背景と発達史 family background（past and present）and personal history
④重要と思われる環境状況 possibly significant environmental circumstances
⑤欲動と自我・超自我のアセスメント assessment of drive and ego-superego positions

①〜④までが症例記述にあたるが，「第8章 II. 病歴のまとめかた」の部分

はこれを下敷きにして述べてあるので，それを参照していただきたい。⑤がメタサイコロジーの評価にあたる。本章では，発達プロファイルのなかのこの部分について詳しく解説する。

III. 欲動の評価 assessment of the drives

1. リビドー libido
(1) リビドーのポジション libidinal position

リビドーとは性欲動 sexual drive の精神表象であると定義される（mental representation：性欲動の活動は欲動の座からの放電であり，それは新皮質に放射され，言語によって認識される）。

現在までに年齢相応の精神・性的発達期に到達したことがあるか否か，そして現在は，精神病理（神経症性葛藤など）によって，その発達期の様相にどのような支障が生じているか，つまり，リビドーは年齢相応の発達期に大部分がとどまっているのか，あるいは，ある部分はとどまっているものの，大部分は固着点（男根期，肛門期，口唇期）に退行しているのかを記述する。成人男性は能動的・男性的ポジション，女性は受動的・女性的ポジションにあるのが普通であるが，これらのポジションに一度も到達していないと判断される場合には，それ以前の精神・性的発達期における阻害を質的にも量的にも十分に検討する必要がある。この項目の記述には，精神・性的発達 psychosexual development に関する知識を必要とする。Freud, A., Nagera, H. によれば，発達期 developmental phase は発達期固有 phase specific の欲動派生物 drive derivatives の優位性 phase dominance によって決定する。発達期特異性 phase specificity ともいう。また精神・性的発達に関連して，対象関係の種類（対象恒常性，全体対象関係，欲求充足水準の対象関係（部分対象関係），男根期的，肛門期的，あるいは口唇期的な対象関係）も考慮する。

(2) リビドー分布 libido distribution
1) 自己備給 cathexis of the self

自己は備給されているか否か，十分な自己愛（一次的および二次的）は保たれているか否か，そして自己の身体，自我（自我機能および自己表象），超自我に十分に備給されているか否かに注目する。そして自己価値観が適度に保たれ，過

剰評価なく自己評価が適度に調整されているか否か，また可能であれば，自己愛の調整について述べる。自己愛の調整が同一化によって，対象への依存によって，魔術的な方法によって，仕事や趣味によってなされているかを考慮する。自己備給についての資料の一部は，子どもの場合，子どもの外観や衣服に対する大人の態度から得られるが，成人の場合，彼（彼女）自身の外観や衣服から得られる。

　Freud, S.（『ナルシシズム入門（1914)』）は，新生児には欲動だけがあると想定した。欲動は充足を求める（自体愛）。そして，これに何かが加わって一次的自己愛が成立する。つまり欲動は自分自身の体を対象とするに至るというわけである。また Hartmann, H. は，生まれつき乳児には一次的な自律自我が備わっていると考えた。乳児にとって欲動のうっ積は不快として，充足（エネルギーの発散）は快として体験される。不快を避け快を求めて（快感原則），乳児はその精神生理的状態を全身を用いて表現する。母親はこの信号に従って乳児の世話をする。不快を避け快を得るには母親機能が必須である。大脳機能の成熟に伴い，欲動の対象となる乳児の身体の状態そのものは自律自我の1つである言語を介して記憶される。これが自分というものの存在を認識する原型になる。

　母親の保護や滋養，刺激などの機能によって乳幼児は守られ育つが，Freud, S. はそのために母親は乳幼児にとって特別な存在になる，と考えた。その結果，欲動は母親の提供する温かな胸，両手両腕，顔や表情，そして声を求める（欲求充足水準の対象関係）。欲求充足の反復体験を通して，これらの対象は備給される（一次的自己愛から対象愛へ）。やがて乳幼児は母親の提供するさまざまな保護・滋養・刺激機能を自分自身の発達によって獲得するので，その対象へのリビドーは脱備給されて，二次的自己愛に変換される。この自体愛から始まって一次的自己愛，対象愛，そして二次的自己愛に至る経路は，どの欲動にも該当する。たとえば男根期の幼児の露出的な願望（ねえ，見て見て，僕／私ってすごいでしょう）に称賛やほれ込みを示す親は，幼児の男根期欲動によって備給されていると考える。やがて親の称賛や支持がなくても自分はしっかり生きていける男の子だ，女の子だという自己評価がしっかりしてくると，そのようなエディパルな親を必要としなくなる（脱備給）。こうして男根エディプス期になって全体対象との関係が安定する。それに対応する自己表象の安定も得られる。こうしてできあがる二次的自己愛は，親が乳幼児に向けて抱いた感情や評価，愛情を取り込むことになる（自我の性質は放棄された対象備給の沈殿物である）。

2) 対象備給 cathexis of objects, past and present ; animate and inanimate

　対象関係の障害について，その主な起源が自己愛，欲求充足水準，対象恒常性，前エディプス期，エディプス期，エディプス期以降，青春期などのどの時期にあるかを記述する。また，これまでに最大限どのレベルまで到達し，どのレベルにまで退行しているか，エディプス的な対象関係を抜け出しているか，あるいはいまだそのレベルの対象関係が優勢であるかに注意を払う。同性および異性との対象関係の特徴（依存〜相互尊重）についても考慮する。さらにリビドーが動物，財産，名誉などにどの程度備給されているか，それが対象関係とどのような関係にあるかにも注目する。

　成人期の患者では，性愛対象の選択ができているか否か，また性愛対象によってどの程度，対象欲求が満たされているかを記述する。同様に親役割を果たすことができるか否かを記述する。また対象関係が幼児期のエディパルな関係からどの程度抜け出しているか，あるいはまだその段階にあるか，異性対象備給と同性対象備給のバランスを記述する。友人関係や職場の上司部下の関係にも注意を払う必要もある。そして他者との結びつきの延長としてのペット，所有物，金銭にどの程度愛着しているか，現実の対象世界からリビドーが退行してマスターベーションによる性的な充足を得ているか否かにも配慮する。

2. 攻撃性 aggression

　自我心理学では攻撃性と死の本能については十分に理解が得られていると考えず，むしろ欲求不満から生じる二次的な攻撃性 frustration aggression としてとらえることが多い。死の本能論を使用しないため，攻撃性に関しては記述レベルにとどめることが多い。そして第1に攻撃性は生産活動に昇華されているか（攻撃性は自我のコントロール下にあるか否か），あるいは病像として攻撃性が前面に現れているか否かを把握する。前面に現れているならば，その状況を記述する。第2に，攻撃性は自己に向かうのか，他者に向かうのか，あるいは両者に向かうのかを記述する。第3に，攻撃性に対処するために動員される防衛について記述する（攻撃性の自己への向きかえ turning aggression against the self, 攻撃者との同一化 identification with aggression, 受動性から能動性への切り替え turning passive into active）。

IV. 自我の評価 ego assessment

1. 自我装置（葛藤領域外の一次的自律自我機能）

　葛藤領域外の一次的自律自我機能とは，1937年に Freud, S. が primal, congenital ego variations として述べたことから出発する概念であるが，Hartmann, H. によって明確にされた。知覚，運動，記憶，言語，知能，判断，直感などの自我装置 ego apparatus について記述する。先天性疾患，奇形ないし分娩時の障害は一次的自律自我の発達に影響する。またそれは自己像の形成にも影響する。さらに母親に不具の子を産んでしまったという思いを与える。両親が乳児の問題を冷静に受容することが必要であるが，それはなかなか難しい仕事である。軽度の障害がある場合，乳幼児の一次的自律自我の発達上の問題以上に，親の罪悪感が親子関係を障害して，分離個体化，エディプス・コンプレックス，自己像形成に影響を与える。

2. 現実との関係 the relation to reality

　Freud, S. は自我の現実外界との関係を常に重視していた。現実との関係に関与する自我機能は3種に大別される。すなわち現実感覚 sense of reality，現実検討 reality testing，現実への適応 adaptation to reality である。

（1）現実感覚 sense of reality

　自我発達とともに現実感覚も発達する。乳幼児ではまず身体感覚の発達から始まり，発達とともに全能感 omnipotence も縮小すると考えられる。

　Freud, S. は人間の精神は快感原則に支配されていると考えていた。興奮は不快を生み出す。そしてそのエネルギーの放散によって快を得ると考えた。しかし人間が社会のなかで自己保存と種の保存を確実にするためには常に快感原則に従うことはできない。欲動の満足を得るには，それに適した時と状況を選ぶ必要がある。それには即刻の欲動満足を得るのではなく，快を得ることを最終的な目的としつつ，一時的に不快に耐えることが要請される。Freud, S. はこれを現実原則と呼んだ。快感原則から現実原則への移行は漸進的に進む。

　　自我がより高次の複合組織に発達していく時……一部の欲動は他のそれの目的に合致しなく

なる。前者は高次組織から抑圧によって分裂排除 split off されて，より低次の発達に留められる。こうしてその欲動満足の可能性はなくなる。……もしそれが満足のゆく事態を生じるならば，自我は通常は快として体験するはずのものを不快と感じる。抑圧によって快の可能性を不快と感じるに至らしめる詳細な過程は未だ理解されていない。……私達が経験する不快の多くは知覚的な不快である。それは充足していない本能による圧力の知覚であってもよいし，あるいはそれ自体不快な外側からの知覚（危険）でもよい（Freud, S.『快感原則の彼岸』）。

　言い換えるならば，たとえば男根期に母親の愛情を確実に得るために，それまでは母親のしつけのある部分を無視して口唇期あるいは肛門期の欲動の満足を得ていた幼児がそれらの満足をある部分諦める，ないし遅延する必要性が生じる。「あれも，これもから，これだけは」に限定することも大切になってくるということである。「あれ」を切り離し抑圧して（口唇期や肛門期の「あれ」を諦めて），男根期欲動の「これ」を確保するときに，口唇期や肛門期の神経症性葛藤がはっきりした形になる，または新たに形成されることになる。ところが「あれ」を抑圧せずに認識しつつ，しかし「これ」のために「あれ」は諦めようと認識することができれば，それは神経症性葛藤にはならない。そして現実感覚は外的現実を反映するものとなる。また，治療過程や日常生活のなかで，「あれ」に気づいて，「これ」のために「あれ」は諦めようと決意すれば神経症葛藤（固着）のワークスルーになる。このように現実感覚とは神経症性葛藤（またはエディプス・コンプレックス）や固着の量と密接に関連するものであり，したがって，年齢相応の全能感の縮小がなされているか否かは，精神の健康度の指標になる。

(2) 現実検討 reality testing

　『精神現象の2原則に関する定式（1911）』においてはじめて記述された用語であるが，この概念は『科学的心理学草稿（1895）』，『夢判断（1900）』などから推敲された。現実検討とは外界現実ないしその知覚と無意識の願望ないし衝動を識別する自我機能である。Freud, S. は1895年にはじめて内的現実（願望充足，思考，幻想，知覚の記憶）と外的現実とを区別しようとした。また Freud, S. は対象を介しての欲動満足の体験を再び欲するときに，幻覚的な満足を想起すること hallucinatory wish fulfillment，そして実際に再び対象を介して満足を得るときには，それは対象の発見 object finding ではなく，再発見 object refinding であることを指摘した。現実検討の発達とは，全能感の縮小，快感原則から現実原則への移行を意味するが，それはむしろ乳幼児期から青春期にかけてのゆるやか

な移行であるといえる。児童期には現実検討と現実否認 negation とは併存する。

(3) 現実適応 adaptation to reality

Hartmann, H. (1958) によれば，人は自分を変えて外的世界に適応 autoplastic adaptation するか，外的世界を変えて適応する alloplastic adaptation。

3. 対象関係 object relationships

対象恒常性 object constancy とは，対象不在時に，その対象表象を想起することのできる記憶であり，3歳ごろから安定するといわれている。対象恒常性が備わらないと，外的な対象の不在時に，その対象表象へのリビドー備給を維持することはできない。つまり喪の仕事 mourning work は遂行できないので，対象とかかわることによって自己が豊かになる過程（同一化）は阻害される。対象恒常性の備わる以前の対象関係は欲求充足水準の対象関係（need satisfying level）と呼ばれる。欲動の充足を得るために対象とかかわるので，部分対象関係であるということにもなる。これらは前性器期固着（口唇期，肛門期固着）における対象関係の一般的な性質である。

4. 欲動の調整コントロール drive regulation and control

自我に生得的に備わる調整コントロールの能力に加えて，どのような文脈でそれが低下するかを吟味する。

5. 防衛機制 defense organization mechanism

どのような外的・内的な状況で防衛が作動するか，またどのような防衛が組み合わさって作動するか defensive maneuver, defensive organization を記述する。またこれらの防衛が超自我に依存しているのか，または外的対象世界に依存しているのかを評価する（Ferenczi, S.：括約筋道徳 sphincter morality，超自我前駆 superego precursor vs. 超自我の内在化）。さらに主に作動する防衛は原始的なもの（否認や投影）か，または成熟したもの（反動形成，抑圧，昇華など）であるか，単一の防衛の過剰使用があるか，そして防衛布置 defense constellation は年齢相応であるか否かを考慮する。最後に，防衛活動がどの程度二次的に自我の発達や機能を阻害しているか，つまり，防衛を保つために自我が支払う代価が大きいか否かを考慮する。

6. 合成・統合機能 synthetic-integrative function

自我のさまざまな機能を組み合わせる機能，あるいは自我合成（同一化Ａ＋同一化Ｂ→Ｃの合成）の機能を検討する。

V. 超自我評価 super-ego assessment

Freud, S. は男根期の通過とともにエディプス・コンプレックスが解消されていき，「欲動から超自我」が形成されると考えた。そのメカニズムは，

> 口唇期の機制への一種の退行である取り入れによって自我は対象（エディプス願望の対象）を諦めることができる。これこそ欲動がその対象を諦め手放す，唯一の条件なのかもしれない。……自我の性格とは，放棄された対象備給の沈殿物であり，それはこれらの対象選択の歴史を含むものである。
> メランコリーと同様に自我の内側に対象を仕立てるとしか説明しようのないものである（Freud, S.『自我とエス』）。

超自我は両親との同一化，ことに禁止，命令，そして報復する両親を表現する同一化を増強することによって形成される。子どもは両親の苛酷な面を一方的に選択して，子どもの意識には愛し世話する両親を直接表現するものではない。

> 取り入れられた父親は実際の父親よりもずっと懲罰的である。内的イメージを定義するのは父親の攻撃性だけではなく，抑圧すべき子どものエディパルな願望とそれと関連する攻撃性によっても定義される（Freud, S.『文化への不満』）。

> 超自我は自我を永久に依存の状態にとどめ，常に自我に圧力を加える。子ども時代と同様に，自我はその絶対的な主（親，次いで超自我）の愛を失う危険をおかすことを気遣い，超自我の是認は自由と満足，叱責は良心の呵責として感じられる。本能満足を断念することができれば，超自我からの愛を受け取るに値するという意識は，自我にとっては誇りとなる（Freud, S.『人間モーセと一神教』）。

こうして人は去勢不安に脅かされることなく，一定の欲動充足が可能になる。
罪意識の大部分は通常無意識にとどまる。良心の起源は無意識に属するエディプス・コンプレックスと密接に関連している。

親との同一化は禁じられたエディプスの願望充足を，ある程度の脱性愛化を伴うものの提供し続ける。自我が恐れ憎むべき親と部分的に同一化して，超自我はそれを親の代わりに攻撃するのである。このようにして自我と超自我はそれぞれ親と子どもを演じて，敵対的な相互関係を続ける」(Freud, S.『自我とエス』)

その一方，超自我には自我を愛する属性がある。Freud, S. は元来自我理想と超自我とを区別してはいなかったが，Schafer, R.（1960）によれば彼は晩年両者を区別するようになったという。

幼児が成長すると，他者から受ける忠告や，自らに生じてくる自己批判によって悩みが生じるので，彼はもはや幼児期に保てたあの完全さをもち続けられない。そのため彼は自我理想という新たな形で完全さを取り戻そうとする。自分の前に彼の理想として投影するものとは，幼児期の自己愛において彼自身が理想であった，しかし今は喪失してしまったそれの代理物なのである（Freud, S.『ナルシシズム入門』）。

エディプスコンプレクスの優勢な性的な期間の広く一般的な成果は，したがって，自我における沈殿形成であると考えることができる。この沈殿物とは，これらの（父親と母親）二つの同一化群が何らかの形で結合したものである。自我のこの修飾は特別な地位を保持することになる。それは自我理想ないし超自我として自我の他の内容物の前に現れる（Freud, S.『自我とエス』）。

超自我は Freud, S. が述べているように，自我を観察し，判断し，そして検閲する，ガイドする，正す，心配し世話をする，保護する。Blos, P.（1962）によれば，この自我理想は思春期以降，人生に方向性を与えることになる。

超自我の評価においては父親と母親との同一化に注目する必要がある。また超自我が常に保持されるほどに成熟しているか，あるいはまだその懲罰的な質が苛酷すぎて，肛門期的に体外に排除 expulse，すなわち投影されてしまうかを見極める必要もある。

要約すれば，超自我には批判機能，目的や方向性を与える機能，満足を与える機能があり，超自我が成熟すれば，これらの安定性，一貫性が保たれるようになる。また超自我前駆（苛酷な超自我）への退行ないしそこでの発達停止は，マゾヒズムやメランコリアに関与する。

VI. 力動的・発生論的フォーミュレーション genetic dynamic formulation

この項で，メタサイコロジーの概念の枠組みを用いて，得られた臨床資料を整理する。したがって，得られた資料を具体的に述べつつメタサイコロジーの概念に結びつけることが求められる。

1. 精神・性的発達期の決定

現病歴および発達史そして精神療法経過から，患者のこれまでの人生においてどの発達期にまで到達していたか（口唇期，肛門期，男根期，潜伏期，青春期，性器統裁）および固着点について述べる。次いで，現在は主にどの発達期に退行しているかについて述べる。傍証として得られた臨床資料 clinical material を具体的にあげる。固着点と退行を判断する作業は発生論的評価 genetic assessments と呼ばれる。

初診時においてまだ十分な臨床資料が揃わない段階では，性格傾向や幻想は固着点の決定を誤らせることがある。子どもの場合成人とは異なって，固着点がなくても可逆性の高い退行をきたすことがある。そのため退行は一過性で無処置でも可逆性の高いものと，持続性の高いそれを区別する必要がある。

2. 心的葛藤

力動的評価と呼ばれることがある。

(1) 外的葛藤 external conflicts

乳幼児や青少年の心の内側と環境との葛藤である。発達期固有の欲動の現れ（欲動派生物 drive derivatives）は常に充足を要求して，自我を駆り立てる。その一方，親は社会の代表者として社会の是認する欲動充足のあり方を伝える。その結果，子どもの自我は快感原則に駆り立てられながらも，現実原則に従って欲動をコントロールできるようになる。その過程で親と子どもとの間には葛藤が生じる。欲動制御を教える側の親の固着の問題があると，子どもの欲動は強く押さえ込まれすぎるか，または逆に刺激されすぎることになる。

(2) 内在化された葛藤 internalized conflicts

外的葛藤は，通常，即刻の欲動充足よりも親の愛情確保を優先させる子ども側の事情によって解決する。しかしその一部は，未解決のまま子どもの心の内側に内在するようになる。内在化された葛藤は通常無意識化される。これは神経症性葛藤 neurotic conflicts と呼ばれることもあるが，この葛藤は再び子どもの外側に投影されて，現実外界と本人との間の葛藤となることがある。内在化された葛藤が対人世界に投げ出されれば，反復する対人関係障害として観察される。

(3) 内的葛藤 internal conflicts

環境とは比較的無関係に，人として避けがたく経験する葛藤であり，男性性vs. 女性性，能動性vs. 受動性，の葛藤などがある。これらの意識・無意識の葛藤はアンビバレンスとして体験される。

これらのどの葛藤が優勢であるかによって，発達の程度（パーソナリティ構造の独立性の程度），病理の重篤度，必要とされる治療の種類などが理解される。

3. 不安の同定

Freud, S. は不安を自我の発する信号となる情動であると考えたが，その不安は去勢不安 castration anxiety，分離不安 separation anxiety，壊滅的不安 annihilation anxiety に分類するようになっている。去勢不安は自己身体の損傷，すなわち自己愛損傷を恐れる信号であり，分離不安は愛情対象（全体対象および部分対象）の喪失を恐れる不安である。そして壊滅的不安は自己を失うことを恐れる不安であって，自我退行を伴うことが多い。患者やクライエントがどのような文脈で，どのように情動にとらわれるか，それがどのように言語的・非言語的に表現されるかを述べる。

4. 防衛の同定

3. で述べた不安は，個々の防衛ならびに防衛の組み合わせによって，どのように緩和されるのか，検討する。防衛は通常さまざまに組み合わされて作動する。これを防衛マニューバ defensive maneuver と呼ぶが，防衛マニューバは性格防衛ないしパーソナリティの様相をもつ。

防衛は精神病的な水準，未熟な防衛水準，神経症水準に分けて考えられることが多い。そして，危険が現実外界，欲動，または超自我のいずれから発すると体

験されているか，防衛は特定の不安，情動，欲動に対して特異的に動員されているのか，あるいは，もっと一般的な欲動の充足に対して動員されているのかに注目する。さらに，防衛が不安の緩和に効果的であり，一定の均衡状態をもたらすか，あるいは不安定性や硬さ，症状などをもたらすのかにも注意を払う。最後に防衛を維持することが自我機能に二次的な損害を与えているか否かを判断する。

5. 自我の一般的な特徴

欲求不満耐性（子どもの場合には欲求不満耐性が低いと，不安の亢進が高くなり，防衛の動員・症状が形成されやすい。欲求不満耐性が高いときには，自我は平衡を保つことができる），昇華の能力（目的を置き換えられた，抑止され中性化された欲動の充足は欲求不満を代償する），不安への態度，発達に向かう力 vs. 退行に向かう力，などについて評価する。

6. 診断（序章 表1「GAPによる診断」を参照）
・正常な反応
・神経症性障害
・パーソナリティ病理
・精神病性障害

VII. 治療計画 treatment plan

以上を評価することによって，何が精神病理の中核であるか，すなわち転移と抵抗がどのようなパラダイムの下で展開するかを推測できるので，そのワークスルーをすることによって発達を促す理想的な治療には何が求められるかが導き出される。それは親や伴侶が本人に提供する環境の改善と，本人が克服すべき心の営みを含む。しかし，現実的には何が可能であるかも考慮することが大切である。そのため，現実的に提示すべき治療方針を理想的な治療方針と対比しつつ考慮しなければならない。

第3章　精神分析的発達理論と見立て：
タイソンの発達理論

中　　康

I. タイソンの発達理論の占める位置

　Freud, S. がうちたてた精神分析理論の中で，発達理論として最も体系化されている領域は，リビドーが発達する過程を示した精神・性的発達の諸段階についてであろう（1905b, 1923b）。

　Freud, A.（1965）は，子どもの「発達ライン developmental line」として「依存から情緒的自己信頼と成人の対象関係へ」，身体的独立に向かう発達路線として「おしゃぶりから合理的な食事へ」，「おもらしから排泄コントロールまで」，「身体管理に対する無責任性から責任性へ」，その他として「自己中心性より交友関係へ」，「体いじりから玩具へ，遊びから仕事へ」を提示した。そしてFreud, A. が発達ラインの考えをさらに発展させて，「発達プロファイル」を作ったことは第2章において述べられているとおりである。

　さらに Spitz, R. A. は，生後2年間の発達の節目において，社会的微笑，8カ月不安（人見知り），"No" という言葉と身振りなどの新しい行動や情動表現が出現し，それに続いて対人相互作用にも劇的な変化が起こることを示した。彼は，この新しい行動や情動表現を「心的オーガナイザー psychic organizers」と呼んだ。

　また，Piaget, J. は，精神分析領域の人ではないが，子どもの認知や思考が，「感覚運動期」から「前操作期」，「具体的操作期」，「形式的操作期」へと段階的な発達を遂げていくプロセスについて述べている。

　Tyson, P. と Tyson, R. L.（以下，Tyson ら）は自我心理学の立場に立った児

童の臨床家・理論家であるが，発達ラインの考え方をさらに推し進め，Piaget, J. の理論や，対象関係論，自己心理学などの知見をも統合するような形で，いくつかの領域の発達ラインについて体系的に著し，それぞれの発達について詳細に検討を加えている（1990）。それらの発達ラインの領域は，精神・性的観点，対象関係，自己感，情動，認知，超自我，ジェンダー，自我である。その際に，Freud, S. の提出した三層モデルにシステムズ・アプローチを組み合わせることによって，上記のような多様な角度から子どもの発達を統合的にみていくような視点をつくりあげていった。Tyson らの理論のもう一つの特徴は，女性性の発達に関して，早期幼児期から身体感覚に基づいて一次的な女性性が発達してくるという主張をしたことである。この視点が，超自我やジェンダーの発達に関して多いに生かされ，Freud, S. の男性性優位の見方を修正し，女児の発達の諸側面に関する統合的な見方が提示されている。

本章では，そのような Tyson らの理論の白眉とも言える，超自我の発達およびジェンダーの発達について，Tyson ら（1990）の『Psychoanalytic development: An integration（精神分析的発達論の統合）』を要約する形で概要を示す。

II. 超自我の発達

1. 超自我が形成される時期

Freud, S. は，超自我はエディプス葛藤を解決することによって形成されるとし，超自我を"エディプス・コンプレックスの相続人"と表現した。一方 Klein, M. は，生後 6 カ月から 1 歳までの口唇サディズム期に超自我が形成されるとした。Tyson らの考えは，超自我発達の時期について，両者の理論に修正を迫るものである。すなわち，

> われわれの意見は，Freud, S. と Klein, M. の見解は共に誤っているというもので，他のあらゆる心的システムと同様，超自我にも発達ラインがあり，その起源は生後 1 年までの間にあると考える。Freud, S. は，エディプスの解消に伴い超自我が形成されると考えたが，早期の発達段階が考慮されておらず，超自我が突然出現するかのような印象を与える。Klein, M. の見解では，乳児は生後 8 か月から 9 か月の時点で，超自我を形成するために必要な複雑な機能を有していることになるが，発達に関する研究から，その時期にはそうした機能は存在しないことが知られている（p.199）。

多くの分析家は，おそらくFreud理論への忠誠心から，プレエディプス期に内在化される権威を"超自我前駆 superego precursor"として言及していた。これは初期の各段階と，後に統合される構造との相違を強調するものであるが，早期の影響を無視し続けるものである。……われわれは，超自我には幼児期から始まる長い発達の過程があり，また"前駆 precursor"というよりも，発達の道程における早期の諸段階と呼ぶべきであるという立場をとる (p.200)。

2. 超自我の構成要素

超自我の構成要素としては，イントロジェクト introjects と理想があげられる。イントロジェクトとは，親による指示，警告あるいは禁止などが内在化されたものを意味しており，理想，あるいは達成したい規範や目標とは区別される。一方自我理想とは，範となる人物あるいは自分が達成したいと願っている規範や生き方を示す心的表象が一つのグループとしてまとめられたものを指す。そして，自我理想には，"理想的な対象表象""理想的な子ども表象""理想的な自己表象"が含まれるとしている。

"理想的な対象表象"は，完璧で全能であると子どもがみなす，最早期の両親のさまざまな印象から形成される。"理想的な子ども表象"は，両親が子どもに与える是認された規範，道徳，目標，理想を具体化したもの，そしてまた両親が子どもについて空想したものをも表しているという。"理想的な自己表象"は"自分はこうありたいという自己"についての，その人独自の考えを指している。その源泉は，①理想的な対象表象，②"良い""望ましい""理想的な"子どもとして両親から伝えられたもの，③現実の，あるいは空想上の，以前に自己が体験した状態，④現在の自分自身の可能性や限界についての現実的な評価，などである。

3. 超自我の保護的な機能と，超自我の調和

Tyson らは，分析的な理論化が超自我の加虐的な構成要素については強調するが，超自我の慈しみ深い側面，すなわち愛すること，守ること，世話をすること，などの保護的な機能についてほとんど注意を払わないことに懸念を表明し，そのような保護的側面が果たす役割の重要さを強調している。

そして超自我の発達に関する理論的変遷について触れ，まず Nunberg, H. について，最初に両性の超自我についての概念を論じた一人であり，超自我の起源がプレエディプス期の母子関係にあると示唆したとしている (1932, p.145)。また Kramer, P. は，プレエディプス期の愛する母親 loving mother の内在化につ

いて論じている（1958）。そして Schafer, R. が，超自我における"愛することと愛されること loving and beloved"の機能について指摘したことを紹介している。すなわちそれは，子どもに愛され，子どもを愛し，保護し，慰め，導くような，エディプス期的でありかつ前エディプス期的でもある両親の機能を示しており，両親は，たとえ子どもを叱り罰を与えようとする時にあっても，親として必要な心を配り，接触を保ち，愛情を示すものであるという（1960, p.186）。

　子どもは，リビドー的対象恒常性の確立における成功に伴って，両親の処罰する機能とともに，愛し，導き，世話をする機能を内在化し，その機能に同一化するようになる。それは，"慰める人として存在する対象 object-as-comforter" と同一化することによって（Furer, M., 1967），子どもは愛すること，保護すること，慰めること，導くこと，そして自分自身を誇りに思うことが可能になる。そのような超自我の機能の強化によって，心安らかであるための強力な源泉がもたらされるようになる。

　一方，自己評価が絶えず低いことは，さまざまな理想の間で葛藤が生じていることを意味している。自我理想の内部においてさまざまな理想が調和していくことは，青年期の重要な発達課題である。

4. 超自我の発達

　Tyson らは，超自我の発達について，Freud, S. が提唱したようなエディプス・コンプレックスの解消だけに重点をおくような見方ではなく，前エディプス段階から漸進的に長い経過をたどって形成されていくものと主張している。理想 ideal とイントロジェクト introjects は人生のごく早期から形作られ始め，プレエディプス，エディプス，ポストエディプスの経験は，すべて超自我機能に重要な意味を与え，そして超自我は，発達を通して，また長い人生を通して変遷し続けるという。

　以下に Tyson らが9つに区分した超自我発達のプロセスを紹介する。

(1) 最早期に生じるもの Earliest beginnings
　乳幼児早期に始まる両親との楽しい相互交流の中で，意識的・無意識的なメッセージの交換が行われ，それがイントロジェクト形成の基盤となる。具体的には，両親の制限と禁止，揺らされあやされる体験，映し返し mirroring をする時の母

親の表情などが，自己表象および対象表象に情緒的刻印を残し，後のイントロジェクトと理想の質に反映されていく。

(2) イントロジェクトと理想の形成 Formation of introjects and ideals

7カ月頃までに，乳児は，不安な瞬間に，自分の反応を決める上で助けとなるような母親の情緒的な表現を探し求めるようになり，9カ月頃までには，禁止と命令を理解する能力が現れる。そして直立歩行が始まるとすぐに，赤ん坊は強情な面を見せ始め，拒否を示す言葉を発するようになる。そして，しつけをする親との体験を内在化するため，親から禁止された行動の前後に親の情緒的な表現を参照するようになる。

早期のイントロジェクトは，母親全体の統合された表象に基づいて形成されるものではなく，喜びを与えたり禁止や処罰をしたりする母親との間での，心地良いあるいは不快な体験に基づいている。またイントロジェクトは，両親という外的対象の単なる複製ではなく，禁止したり脅したりする側面が強調されていて，歪んだ投影物をも含んでいる。

理想の形成は，イントロジェクトの形成と平行して進む。母子関係の中で得られる安全や快，情動的な一体性に包まれた初期の経験などの理想状態が，理想的な自己表象の基礎を提供する。したがって，自我理想は，前エディプス期の誇大的な願望や，両親は万能であるという理想化された見方を含んでいるのである。

(3) 対象への従順さ Compliance with the object

生後2年目の肛門－再接近期 anal-rapproachment phase に，自由に衝動や欲望を表現したいという乳児の願望は，衝動を制御しようとする母親の要求と衝突するようになる（発達上の葛藤）。子どもは，母親の願望と自分自身の願望との違いを認識するようになると，欲求不満に陥り，怒りを覚える。しかし，より早期の社会的参照（乳児が，安全か危険かの情動的手がかりを得るために，乳児が母親に注意を向けること）の経験から，母親の愛情が条件つきのものであったとしても，子どもは母親の愛情がもたらす快適さについても認識している。そのため，子どもは，衝動や欲望を自由に表現したいという願望と，理想的な子どもとなって母親との間に良好な関係を保ちたいという願望との不一致という課題に取り組み，最終的には理想化された（両）親に認められることが，自己を評価する

際の主な指標となっていくのである。

　排泄機能をコントロールできるようになるという従順さは，内在化の始まりを示す指標であるといえる。そのような親への従順さは"括約筋道徳 sphincter morality"と呼ばれるが，内在化された規範に従うのではなく，理想化された外的対象の愛情や承認を得るためにその要求に従うことを指しているため，軽蔑的な意味合いで使われるようになった。

　母親の要求に従順であることは，子どもが自らの振る舞いを修正するとともに，母親の要求を内在化し，より融和したイントロジェクトの形成を促進する。したがって，母親の要求に対する子どもの従順さは，内在化された葛藤の始まりを示すものとなる。Tyson らはこのことを，肛門－再接近期における最大の成果であり，内的なコントロールの始まりとして超自我発達における重要な一歩であると考えている。そしてそこにおいて，イントロジェクトは権威の内的な声として無意識的に体験されるようになるのである。

　イントロジェクトが形成されたことは，子どもがごっこ遊びで悪さをした時に，攻撃者との同一化によって，自分に「だめ，だめ」と言ったり，自分の手をピシャリと叩いて自分を罰したりする場面で明らかとなる。

　この時期の子どもの超自我の発達にとって，母親の共感性と一貫性が重要である。すなわち，最も望ましいのは，母親が恣意的に不可能な規範を設定したり単に子どもの要求に黙って従ったりするのではなく，共感をもって母親自身の要求を子どもの能力に合わせることであるという。そのような状況において子どもは，自分が母親に服従することを母親と分かち合えたという誇りとして体験し，自分の願望と衝動をうまく抑えたことを，欲求不満や屈辱，あるいは万能感とコントロールの喪失と感じる必要がなくなる。そして子どもはそのような母親を，安定して自分を慰め，愛してくれる権威像として体験するとしている。

　再接近期の混乱が大きい場合には，親子の楽しい相互性は破壊され，子どもは親を理想と見なさなくなる。そのため子どもは，母親の要求を受け入れることが困難となり，超自我の発達は阻害される。

　たとえば，母親の規範が厳しすぎる場合，あるいは子どものリビドー的ないし攻撃的衝動が制御困難な場合には，子どもは成功と賞賛を体験する機会が少なくなり，母親の愛情を失う危険にさらされるようになる。そのような喪失から身を守るため，子どもは親の規範を理想化し，早期かつ過度の反動形成を発展させ，

完全主義的で批判的なイントロジェクトを仕立て上げる。その結果，欲動派生物が顔を出そうとすると必ず恥と嫌悪の感情を自分に向けるような"良い子"であろうとして努力を重ねるようになる。

一方，過度の満足，一貫性のなさ，限界設定の失敗もまた有害である。母親の接し方に一貫性がないと葛藤の内在化は遅れ，子どもは，自分が万能であるという空想を維持したまま，すべての欲望を満たそうとして対象を操作し続ける。また子どもの安全感は損なわれ，加虐的・被虐的な性格傾向をしばしばもたらし，子どもは対象にしがみつき，敵意をもちながらも依存するようになる。

子どもの両親に対する理想化は超自我発達の正常な一部であり，理想化された対象の愛情を獲得することが，次第に欲動の満足よりも重要なこととなっていく。親の理想化が不十分であると，支えられている感覚が傷つき，自己評価や達成感の源泉が奪われ，誇りの感覚をもつ代わりに力とコントロールを喪失する恐怖や，受身的な屈服を感じるようになってしまう。

(4) 内在化された葛藤とイントロジェクトへの従順 Internalized conflict and compliance with the introject

2歳から3歳の間に認知技術が進歩し，子どもの思考と空想生活はより内容豊かで詳細なものとなるため，超自我はさらに構造化されていく。

子どもが怒って母親の願望や"理想の子ども"という母親の見方に従わないとき，彼は不安になり，母親に従わない結果起きるであろう愛情喪失，対象喪失，罰などを空想する。このような不安を避けるため，子どもは母親が不在の時でも内在化された"してよいこと"と"してはだめなこと" dos and don'ts に従い始め，イントロジェクトの影響が拡大していく。子どもが母親の不在時でも母親の願望に従順である場合に限って，イントロジェクトに対する従順さが獲得されたと推測できるとしている。そのようなイントロジェクトへの従順さは，対象恒常性と自己恒常性の発達に貢献していくのである。

一方，括約筋のコントロールを失った際の嫌悪感は自分に向けられ，痛みを伴う恥の感情や自尊心の喪失が体験される。子どもにおいては，衝動の強さに比較して自我の機能は相対的に弱いため，イントロジェクトに従うことには困難さが伴う。2歳半や3歳の子どもがイントロジェクトの要求に従えなかった時に，自責の念や恥，罪悪感を抱いたとしても，それらの感情はその後の悪い行いを防ぐ

機能をもたない。他方，やましいという感情は，親の規範が内在化されたことを示す。

(5) システム内葛藤：葛藤する理想とイントロジェクト Intrasystemic conflict : conflicting ideals and introjects

幼児性器期 infantile genital phase に向かう途上において，さまざまな相反する要求や理想が内在化されていくが，幼児性器期は，性別同一性の問題に取り組まれる時期である。

超自我形成において重要な要因は，理想化された同性の親の愛情に対する願望であるとわれわれは信じている。この考えは，男性の超自我形成の中心をなすのは去勢不安であるという Freud, S. の説の中で暗に示されているのだが，懲罰の脅威によってもたらされる動機だけでなく，理想化された対象との心地よい相互関係を繰り返したいという願望も動機となっていることを強調したい。この相互関係は，快さと安全の感覚をもたらすことに加えて，男性性または女性性についての十分に安定した感覚を強めるのに重要な同一化を媒介する。その理想化された対象に向けて感じられるアンビバレンツは，痛みを伴う疎外感に行き着く。そのため子どもは，痛みを伴うアンビバレンツを避けたり耐えたり解決しようと努力し，理想化された対象の指示に従ったり同一化したりする。それらの同一化は，超自我形成に決定的な役割を果たす (p.215)。

幼児性器期における同性の親への同一化は，両方の親への憎悪と愛情を含んだエディプスの空想を刺激する。両親の期待は通常異なっているため，子どもは片方の親にとっての"理想的な子ども"であることは，もう片方の親を失望させる危険があると感じる。

(6) イントロジェクトと理想への同一化——罪悪感 Identification with introjects and ideals——guilt

Tyson らは，エディプス・コンプレックスは，超自我形成の過程において中心となる原器をもたらすという。前エディプス期の決定因子も重要な役割を果たすことは認めつつも，エディプス・コンプレックスは，超自我がより一貫して機能するシステムになるよう，より早期のイントロジェクトと理想を再編成するために働くと考えている。

子どもは，エディプス・コンプレックスの願望に満ちた空想を抱くようになる

が，エディプス願望が満たされないことは，屈辱的な拒絶として体験されるため，自己愛的な傷つきも大きい。また，エディプスのライバルからの報復の恐れも，超自我の形成を促進する。この発達段階においては，懲罰の恐れはしばしば身体的障害の形でイメージされ，男児は性器の損傷がエディプス願望への懲罰となると想像する。一方女児は，自慰行為の結果としての性器損傷を恐れるが，彼女の美しさを攻撃したり，父親の性的対象として彼女が望まれることを防ごうとしたりする母親の報復を魔術的に表すものとして，あらゆる身体損傷を恐れる。

Tysonらは，この身体損傷の恐れが，超自我の構造化の過程を促進すると考えている。子どもは，身体損傷だけでなく，理想化されている親との理想的な関係を失うことも避けたいと望んでおり，それゆえ近親姦的願望を放棄する。すなわち身体損傷，自己愛的な傷つき，愛情喪失という3つの脅威から，親の規範と内的な規範に従うようになる。以上のようにエディプス葛藤は，超自我を形成するための，唯一ではないにせよ強い推進力となる。そしてエディプス・コンプレックスは，超自我形成の次の段階として，イントロジェクトと理想への同一化を進める力ももっているという。

子どもは，理想化された親の道徳規範に同一化して，自分の内部の道徳性を作り上げていく。葛藤の内在化が進むにつれ，子どもは超自我からの愛情喪失を，両親からの愛情喪失よりも恐れるようになる。そして超自我による罰は，自己評価の喪失や痛みを伴う罪悪感として体験されるようになる。この罪悪感を避けるために，子どもはさらなる内的な妥協をし，超自我の要求や理想に同一化しようと試み，子どもの自己評価は増大する。また罪悪感が信号機能を果たすようになるため，強い罪悪感を引き起こすような状況を敏感に避けるようになる。

子どもは内在化された道徳規範とイントロジェクトの要求（良心の声）に従って行動し，それは徐々に"第二の天性"となっていく。この段階に至ると，葛藤と懲罰の起源，自己評価の源泉がすべて内的なものとなり，幼児神経症が成立する。そして，内的な理想と規範に忠実であることから得られる自己承認は，外部から与えられる喜びや満足よりも，ずっと大切なものとなっていくのである。

(7) エディプス葛藤の解消と超自我の一貫性 Oedipal resolution and superego coherence

Tysonらは，エディプスの対人葛藤を精神内界の葛藤に変えるのは，親の価値

基準と道徳規範の内在化であり，それらの内的な規則への同一化である，と主張している。このことは，外部の環境を操作し続けることを通してではなく，防衛と妥協を通して，内的な修正が行われることを意味している。すなわち，子どもが自身の行動に責任をもつようになっていくか否かは，自分自身の内在化された道徳規範に同一化するかどうかにかかっていると考えられる。

親の価値基準や規範を内在化し，それに同一化していく上での失敗は，超自我の構造化の失敗を意味する。そのような場合に子どもは，自分にはエディプス願望を満たす資格があり，それが満たされない時には欺かれたと感じる。そのような失敗の兆候としては，自己評価の急激な変動，本能的な満足を得るために環境を操作しようとして人や状況に応じて価値基準と行動を変えること，本能的な衝動行動を制御する手段として外的対象を頼りにし続けること，などがあげられる。

(8) 潜伏期と内的な権威としての超自我 Latency and the superego as inner authority

潜伏期の二重の課題は，処罰的な傾向をもつ過酷な超自我を緩和することと，道徳規範を改訂し強固にすることである。潜伏期の子どもは，規則と公正さに関心を示し，とりわけ他人に対して規則に従い公正であることを求める。

ただし潜伏期の早期には，超自我は過酷で原始的で柔軟さに欠け，一貫性がなく，外在化されやすい。したがって，子どもは，ある時には非行少年のような面を見せるが，次の瞬間には過度に道徳的になったりする。また，子どもの自制力は欲動からの強い圧力に比べて弱いので，子どもはしばしば厳格な超自我の規範と理想を維持することに失敗し，自己評価は低下する。

一方，自慰に対する禁止が強い場合には，強迫的儀式，強迫思考，倒錯的な白日夢，学校における集中力の欠如，反社会的な行動などが出現する可能性がある。そのような症状によって防衛しきれないと，男児の場合，強迫的な自慰にふけることがあり，過度の罪悪感，去勢の恐怖などから悪循環が形成されることがある。

潜伏期の後半に向かうにつれて，超自我は以前ほど原始的なものではなくなり，自慰の衝動にまつわる葛藤と罪悪感は減少していく。そして超自我機能に安定性と独立性が現れ，"自律的な超自我 autonomous superego" について論じることが可能となる。

子どもは，尊敬する人物の要求や規範が，両親のそれとは異なっていることに

気づく。子どもは両親の規範を再評価するようになる一方，超自我の脱人格化の過程で，自分の道徳概念に，尊敬する人物の要求や規範を付け加えたりするようになる。

(9) 青年期における超自我 The superego in adolescence
　思春期の生物学的な変化は，「規範上の危機（Erikson, E. H.）」を招くが，その下地は潜伏期に達成したものですでに整えられている。
　青年期には，早期の理想とイントロジェクトは再評価と修正を受け，超自我は大人の現実に調和し，安定した恒久的なシステムとして機能しうるような確固としたものとなっていく。
　青年期においてはまた，両親の権威から離脱し，それを放棄するという苦痛な作業が行われるが，これは心的現実においては両親を殺すことに等しく，また両親の権威のみならずリビドーの対象としての両親も破壊されるために，非常に強い悲しみを伴う。そして，青年は寂しく不幸で孤立していると感じるようになる（内的対象喪失）。このような感情と折り合いをつけるために，彼らは超自我機能だけでなく情緒的な結びつきをも仲間集団に移し変え，両親への同一化を，理想化された集団のリーダーへの同一化に置き換える。集団は，超自我の退行や再編成という混沌の時期において，これまでのイントロジェクトや理想に代わって同一化の対象，規範，情緒的な支えとなる。
　超自我の退行的人格化（すなわち，内的権威の外在化）によって青年は，葛藤を内的なものとして感じるのではなく，自分が絶えず両親と戦っていると感じている。
　またこの時期には，親の道徳規範に選択的に同一化し，それを早期児童期に作り上げた道徳規範や仲間関係に由来する規範と統合することによって，心的構造の仕上げがもたらされる。最も望ましいのは，価値があり，かつ現実的な能力の範囲内にあるような理想化された目標が内在化できると，自己表象と自我理想は似通ったものとなり，自己評価を一貫して維持することが可能となる。
　超自我はより寛容で一貫性のある安定したものとなり，青年は自分自身の権威となり，自分に関する責任を引き受けることが可能となる。一方，両性具有性願望は不安を引き起こすが，この不安を軽減するには，そのような願望を仲間集団や賞賛される集団リーダーに置き換えることが役に立つ。

以上は理想化された図式であり，超自我は常に，早期の原始的なイントロジェクトや道徳的指令や理想を，過酷で報復的な判断を伴って復活させてしまう力をもっている。すなわち，後の修正と改訂にもかかわらず，幼児神経症の中で強固になった前エディプスとエディプスの葛藤が超自我の中心にあり続けるのである。

5. ジェンダーによる超自我発達の差異

(1) 女性における超自我発達に関する理論的変遷

Freud, S. は，良心の声は，父親との同一化に由来する男性的なものであると考え，女性の超自我は男性のそれよりも劣っているとした。そしてその違いは，去勢不安とエディプス・コンプレックスが男女で異なった関係にあり，男児においては去勢コンプレックスがエディプス願望の放棄を促すのに対して，女児においては，去勢の事実を受け入れることがエディプスへの進展を導く点にあると考えた。

Jones, E. は，自らの臨床経験から，女性は男性と同じように罪悪感に苦しむと考えた。彼は，去勢不安を超自我形成の主な動因とみなす考え方には限界があると考え，女性の主要な不安は分離と拒絶に対する恐怖であり，その恐怖に対処するために超自我が作り出されると主張した。彼は，母親に対する女児の前エディプスの絆を重視し，エディプス期に，母親から拒絶されたり分離したりすることの恐怖を父親に向け変えると主張した。

Horney, K. は，女性の超自我発達を性器損傷の恐怖 fears of genital damage に由来するものとし，成人の女性におけるペニス羨望は，エディプス・コンプレックスの退行的な解決を表していると考えた。

Klein, M. は，女性における超自我形成に関する Freud, S. の理論に異を唱え，超自我は Freud, S. が提唱したよりもずっと早期に機能していると主張した。また超自我形成の動因として身体損傷を強調し，女児が恐れるのは攻撃する父親ではなく，攻撃する母親であるという。すなわち，女児が母親に対して羨望を感じると，母親の体の内容物を盗み取ったり母親を破壊したりするという口唇サディズム的な欲望を抱くが，そのような空想が投影され，自分の体の内容物が奪われたり破壊されたり損傷されることを恐れると考えた。

Müller-Braunschweig, C. (1926) は，女性の超自我は男性の超自我と同等であると考え，女児の女性的な性質は非常に早期に現れ，被虐性や受動性を含んで

いるが，それは膣に備わった受動的な役割を無意識的に認識しているためであると主張した。

Jacobson, E. は，女性が自分の女性性を低く評価し，男性の意見に譲歩する傾向がある一方で，容赦なく過酷な超自我の要求に苦しんでもいることに気づいた。そして女性は超自我形成のための動機を欠いているという Freud, S. の見解に異を唱え，女性における超自我形成は男性のそれとは異なった道筋をたどると主張した。Jacobson, E. によれば，女児が自分にはペニスがないと気づくと，自己愛的な傷つきから抑うつ的となり，しばしば時期尚早に性器的活動を放棄するが，その際に，性器に対する注意を全身に向け変えるのだという。そして自分自身の性器と母親の性器を肛門期的に脱価値化し，"きちんとしていて清潔で従順である"という理想を作り上げることによって，それに対処すると考えた。また彼女は，女児が自分の女性性を価値あるものと感じられるかどうかは，彼女の女性性に対して両親がどのような態度を示したかによって影響を受けると述べている。

Reich, A. は，Freud, S. の見解に異は唱えなかったが，自我理想はより早期に形成されるとしている。また，一部の女性は自己愛的な対象選択をし続け，それによって去勢の感覚や自己愛の傷つきを克服しようとしていると考えた。

Greenacre, P. (1952) は，女児の超自我は，彼女の身体に対する彼女自身の反応によって影響を受けると考えた。Greenacre, P. によれば，女児は自慰にめざめる頃に，自分にペニスがないのは過去の自慰に対する罰であると思い込む。そして，すでに罰を受けたことについて罪であると考えることが罪悪感を蓄積し，それが女児の，誰にでも良心的な態度をとる傾向や，くよくよと心配する傾向につながるとしている。

Chasseguet-Smirgel, J. (1970) は，子どもは男女にかかわらず，母親を，強い力をもった万能的な存在とみなしており，女児がペニスを得たいと思うのは，万能的な母親に対する反抗なのだと考えた。また女性が伴侶の道徳的信念を身につけていくのは，万能的な母親からの"あなたは自分自身の規則を作ってはいけない"という警告が，無意識的罪悪感に結びつくためであるという。

Muslin, H. L. (1972) は，女性の超自我は，構造や機能の面では男性のそれと同等であるが，理想や禁止の内容が男性とは異なると考えた。Muslin, H. によれば，愛情を得たいという願望や，親や他の対象から承認されたいという願望は，女性の生涯を通じて続いていく。そのため，愛情を喪失する恐怖や自己評価

に対する脅威は，罪悪感と同様に，心的機能を調節する上で重要な要素となるのである。

Schafer, R.（1974）は，Freud, S. が道徳面での男性の確固とした安定性とみなしたものが，むしろ情動の隔離や強迫性と関係があると考えた。そして，女児は，男児のように和解しがたい超自我をつくることはないが，その代わりに，人々と慣習的で礼儀正しい交流を続けるような現実的な道徳的規範を作り上げると述べている。

Blum, H. P.（1976）は，被虐性が女性の超自我の重要な部分であるという Freud, S. の見解に異議を申し立て，被虐性は未解決の幼児的葛藤の残存物であり，本来女性的なものでもなければ，女性の性格の重要な要素でもないと指摘した。

Bernstein, D.（1983）は，女性の超自我は，欲動のコントロールの点では男性に劣るものではないが，その指示する内容は男性のそれとは異なっていると主張した。彼女は，女性の超自我によって課せられる抑制は，去勢不安とは異なった源泉，すなわち幼児期の誇大的で自己愛的な母親への恐怖によるものであるという。そしてその抑制は，性器領域と肛門期領域との区別を曖昧にすることにより，肛門期的な禁止が性器的衝動にまで及んでいるとしている。

(2) 女性における超自我発達に関する Tyson の見解

Tyson らは，上記のさまざまな見解を概観し，Freud, S. は女性における超自我の発達と機能が男性よりも劣っていると結論づけた点で考え違いをしていたということに，共通点を見出している。FreudS. の主張には"かたい firm"構造をもち，過去や現在の感情に影響されない方が道徳的だという含みがあるが，現在の状況に適切に接触し反応できるような"柔軟な flexible"構造のほうがより道徳的である場合もある。

　われわれの見解では，女性の超自我は男性よりも弱いという誤った結論は，システム内葛藤の影響を反映している。そのような葛藤は，女性が権威に従順であることを求める早期の超自我の支持に従って，相手との関係を維持するため相手の意見に譲歩するときに生じる。その時，より後の時期に由来する超自我は，彼女がより積極的に自分を主張し，自立した決断をするよう促す指示を出すかもしれない。しかしより太古的なイントロジェクトがいまだに強い影響を及ぼしており，後の時期のものに意義を唱えるのである。このようなジレンマがあるために，

最も積極的に主張をする自立した女性であってさえ，時には優柔不断となったり，揺れ動いたり，罪悪感を抱いたりするのである（p.235）。

　女児は，概して男児よりも早期に，すなわち認知技術が未熟な段階で超自我形成を開始する。そして，エディプスへの進展に際して女児は，単に対象が変化するだけではなく，母親への愛着を放棄しながら，同時に母親に同一化し，かつ対抗するという困難を体験するのである。
　このことについてTysonらは，理想化された同性の愛情対象からの愛情への願望と，その愛情を喪失する恐怖とが，超自我の発達にとって特別に重要であると主張している。そして，理想化された同性の愛情対象に対して抱く愛と憎しみの葛藤を解決する必要があることが，超自我の発達にとって中心的な要素となるとしている。したがって，女児においては，エディプス関係への進展が起こる以前に，この葛藤が解決されていなければならないと考えている。

　　われわれは，女児が超自我を形成していく際の動因の主要なものは，理想化された母親の愛情への願望であると主張したい。それはしばしば，女児が最早期の母親との関係の一部であったに違いないと想像する，理想化された親密さや一体感への願望をも含んでいる。性器統裁の段階になると，それはしばしば，母親的で苦境を救ってくれる妖精のような理想化された人物 an idealized fairy godmother-type figure との親密さへの願望という形をとる。しかし，独立した同一性や自立性の感覚の確立をめざし，頑固さやコントロールをめぐる闘いを伴う再接近葛藤の結果，女児は理想としての母親からの愛情喪失を恐れるようになる。女児がこの葛藤を解決しようとして努力することが，超自我形成の初期段階となる。しばしばこれは，母親を理想化し過酷なイントロジェクトを形成することを意味し，女児が性的または攻撃的な衝動を表現する際に，その過酷なイントロジェクトが自己に向け変えられるのである（p.235-236）。

　上記のような場合には，女性性の感覚を楽しむことができるような自己愛的備給や，愛し慰める超自我の形成は危ういものとなる。つまり，イントロジェクトや理想の中の原始的で自己批判的な要素は，後年のより現実志向的なものよりも変化を受けにくく，持続的な影響を及ぼす。それゆえに，権威的な人物は依然として敵対的で過酷なものとみなされ，そのことが受身的な服従をさらに強化する，というのがTysonらの考えである。
　一方，女児の側の攻撃性は分離・個体化の過程を促進するが，母親に向けられた怒りが強すぎると，母親という理想像は時期尚早に打ち砕かれてしまう。

母親を理想とみなすことができなくなると，導き，保護し，慰めるようなイントロジェクト guiding, protecting, and comforting introjects の内在化も妨げられ，母親の実際の姿は投影によって歪められてしまう。女児は代わりに，母親を軽蔑するような見方を身につけ，敵対的・非妥協的なイントロジェクトを取り入れるようになる。軽蔑されるような対象に同一化してしまうと，女児は軽蔑されるような自己イメージを作り上げる危険性があり，最終的には自己批判的で過酷な超自我と傷つきやすい自己評価をもった人物となってしまう（p.238）。

　母親が娘の敵対的衝動を認めようとしないと，女児は，自分の怒りに対する罰として，母親が報復的に愛情を撤去し，母親との絆が断ち切られてしまうことを怖れるようになる。愛情喪失の空想が強まると，女児の不安は増し，自己愛的な傷つきとともに自己を脱価値化する。そして両価性の葛藤を解決しようとして，女児は，母親の愛情を再び獲得するために清潔できちんとした良い子になろうと試みる。その際に女児は，母親からの愛情喪失を避けるために，従順で被虐的な姿勢を示すようになる。

　母親の理想化がかなり妨げられている場合には，肛門-再接近期の闘いはさらに複雑な様相を呈する。女児は解剖学的な性差の認識に際して，女性であることに誇りを感じるのではなく自己愛的な傷つきを体験し，母親に対して怒りや失望を覚えるようになる。

　このような状況においては，女児の父親に対するエディプス的な愛着が困難になるか，あるいは遅延してしまう。それにもかかわらずエディプスへの進展が起こることもあるが，すべての愛情や自己愛的な期待は父親へと向けられ，過剰な前エディプス的な怒りや敵意はライバルである母親に向けられる。母親に対する陰性感情の強さに応じて，イントロジェクトも敵対的な傾向を帯び，父親の愛情を一層必要とするような刺激となる。その結果，女児は，発達上避けることのできないエディプス的な失望（反応しない父親）を，非常な苦痛を伴う拒絶として体験し，自己愛的な脅威として感じるようになる。

　女児の超自我の形成においては，父親の役割も重要なものとなる。女児の超自我が最終的に比較的自律性をもったものとして作り上げられるかどうかは，父親が女児を肛門-再接近期の闘いから救い出すことができる程度にかかっている。父親は，女児の母親に対する攻撃性や，敵対的なイントロジェクトに由来する自分自身に対する攻撃性を調節するのを助けることができる。

その時父親は，娘に権威の声を追加して提供することによって，従来のものにかわる幸福の源泉を示し，娘のエディプスの発達を適切な形で促進し，娘のエディプス期の失望に対して共感的である必要がある。そして女児に対する父親の関係が，父親や父親の自我理想，道徳的規範の適切な側面への同一化を促すと同様に，母親の女性的で母親的な自我理想への同一化をも促されていると女児が感じられるようなものであれば，女児にとってはさらなる助けとなる（p.241）。

(3) 男児における超自我発達

Tysonらの考えによれば，再接近期において，男児は母親との両価性に対処する必要があるが，女児の場合とは対照的に，母親との一体化の感覚が男性としての自己感覚を脅かすため，母親と一体であるという理想化された感覚を喪失する際の脱錯覚や怒りについて，それほどには対処する必要がないという。そして母親と性が異なることが，自律性に向かう努力にはずみをつけると考えている。男児は，母親は万能的な力をもつととらえているため，自分は母親にはないものをもっているという自己愛的な満足につながる男児の考えが，母親が引き起こした怒りや無力感に対する防衛としての役割を果たすことになる。

男児の最早期のイントロジェクトや価値体系は，母親が設けた禁止や基準に基づいている。しかし，男性性の感覚が増してくると，男児は権威としての父親の方に向かうことが増え，早期の去勢不安を，父親を理想化することによって防衛することがある。またトイレット・トレーニングの頃に，男児が母親の要求を侵入的だと感じていると，彼は自律性の感覚や男性性の感覚を維持しようとして，母親に従うことを頑なに拒絶することがある。

男児が，理想像としての父親に同一化しようとする時に，陽性のエディプス・コンプレックスへの道が開かれる。その際に，エディプスへと進展しそれを解決する上でも，また安定した男性性の感覚を内在化していく上でも，父親が利用可能であることが最も重要である。また，母親の要求にまつわる前エディプス的な敵対感情は再編成されて父親に向けられるが，その時男児は，過度に敵対的な前エディプスの母親のイントロジェクトを緩和し，より両価的でない愛情対象として母親に向かうことができる。

男児は理想化した父親のことも愛しているため，このようなエディパルな空想は，父親による報復の恐怖に加え，苦痛な両価的感情を呼びさます。去勢の恐怖および父親に対する両価性

は，男性性の感覚を楽しむことを妨げてしまうかもしれない。父親に対して両価性を抱いていると，父親を軽蔑したり，男性としての自分自身を卑下したりするようになる。男児は両価性を解決することによって，父親と男性的な活動を分かち合い男根自己愛的な楽しめる関係を維持することができるようになる。そして男児は，父親という理想像に同一化しつつ，自分も有能な男性であるという感覚を増していくのである (p.242)。

　男児は，父親を理想化し，父親の道徳規範を遵守し，近親姦願望を放棄することによって両価性を解決することができるようになる。その時，父親に同一化することによって得られる自己愛的な満足が，エディプス的な失敗に際しての自己愛的な傷つきの代償として作用する。すなわち，女児の場合と同様に男児においても，理想化された同性の愛情対象に対する両価性を解決する必要があることが，超自我形成の強力な動因となるのである。
　しかし男児の場合，超自我発達は，女児よりも後の，認知技術が幾分向上するために現実検討能力を活用できる時期になって展開してくる。このため，男児における権威者の表象は，女児の超自我における早期のイントロジェクトのような原始的な特性を必ずしももっているわけではないと，Tysonらは考えている。
　一方，男児においては強い去勢不安のために，超自我の命令に忠実に従う必要性がある。このため，男性の超自我には，時に強迫的な要素が加わって，頑なで教条的な規則へのこだわりを示すことがある。
　また，父親が，男児がセクシュアリティや攻撃性をコントロールすることを助け，親の指示への同一化を助けることが不可欠である。父親はそれを，男児との荒っぽい遊びを通じて行うが，父親がこの役割をとらないと，攻撃性がコントロールを失って過酷なイントロジェクトが仕立て上げられる可能性や，実際に処罰を体験する可能性が増すため，去勢不安が非常に高まってしまう。

III. ジェンダーの発達

1. ジェンダーの発達に関する基本的概念
　精神・性的発達に関するFreud, S.の理論は，幼児性欲に基づいたものであり，性別同一性 gender identity の概念を欠いている。一方Tysonらは，Stoller, R. J.の見解に従って，性別同一性の概念を取り入れている。すなわち性別同一性について，生物学的な性と個人の同一性とを結びつけ統合する心理的な布置

configuration を意味しており，それは，対象関係，超自我理想 superego ideal，文化などから大きな影響を受けていると述べている。

そして，性別同一性 gender identity，性別役割同一性 gender-role identity，性指向性 sexual partner orientation の3つの概念を区別して扱うことによって，臨床的な特徴をより正確に表し，発達過程についての理解をより正確なものとすることができるとしている。

(1) 性別同一性 gender identity

Tysonらは，性別同一性は Stoller, R. J. のいう中核性別同一性 core gender identity を基礎として築かれると考えている。この中核性別同一性というのは，自分が一方の性に属していて他方ではないという，最も根源的な意識的・無意識的な感覚を意味している。

中核性別同一性は，胎児が性ホルモンの影響を受けて始まるが，その一方で性別同一性は，社会・心理的要因からも影響を受ける。

> 誕生に際しての性の割り振りの結果，両親は乳児を特定の方法で扱い始める。そして両親は乳児に，その家族によって定義される女性らしさ・男性らしさについての，言語的・非言語的な多様なメッセージを伝えていく。その性の子どもに対する両親や同胞の態度や，意識的・無意識的な多彩な空想が，家族の発する合図 cues に反映されていく (p.251)。

また，妊娠中の母親の空想や期待は，乳児に対する母親の最初の反応に影響を及ぼす。そして妊娠は，母親自身とその母親との間の葛藤を解決する機会となり，母親は赤ん坊について抱いてきた空想を，まとまった形の空想へと統合していく。さらに妊娠は，母親自身のその母親との同一化を表しており，その同一化をめぐってすべての発達段階に由来する両価性や葛藤が再現してくる。母親とその母親との関係が葛藤的なものであれば，女の子あるいは男の子を産むという考えは，強い感情を呼びさます可能性がある。そして，最悪のシナリオとしては，母親は自分の自己表象の中の傷ついた部分で娘に同一化し，投影を用いて赤ん坊の行動を解釈しようとするかもしれない。

一方，母親の妊娠に対する適応は，父親の支えによって促進され，また父親との関係は，母親が極端に退行することに対する緩衝材となる。

父親は，乳児が生まれた時から，母親とは異なったやり方で，すなわちより活動的に刺激をし，興奮をもたらすようなやりとりをする。

父親は，男らしさについての見方を息子に伝え，息子はそれを理想とみなし，男児の男性性に関する自信が培われていく。一方母親は，娘の女性らしさが育つことに両価的な感情を抱くことがあり，父親の方がそれに対する誇りを表現する傾向があるという。

そして，Tysonらは，男性あるいは女性であるという基本的あるいは中核的な感覚は，初期から自己表象の不可欠な部分であると推定している。

自分自身のジェンダーの認識については，自己感の芽生えがみられる15カ月から18カ月までには現れるとし，2歳から3歳の間には，ジェンダーに関する意識はよりはっきりしてきて，男児は男性的な性質を，女児は女性的な性質を身につけるようになるという。そしてこの頃までには，中核性別同一性が確立し変更不能なものになるが，より広い意味での早期の性別同一性は，その後のさまざまな発達段階の，それぞれの親との同一化・脱同一化の影響を受けながら，さらに改訂されていく。

(2) 性別役割同一性 gender-role identity

Tysonらの考えでは，性別役割同一性は，中核性別同一性の上につくられるが，それとは異なったものである。性別役割同一性は，ジェンダーに基づいた他者との意識的・無意識的な交流の様式を意味する自己表象の一つの側面であり，誕生以来の両親との間の微妙な交流を基につくられていくという。そしてこの交流は，子どもの生物学的性に対する両親の態度，それぞれの親の男性あるいは女性としての自己感や対人関係の持ち方，などから影響を受ける。幼児は最早期の対象との交流に関する役割関係表象 role relationship representations を形づくるが，そのような交流様式が自己表象に組み込まれていく。

ただし，ここでいう性別役割同一性を，社会的に決定され学習された役割と混同するべきではないと，Tysonらは警告を発している。性別役割同一性は，むしろ精神内界の，対人交流に関する表象なのである。しかし一方，性別役割同一性は，文化的に決定され学習された行動からの，大きな影響を含んだものである。また，子どもは自分自身を男性あるいは女性と類型化するが，そのことは，子どもが"自分に似た"対象"self-like" objects を探し，その対象に役割モデルとし

て同一化するのを導いていく。

(3) 性指向性 sexual partner orientation

　Tyson らによれば，性指向性とは，個人が選択する愛情対象の性に関する好みを表す概念である。性指向性は，前エディプス，エディプスの対象関係に起源を有するが，この段階の対象選択は確固としたものではなく，青年期の両性具有性の葛藤を経た上で，最終的に確定されていく。

(4) 男女におけるジェンダーの発達の違いに関する議論

　男女のジェンダーの発達の違いについて，Tyson らは，次のように述べている。まず，女児がエディプス・コンプレックスにはいっていくためには愛情対象を変更する必要性があることから，女児の精神・性的発達は男児のそれよりもいっそう複雑であるといわれてきたが，ここでの問題は性指向性であるとしている。女児の女性性の感覚に対する自己愛的備給は，さまざまな願望や空想，対象との間の体験によって損なわれる可能性があるが，自分が女性であるという安定した中核的感覚が確立する過程は円滑に進むという。一方，男児にとってより困難な問題は，安定した性別同一性の感覚を確立することにある。すなわち，一次的な愛情対象に対する男児の同一化が，彼の男性性の感覚を損なう可能性があるので，男性としての安定した自己感をつくりあげていくためには，男児は母親から脱同一化 disidentify する必要がある。Tyson らは男児と女児との比較において，男児の場合，エディプスへの進展は円滑に進むが，同一性形成の面では，対象を変更する必要があるため，より複雑であると指摘している。

2. 女児におけるジェンダーの発達

(1) 中核性別同一性

　女児の中核性別同一性に大きな影響を及ぼすものとして，ホルモンや親の養育，母親に対する早期の同一化，身体イメージを形成すること，などがあげられる。Tyson らは，女児の身体イメージの形成の重要性を特に強調している。

　女性の性器には，恥丘，陰唇，陰唇の間の分かれ目，膣口など，外から観察したり触れたりすることができて，快感を生むような，いくつかの部分がある。女児は難なくそれらの位

置を理解し，実際おむつを取り替える時に性器を指でいじったり探ったりするものである。これは女児が性器について何らかの意識をもち，性器の感覚を体験していることを示している（p.257）。

そして，外性器の認識に続いて，膣口の認識が，膣の認識に道を開くとし，さらに女性の一次的女性性の感覚については，次のように述べている。

> 女児の発達する身体イメージは，いかに拡散したあいまいなものであろうとも，性器への気づきの感覚を含んでいると結論づけてもよいであろう。早期の自己意識には，それがまとまりのない断片的なものであったとしても，女児の自己表象の表れとともに，自分は女性の性器をもった女性であるという原始的な感覚が含まれているのである（p.257）。

Tysonらによれば，女児の性器が一見して喪失の危険を思わせるような付属物ではないため，性器の感覚をも統合した，身体自己に関する自信に満ちた感覚をもてるようになることは，男児に比べれば女児のほうがたやすいという。後に，自慰に対する罪悪感のために，叩かれ，挿入され，あるいは傷つけられるというような性的空想を抱くようになるものの，性器を傷つけられる不安から，女児の統合された身体自己感覚が崩れてしまうことは通常はないと考えられる。

(2) 自己愛と性別同一性

生後2年目から3年目にかけて，母親に対して依存しながらも自立に向けて苦闘するというジレンマの結果，女児は母親に対して敵意や怒りを抱くようになる。この時，攻撃性が圧倒的なものでなければ，それは女児が母親から分離し，母親に選択的同一化を行うことを可能にする。しかし，敵意や怒りかあまりにも強いと，母親の理想化や，母親に同一化する喜びは妨害され，母－娘関係は強い両価的葛藤にいろどられ，女性であることの喜びや誇りを抱くことを困難にしてしまう。

女児は，生後15～24カ月の間に，解剖学的な性差をはっきりと意識する。解剖学的な性差に対する反応は，Freud, S.が主張したように，従来去勢の感覚やペニス羨望と結びつけられてきたが，Tysonらは，そのような反応が起こることは認めながらも，それが女性の正常な発達の基盤をなすようなものであるかどうかについては疑義を呈している。

Tysonらによれば，母子関係が"ほどよく good enough"，母親が自分自身の女性性を心地よく感じている時には，女児は解剖学的な性差の発見に際し，驚きを表明したり，ペニスに対して一時的に心を奪われたり，畏敬の念を抱いたり，ペニスのことで興奮し，ペニスを目にするあらゆる機会を追い求め，ペニスを所有したいという願望を表明したりする。しかしそれと同時に彼女は，女性であることについての誇りの感覚も持っていると考えている。そして，女児のペニスに対する関心が排尿機能に向けられ，女児が立位で排尿することを試みることがよくあるが，これはペニス羨望の表現であることもあれば，男児の排尿機能に対する羨望や，男児と同等な身体的コントロールへの願望の表現であることもあるとしている。TysonらはKestenberg, J. S.の見解に同意し，女児は"ペニスを，快楽のための器官としてではなく，コントロールのための道具として，欲しがる"ものであると主張している。

しかし，再接近期に分離個体化の問題がある場合に，女児は解剖学的性差の発見に際して，ペニス羨望を抱くとしている。

もし女児がペニスを獲得すると母親により受け入れてもらえるようになると信じるならば，ペニス羨望は，再接近期の葛藤を表す媒体となるであろう。Grossman, W. I.とStewart, W.（1976）は，そのような場合にペニス羨望は，無価値感，自己愛的な傷つき，不適切感，剥奪，痛手などの感覚を表すようになった発達上の比喩 developmental metaphor として理解することが可能であると述べている。つまりペニス羨望は，再接近期のすべての葛藤を表しており，その中には，母親は男の子の方がよかったと思っているのだろうという空想が含まれているのである（p.261）。

そして，去勢不安が女性の発達において中心的な意味をもつものなのかどうかについても検討し，去勢の空想と，性器が傷つけられる，あるいは失われるという女性独特の恐れを区別している。

以上のような女性独特の不安は，発達の過程で発展し変化していくものであり，このことは女性の性器的不安の発達ラインがあることを示している。この発達ラインの始まりは，女児が早期に，自分の内性器や外性器に抱く興味に始まり（Kestenberg, J. S., 1976），その後，自慰による損傷の恐れ，将来の出産への戸惑いに関係した内部を損傷する恐れ，挿入によって損傷されるのではないかという青年期の恐れ，自分が望んだ赤ん坊によって中から損傷を受けるのではないかという妊婦の恐れへと発展していくのである（p.263）。

この時期における父親役割については，育ちつつある女性性の感覚に重大な影響を与えると強調している。しかし，生後2年目の女児が父親に性愛的な態度を示すような場合に，早熟なエディプス関係であると誤解されることがあるが，女児が母親から分離しようとする際に働く，母親に向かう退行的な引力に対する防衛であると述べている。

(3) 幼児性器期 infantile genital phase と女性性の意味の拡張

3歳頃から女児は，露出傾向の増加，男女の身体や性器の解剖学的なことへの没頭あるいは魅了，窃視傾向，性器での自慰の増加などを示すようになる。

Tyson らによれば，女児が至適な発達をとげるためには，幼児性器期の早期あるいは前エディプスの部分で，二つの大きな課題を達成しなければならないという。すなわち女児は，女性としての性役割をとり，また自己愛的に評価できる身体イメージを確立する必要があると主張している。

多くの女児は，走る，飛ぶ，踊る，転げ回る等の活動に運動感覚的な楽しみを見出し，自分の身体を見せびらかし，両親から賞賛を受けることで自己愛的な喜びを増加させる。また，女児は，母親のようになることについて，以前よりもより入念な興味を示すようになり，母親のような服装で着飾りたいという願望を表明する。一方女児は，大腿部を締めつけたり，立ってあるいは父親の膝の上で身体をゆすったりするような，間接的で偽装された形の自慰を行なうことがあるという。

そして，ペニス羨望については次のように述べている。

幼児性器期においては，ペニス羨望は普遍的にみられるようだ。ペニス羨望は，もっと早い時期に始まることもあるが，この時期においては，相特異的 phase specific な男児との競争関係や，自己愛的に評価できる女性としての身体イメージを作り上げる途上にあることを示していることが多い。ペニス羨望が過度に強調されたり，逆に劣等感や自己評価の低下を伴ったりする場合には，通常は，自己愛的な傷つきを起こりやすくするような早期の対象関係の問題にまでさかのぼることができる（Grossman, W. I. と Stewart, W., 1976）。そのような場合には，安全で楽しめるものとしての女性性の感覚の発達が危うくなっており，陽性エディプスの関係にはいるのが遅れてしまう。もし女児がこの時期をうまく切り抜けようとするなら，彼女はペニス羨望への対処のしかたや，自分自身の女性としての身体を自己愛的に評価できるような見方を身につけなければならないのである（p.265）。

また Tyson らは，Klein, M. にも言及しながら，女児の母親の乳房に対する羨望を非常に強調している。すなわち女児は，ペニス羨望に加えて，女児は母親に乳房に魅了されたり，羨望を抱いたりするという。これは母親の成熟した身体の理想化や，それに対する羨望，母親との間の競争を表しており，また Greenacre, P.（1950）が述べたように，思春期以降に自分が優位に立つことについての幻覚的な期待につながることもある。女性の発達のこのような側面は，これまで十分に認識されてこなかったが，Tyson らの考えでは，乳房に対する羨望は，ペニス羨望と等価か，あるいはそれよりも重要なものであるということになる。

(4) 性別役割同一性

　女児における女性的役割への同一化は非常に早期に始まり，Stoller, R. J.（1976）によれば，女性的な振る舞い・仕草・相互交流は，女児が歩行を開始する以前から見られるという。性別役割同一性の重要な現われとして，赤ん坊を育てたいという願望が，12〜18カ月の頃に，人形遊びの中で観察される。Freud, S. は，女児の赤ん坊を欲しいという願望を，ペニスの代理物とみなし，幼児性器期の間にペニス羨望に対処する方法であると考えたが，Tyson らはそれに対して次のように異を唱えている。

　　現代の精神分析では，赤ん坊が欲しいという女児の願望を，女性性の基本的な表現と考えるのである（p.266）。

　しかし，赤ん坊が欲しいという願望は，前エディプスの二者関係の段階に由来するものがあるという。すなわち，自分は赤ん坊との間で二者関係をもつ母親であるという願望に満ちた空想が生じ，父親に対して性愛的なやり方で関心を向けるが，それはエディプスの三者関係を反映したものではなく，前エディプスの二者関係のレベルの性別役割同一性の現われであるとしている。
　女児が幼児性器期にはいると，母親の役割に同一化していることを基盤として，父親との関係で母親の位置を占めたいという願望や空想を抱くようになり，花嫁空想が頻繁に現れるようになる。そして，幼児性器期の間に，赤ん坊をもうけて育てていくことについての空想はより精巧なものとなり，父親の赤ん坊を欲しがるようになっていく。

(5) エディプス・コンプレックスと性指向性の基礎

女児がエディプスへと進展すると,女性としての自我理想に導かれ,母親に見捨てられる恐怖に妨げられることなく,父親に選ばれる空想に没頭するようになる。そのようにして女児は,母親に対する排他的な愛着をゆるめていくが,女児は母親を拒絶するわけではなく,自分が困っている時に助けてくれるような理想化した母親の支えを当てにし続けてもいる。

しかし,父親に対する愛着が,母親に対する依存的愛着を危機にさらすと感じられると,女児は不安を抱く。また,父親が娘に対して誘惑的に接する場合には,女児は過度に刺激され,忠誠心葛藤と罪悪感にさいなまれ,母親に対する愛着が退行的に強まる可能性がある。さらに,女児が父親を理想化している,父親が不在がち,父親の反応が鈍かったり批判的であったりするなどの場合には,女児は父親を過度に加虐的ないし懲罰的とみるようになってしまう。

一方,再接近期の葛藤の解決が困難な場合には,女児のエディプスへの進展には遅れが生じ,女児は母親の愛情喪失を恐れるようになる。そして,母親の理想化や,過酷なイントロジェクトに由来する自己批判が,女性性についての自信を危うくする可能性がある。女児はエディプス的な競争から身を引き,退行的に母親に愛着したままとなり,従順で服従しがちな被虐的な性格傾向を身につけるようになる。

エディプス・コンプレックスの解決については,自己愛的な屈辱,母親の愛情喪失,超自我に由来する罪悪感の圧力の増大などから,女児は父親に対するエディプス的な願望を抑圧し,両親との間に愛情のこもった関係を保っていく。

(6) 潜伏期

潜伏期は,性役割についての練習をし,地固めをし,仕上げをする時期である。

仲間集団と出会うことによって,女児が理想化や同一化のための新しい対象を発見する機会が増加する。しかし仲間関係は競争的になることがあり,早期の不安定さが呼び覚まされるために,女児は決まりきった表面的な女性性の一面を取り入れ誇張することがある。一方,おてんば的な行動がみられることがよくあるが,それは女性性の感覚が不安定になった時にそれを代償するための男性的な同一化を表している。

Freud, S. は,女児は自慰をあきらめなければならないと信じていたが,Tyson

らは次のような見解を述べている。

　臨床経験によれば，自慰も性器の感覚の能力も，健康な潜伏期の女児から消えることがないのは，明らかである（Bornstein, B., 1953；Fraiberg, S., 1972；Clower, V. L., 1976 を参照）。超自我の強い禁止のために，性器を直接刺激することは減るが，間接的に性器を刺激するような多種多様な偽装がある。たとえば，自転車に乗ったり乗馬をしたりする際のリズミカルな動きや触覚刺激，手すりを滑り降りること，あるいは頻繁に排尿すること等があげられる（p.271）。

　潜伏期の間に，女児は，自分の母親以外のさまざまな女性に同一化し，性別役割同一性はより精巧に作り上げられていく。この時期に，両親がユニセックス的な考えを抱いていると，女児の同一性や性別同一性もまだあまり安定したものではないため，女児にとっては不安の源となる可能性がある。
　性指向性の面では，仲間関係は両性的な方向性をもつ傾向がある。女児は特定の男児に夢中になることもある一方で，同性の仲間関係に細心の注意を払っており，Tyson らは，それはプレディプスおよび陰性エディプスの対象関係の側面を反映していると指摘している。潜伏期の女児は仲間と小さな徒党を組んだり，親友とカップルを作ったりするが，その二者関係が競争相手によって妨げられると，大きな落胆と痛みが生じるという。そして，三人組をつくろうとする試みがしばしば失敗することに言及している。

(7) 青年期
　女性における男性性と女性性の配合や，性別役割，性指向性は，通常，青年期の終わりまでには確定される。そして Tyson らは，初潮のもつ心理的な発達上の意味合いについて強調している。

　十分満足のいく自己愛的に評価された女性性の感覚を見出し，性的な快感を体験することができる女性の最終的な能力は，初潮によって予告される発達課題への反応によって大きく影響される。Ritvo, S.（1976）は，初潮は正常発達における危機のすべてを備えており，それが発達上の刺激にもなれば障害にもなると述べた。初潮は，より成熟した女性性の感覚のオーガナイザー organizer として，またそれをめぐって改訂された身体イメージが作られる基点 nidus として働く。そのイメージは，女性としての，性的な活動性を備えた存在としての，また子どもを産むことができる存在としての身体の受容や，そのような身体による楽しみをも統合したも

のでなければならない (p.272)。

　大人の身体を手に入れるということは，少女にとって，自分は母親に似ているが，母親とは分離した存在であることを強烈に思い起こさせる。それはまた，意識的にせよ前意識的にせよ，すべての発達段階に由来する，母子間の未解決の願望や葛藤をよみがえらせる (p.272)。

　そしてさらに，月経は，肛門愛 anality をめぐる未解決の葛藤を刺激するという。尿や便とは対照的に，月経は随意的な括約筋の収縮によってコントロールすることはできないため，コントロールできずに汚してしまう可能性は，無力感，受動性，恥，屈辱を受ける恐れなどの感情をもたらすと指摘している。
　また，初潮とともに身体損傷の恐れも生じてくる。月経やその不順さに対処することは，おそらく妊娠の意味合いを含んでいるために，しかしより一般的には謎めいた内的過程からくる不確かさのために，不安を呼び覚ますものであると考えている。
　そして初潮がみられると，膣はよりいっそう意識されるようになる。膣の感覚はより意識され，位置をよりはっきりと認識できるようになり，女性の身体イメージの中に統合されることが可能になってくると論じている。しかしこの見解は，一部の少女の発達に関する体験を正確に表してはいるが，すべての少女がそうであるというわけではない。というのは，少女の中には，早くから膣の感覚を識別し，初潮の前から女性としての身体表象を作り上げることができる場合があるからであるという。しかし多くの少女においては，月経があることによって，膣の認識が増大したり身体イメージの統合がさらなる調和を見せたりするようになると Tyson らは考えている。
　性的衝動の高まりとともに，自慰が増加し，他者との性的行動も出現するようになるが，挿入に伴う痛みや損傷に関する空想も伴うために不安が生じるという。また，初潮に伴ってペニス羨望が復活してくるが，その一方で新たに手に入れた女性的な身体にともなう喜びや誇りによって中和される可能性があるとしている。
　そのようにして青年期に作り上げられた性別同一性は，その後も生涯を通じて改訂が加えられていく。
　一方，性別役割同一性も青年期の改訂を経て仕上げられ，少女は積極的に異性と関わるように変化し，赤ん坊を欲しいという願望も再び現れてくる。ただし，青年期の少女においては，ボーイフレンドとの性的関係は母親に対する依存欲求

を表している場合も多いという。その一方で Tyson らは，社会的に学習された役割，たとえば職業選択を根拠に性別役割同一性について判断することには慎重を期すべきであると警告を発している。

性指向性にまつわる葛藤の解決は，青年期の主要な仕事となる。少女は，父親に対する近親姦的な衝動を抑圧や反動形成を用いて防衛し，家族外の対象を探し求めるようになるが，異性愛的な営みが近親姦的なエディプス願望の満足という無意識的な空想につながる場合には，罪悪感が生じ，そのような営みから遠ざかってしまう。通常，少女の性指向性は後期青年期から初期成人期には確立されていく。

また早熟な異性愛行動は，プレエディプス期の母親からの退行的な引力に対する防衛を表している。親友との親密な関係はそのような退行的な引力の置き換えとなり，またそうした関係は，はじめは，異性愛的な冒険を試みる空想を作り上げる機会を双方に提供するが，一体化した二者関係の中で同性愛的なあこがれを抱き，それを実際に試してみるようになることもある。そのような場合には，この関係は非常に強くかつ満足を与えるものとなるため，異性愛的なポジションは延期され全体的に妨げられてしまう（Blos, P., 1979）(p.275)。

そして少女は，少女が完全な共生的な一体感を体験したと空想する，all-good で養育的な母親という神話を払いのけ，改訂された母親像に対する同一化と母親以外の賞賛に値するような女性に対する同一化とを組み合わせ，それに基づいて成熟した自我理想をまとめあげることが可能になると論じている。女性性の感覚が固まってくると，自我理想との同一化を通して自己愛的な満足が感じられようになり，少女は自由に異性愛的な対象選択をすることができる段階に到達するのである。

3. 男児におけるジェンダーの発達
(1) 中核性別同一性

誕生時の性の割り振りや両親の空想などが，初期の男児の中核性別同一性に影響を与える。男児の身体自己については，生後1年目の後半に，分離個体化の初期段階に並行してペニスの発見が生じ，性器の感覚や，性器をまさぐることによって得られる快感が，現れつつある自己表象の中に組み込まれていく。

生後2年目になり練習期にはいると，括約筋のコントロールが可能となり，

男児は自らの排尿機能に誇りを抱くようになる。同じ時期に，男児は性差を発見し，次第に自分の身体が母親とは異なることに気づいていく。この段階では，男児の身体イメージは不安定さを含んでいるため去勢恐怖も伴いやすく，また自己中心的な思考をするため，誰もがペニスを所有していて，女性はペニスを失ってしまったという思い違いをする。そして肛門－再接近期に起きがちな攻撃性の投影によって，女性は去勢されたという考え方は一層信憑性を増す。トイレット・トレーニングも，自分が生産したものが失われるという体験になるため，男児の去勢反応に拍車をかける。

男児の性別同一性の安定のためには生後18カ月間が重要であり，外傷，女性の性器に持続的にさらされること，母子関係の障害などによって，身体イメージの混乱や不確かさが生じ，去勢反応につながる。ただし，Tyson らの考えでは，去勢不安が表れるということは，男児が自分は男性であることを認識しているということを意味しており，それは男児が中核性別同一性に向かって一歩を踏み出しているという証拠となる。

そして Tyson らは，男児が母親から脱同一化することの困難さを強調している。男児は父親と同一化することによって，母親からの脱同一化（Greenson, R. R., 1954）がより容易なものとなるという。そして父親との同一化は，男性性や去勢されていない性器についての自信につながり，男児の身体イメージはより安定してくる。その時父親は，男児と母親との間の再接近期危機の解決を促進し，母親が子どもを飲み込む影響を緩和することにより，男児の早期の去勢不安を軽減していく役割をとる。

> 自己感は部分的には母親との同一化を通して生まれてくるものなので，男児は生まれつき脆弱性をもっているからである。男らしさについての自信を確かなものとするために，男児は，自分は母親とは異なっているという感覚をもっていなければならず，そしてその感覚は，男児が同一化する男性がいる場合に増していくのである。男児が父親に容易に接することができず，父親との同一化が遅れるか，あるいは不可能な場合，一時的男性性の感覚の確立は危ういものとなる（p.280）。

そして，立位排尿を通しての男児の父親の同一化について，強調して述べている。

男性同一性 male identity の特に重要な現われは，立位での排尿である。……立位で排尿できることに関する男児の誇りは，彼がトイレット・トレーニングの闘いに折り合いをつける際の助けとなる。父親が不在，あるいは関わろうとしない場合には，排尿に関する関心は遅れることが観察されており（Roiphe, H. と Galenson, E., 1981），したがって立位排尿もまた遅延する。それは男性性の感覚の不安定さを示すことが多い（p.280）。

(2) 男根自己愛と性別同一性

男児は，男根自己愛期 phallic narcissistic phase において，自分の男性としての身体や男性性の感覚について，自己愛的に評価できるような見方を身につけ，また男性の性役割をとるようになっていなければならない。男児は，露出傾向が顕著となり，自分自身や仲間・大人，そして特に父親の性器に強い関心を示すようになり，大きなペニスをもった人に羨望を抱くようになる。

この時期に男児は，男性に対してばかりではなく，女性の胸や子どもを産む能力に対しても羨望を表現するようになる。そして，女の子になりたいという願望を表明することがあるが，その一方で自分の性器をも価値あるものと考えている。去勢不安も復活しやすく，解剖学的な性差の発見にまつわる否認や混乱が続いていることは，去勢不安に対する防衛を意味しているのである。

Tyson らの考えでは，男児の自己評価は，幼児性器期の間，傷つきやすいことが多い。男児のペニス，男性としての身体，男性性の感覚に対する最適な自己愛的備給は，彼の勇敢な行為に対して両親が感じた誇りを目に見える形で示した場合に，著しく増加するという。その時男児は，両親が感じた誇りを内在化し，彼の男性性についての自信を再び強化することができる。

父親の役割は特に重要で，父親が規律に厳格すぎたり，息子を強い男にするといってけなしたりする場合には，男児の側の防衛的な敵意を高め，父親を理想化するのを妨げてしまう。Tyson らによれば，父親が受動的または役に立たない，あるいは父親が敵対的な競争を刺激してしまう等の問題があると，男児は，（攻撃者との同一化によって）男根期的な力を誇示し続けるようになる。しかしそれは男児の男性性の面での自信ではなく不安定さを示しているのであり，その背景に去勢不安が遷延していることを表しているという。

男児が以上のような男根自己愛期の課題の達成に失敗してしまうと，性転換願望を抱くようになることもある。

（3）性別役割同一性

　男児が，母親や女性役割 the female role に同一化することは，発達の早期にはよくみられることで，母親の家事を模倣したり，母親のように子どもを産んで養育したいという願望を表現したりするが，それは肛門－性器の感覚が子どもをもうける空想につながりやすい肛門期に多いという。

　Tyson らは，男児が男性の性役割を確立するためには，同一化の対象を母親から父親に切り替えなければならないという。男児がしっかりした男性性の感覚を身につける上で非常に重要なことは，母親からの脱同一化（Greenson, R. R., 1968）がうまく進むことなのであるとしている。

　男児は同一化する役割モデルとしての"自分に似た"対象"self-like"objects を探し始めるが，ここで父親が役割モデルとして利用可能であることが決定的に重要である。

　　男根期が近づくと，男児はますます，父親を理想像としてあこがれ，期待をかけるようになっていく。男児は理想化された父親と一緒にいたい，父親から満足を得たいと望み，心の中に作り上げたこの完璧な模範にならって，彼自身の理想像を築き上げていく。Freud, S. は，この父親に対する理想化と同一化を，エディプス期にはいっていくための前提条件と考えた（1921, p.105）。男児が，他者と関わる際の父親のやり方に同一化していくにつれ，母親との間では，それとは異なったやり方で交流することを望むようになる（p.283）。

　なお，母親への同一化は完全に放棄されるわけではなく，赤ん坊が欲しいという願望も完全に消えてしまうものでもないし，母親への同一化は，男性的な特性と並存する養育的で支持的な特性の中に残り続ける。また，母親が父親を脱価値化しているような場合には，男性は自分もまた父親のように脱価値化されることを恐れ，母親への同一化から父親への同一化へと移ることができなくなるという。

（4）エディプス・コンプレックスと性別同一性

　陽性エディプス期にはいると，男児は，母親との関係において，より排他的な関係を持ちたがり，父親の立場をとりたがるようになってくる。ここにおいて，愛情対象に変化はないものの，愛情対象にまつわる空想および役割が変化し，性器的衝動が高まって性器性欲が優勢となってくる。性器での自慰や，それに関連した空想が増加し，男児は父親のような大きなペニスを所有したいと望むように

なる。ここで，男児はライバルである父親にとって代わりたいと望みながら，ライバルである父親に同一化もしている。

そして男児は，許されない衝動のために罪悪感を抱き，去勢不安が再び現れる。男児は認知機能が未成熟なため，父親は自分の空想を魔術的に知ることができて，いずれ報復するであろうと怖れる。男児はペニスの勃起や萎縮を自分でコントロールすることができないために不安を抱き，ペニスが萎縮するとペニスが消滅してしまうのではないかと怖れる。このような去勢不安は，時に強迫的な自慰につながり，そのことがさらに去勢不安を強めてしまうという悪循環に陥ることがある。

去勢不安について，Tysonらは，①乳児期，②幼児性器期の早期，③エディプス期という3つの段階に由来する発達上の比喩であるとし，それらを識別することが臨床上重要であると主張している。

　

さまざまな発達段階において，男性性の感覚を損なう可能性がある多くの要因を考慮すると，去勢不安は，Freud, S.が提唱したような，男根期において単純に最盛期に至り完成するようなものというよりは，さまざまな発達段階において多様な意味を帯び変遷する（Tyson, P., 1989）ペニス羨望のような発達上の比喩として（Grossman, W. I. と Stewart, W., 1976）考えた方がよさそうである。そのような定式化に従って，去勢不安が起こってくる3つの段階について述べることができる。

乳児期においては，身体像の統合，同一化，そして母親から脱同一化する必要性などが，非常に重要な発達課題である。この早い時期に由来する去勢不安は，母子関係の基本的な障害を示しており，人との分離や人との違いに直面した際の不安定さ，身体統合の感覚の不安定さ，そして男性としての完全な自己感の不安定さ，などの形をとって現れる。

幼児性器期の早期 the early infantile genital phase（あるいは男根自己愛期）においては，自己愛的に評価された完全な身体イメージの確立と，男性の性役割を思い描けるようになることが，重要な課題となる。この時期に由来する去勢不安は，男根期的な露出傾向，窃視傾向，女性に対する見下した態度，マッチョ・セクシュアリティに対する誇張された理想化などの形をとって現れ，男性の身体に対する自己愛的備給の不十分さや，男性の身体にまつわる不安定さの持続，対象関係の障害などを示している。

主としてエディプス期に由来する去勢不安は，父親や父親以外の男性との防衛的な競争，愛情を喪失する恐怖，屈辱を受ける恐怖，父親から処罰を受ける恐怖などの形をとって現れる。子どもが成熟するにつれ，エディプス期の去勢不安の派生物は，超自我による処罰への恐怖の形をとって現れる（p.285-286）。

(5) 性指向性

　男児は，父親を理想化し同一化していくうちに，父親を求め父親に対してリビドー的な欲望を向けていくような陰性エディプス的な願望が現れ，それが陽性エディプス的な願望と葛藤を起こすようになり，そのことが性指向性をめぐる葛藤につながっていく。通常，男児は，両親に対してリビドー的な欲望を抱き，自分自身を男性として思い描いたり，女性として思い描いたりするものであるが，後者の陰性エディプス・ポジションのほうが，陽性エディプス・ポジションよりも時間的には短い。

　陰性エディプス願望は，父親の愛情を喪失し，理想に到達できなくなる危険に加えて，母親に対する前エディプス的な愛着をも危険にさらす。また，陽性エディプス・ポジションも，最終的には男児に失望をもたらすことになる。すなわち，どちらの親も男児の願望には十分には反応してくれないし，そのような願望を真剣には受け止めず，男児のことを"かわいい cute"と考えているのである。

　男児が自分のリビドー的な願望が正当でないと認識していたとしても，エディプス的な失望は男児の自己評価には打撃となるし，去勢の恐怖も続いている。そして，去勢の恐怖から逃れ，自分の自尊心や自己愛的なバランス，自分の至適な発達を守るために，男児は徐々にエディプス的な願望を手放していく。エディプス的な願望は抑圧・昇華され，男児は両親双方と情愛に満ちた関係を維持していけるようになり，エディプス・コンプレックスのさらなる解決は，後の時期まで一時中止されるのである。

(6) 父親との同一化

　Freud, S. は，男児の父親に対する同一化が果たす役割について，エディプス・コンプレックスに向かう第一歩として，そしてエディプス・コンプレックスの解決の手段として，両方の意味で記述しているが，第一歩の部分はしばしばあまり強調されず，後者の意味合いが中心的なものであると誤解されてきた。しかし，父親に対して，防衛的ではない同一化が非常に早期に始まることが明らかになってきており，またエディプス的な競争も，父親との共感的な同一化を基礎として起きてくるものである。

　父親に対する同一化は，幼児性器期の間もずっと続いていく。男児は，父親のルールが，父親のためだけではなく男児自身のためでもあることを認識するよう

になり，父親のルールや道徳規範を理想化し内在化していく。

(7) 潜伏期

　潜伏期にはいると，少年は，父親に対する同一化を基礎としながらさまざまな形の男性役割を練習し，しっかりした男性性の感覚が作られていく。しかし，潜伏期の少年が男性的な勇敢さをひけらかして女児をいじめるような例にみられるように，男性性の不安定さは残存し去勢恐怖も認められる。この時期には，仲間や年長の少年，他の男性などと多様な関係を経験することを通して，男児は性別同一性の感覚を拡張し，そのような人々の理想像を自らの自我理想に組み込んでいく。少年がそのような自我理想に従って振る舞うことができると，自己愛的な満足が得られる。

　一方，この時期の父子関係は非葛藤的で，エディプス願望の抑圧を維持し，女性的な同一化を防ぐ働きをする。

(8) 青年期

　Tysonらは，青年期の少年における心理的混乱について，前青年期および青年期の生物学的変化は，少年の男性性の感覚，性別役割同一性の感覚，愛情対象の選択に関するそれまでの姿勢に変更を迫るようになるとしている。欲動の圧力が増すにつれて，以前のすべての発達段階に由来する葛藤が復活してくる。プレエディプス的な受動的願望は，能動的な男性としての同一化と対立し，女性的な同一化は，男性としての理想化に対立するようになる。また，近親姦的な葛藤は去勢の脅しや超自我に対する脅威となり，対象選択にまつわる葛藤は男性性の感覚に対する脅威となる。青年期には以上のような多くの葛藤が存在するため，内的な不調和が非常に強まり，正常と異常の境界がしばしば不明瞭になってくるという。

　そして陰性エディプスの願望の復活は，同性愛に対する恐怖を呼び覚ます。そして，他の少年に愛着したり，相互自慰のような同性愛的な接触をしたりすることが，固定した同性愛的な姿勢を意味するのではないかと恐れる。

　また，少女の一部はかなり荒っぽい自己主張をしたり，少年を追い回したりするため，感受性の強い少年には脅威に映り，女性に対する恐怖が強まることがある。

さらに，一部の少年は，自分の男性性の感覚についての不安から，自分が男性であるという感覚を証明するために早熟な異性関係に走ることがある。その背景には，同性愛傾向に対する防衛という男根自己愛的な営みがあるため長続きはせず（ドン・ファン・タイプ），成熟した相互的な異性関係は妨げられてしまう。

そしてTysonらは，思春期の性の同性愛的な要素とうまく折り合いをつけることは，すべての青年にとって暗黙の発達課題であると指摘し，最終的な性指向性は，そのような課題をこの時期にどこまで解決できたかによっておおむね決定されるとしている。

この時期において，自我理想の再編成がうまく進むことが，青年期の少年の性別同一性に関連する不安・葛藤の解決に中心的な役割を果たすという。それに際して少年は，父親の自我理想の特性をもっているような少年や男性を探し求め，少年が賞賛している対象の特性が，成熟した自我理想の一部となってゆく。このようにして幼児期の自我理想は改訂を受け，より成熟した男性的な自我理想が確立されていく。少年はその理想のようになろうと努力し，男性性の感覚を強めて，自由に異性愛的な対象選択をすることができるようになるのである。

中期および後期青年期になると，家族外の異性関係が拡大して性的な試みをするようになり，それを通して青年の性別役割同一性は確固としたものとなっていく。そして，性指向性も通常は後期青年期までには決定されていく。

青年は通常成人に達するまでに，性別同一性全般についてかなり安定した感覚をもつようになる。そこにおいて最も望ましいのは，①青年が男性性と女性性それぞれの要素を統合していること，②望んでいる愛情対象の性について明確な考えをもつことにより，性的な好みに関する姿勢が安定してくること，③そしてさらに，その愛情対象に向き合った際の青年の性別役割同一性が，多かれ少なかれ確固したものになってくること，であるとTysonらは述べている。

おわりに

Tyson, P. とTyson, R. L. 著の『精神分析的発達論の統合』から，超自我とジェンダーの発達について詳しく紹介した。『精神分析的発達論の統合』は，Freud, S. の流れを汲んだ自我心理学の現代の到達点を示すとともに，さまざまな精神分析理論の流れを統合する視点で書かれた著作である。そして特に，自我

心理学の立場にありながら，Freud, S. に対する批判も率直に述べられているところが新鮮かつ刺激的である。Freud, S. の著作を読む時に，新しい発見を含んだ貴重な著作であることを実感すると同時に，読みづらい，あるいはわかりにくいという感想をもつことは少なくない。それが，Tyson を読んでみると，Freud, A. の時代と比較しても多くの領域の発達ラインが考慮され，かつさまざまな流れの臨床と理論の成果を無理なく統合しているため，その記載は日常感覚に近く，平易で読みやすいものとなっている。Freud, S. の時代と比較して，一つのできごとをさまざまな角度から立体的に表現することが可能となってきたことがよく理解できる。

　本章で，超自我とジェンダーの発達に絞って紹介したのは，この二つが，Tyson らが述べたさまざまな発達ラインの中で，Freud, S. などの発達理論に比べて最も大きな修正と統合がなされており，精神力動フォーミュレーションを行なうために重要な基礎知識だと考えたからである。本章では紹介できなかったが，情動の発達，認知の発達，自我の発達などにも，興味をそそられる刺激的な論述が多く含まれており，『精神分析的発達論の統合』も熟読することで，診断面接や精神療法での臨床理解が深められるであろう。

第4章 精神力動フォーミュレーションに関連した実証研究

生田　憲正・鈴木　慶子・守屋　直樹

はじめに

本書で述べられているような診断面接と精神力動フォーミュレーションは，臨床家の判断に基づいてなされる，いわば芸のような部分も大きい。これを，より実証的，科学的なものにしてゆく必要性は認識され，さまざまな研究がなされているが，科学的かつ統合的な方法を作成するということはなかなか難しい作業である。しかしながら，いくつかの注目すべき貢献がなされており，ここではそうした研究の一部のなかから，特に精神力動フォーミュレーションに役立ちそうな成果が報告されているものについて紹介する。

I. 境界例診断面接（DIB）

境界例診断面接 DIB（Diagnostic Interview for Borderlines）は，精神分析医 Gunderson, J. G. によって 1975 年に作成された，境界性パーソナリティ障害を診断するための半構造化面接である。DIB は，精神分析的な臨床概念を診断面接の実証研究に応用した初めての試みといってよいだろう。DIB を用いて実証研究が進んだことで，アメリカの診断基準 DSM-III（1980）に，公式の診断としては初めて境界性パーソナリティ障害が採用された。境界例の概念は，もともと北米の力動精神医学の伝統のなかでよく用いられていたもので，精神病ではないが，神経症とは違って通常の精神分析的治療では効果が乏しいか，かえって悪化するような患者群を指していた。そうした患者の精神力動や病理，治療的アプ

ローチについては Kernberg, O. F. に代表される数多くの研究がなされていたが，具体的にどのような患者群を指すのかについて，それまでは一致した見解がなかった。DIB の作成とそれによる臨床研究によって，こうした患者の臨床像がより明確になったのである。DIB 日本版は，皆川，三宅，守屋，生田らによって作成され，わが国でも臨床研究がなされた。

DIB の面接は，通常の1回の診断面接とほぼ同じ時間である50分から90分を要する。DIB は，社会適応，衝動・行為のパターン，感情，精神病，対人関係の5つのセクションからなる。112項目の患者に対する質問項目と，54項目の面接者の判断項目からなる半構造化面接であり，これらの項目を判断するための情報が不十分な場合，面接者の裁量で自由に質問を追加できる。定められた換算システムによって境界性パーソナリティ障害のある・なしを評定する測度である。（**表1**）トータルスコア10点のうち，7点以上が境界性パーソナリティ障害と診断される。

DIB の面接の進め方は，最初に過去2年間の仕事，学業などの社会適応に関する項目を尋ね，そのあと衝動・行為のパターン，抑うつ・不安などの感情，精神病症状および離人・現実感喪失，解離といった症状を聞く。そして，最後に対人関係について尋ねていくが，この対人関係のセクションで，精神分析的な面接技術と読み取りの技術が必要となる。

DIB の質問紙のうち，対人関係の項目の一部を**図1**，**図2**に抜粋した。ここでは，最も近い関係にある人物との関係についていくつかの質問をして，依存，マゾヒズム，理想化と価値の引き下げ，手練手管 manipulation などの対人関係の病理を評定する。この評定を行なうには，質問の返答をそのまま評定するのではなく，防衛機制や対象関係についての力動的な読み取りを行なったり，曖昧な箇所や矛盾している箇所を明確化したり，直面化を行なったりする必要がある。この点が，DSM-Ⅳ のパーソナリティ障害についての構造化面接などとは異なっている。

DIB を用いたわれわれの研究（守屋，1990；生田，1990）でも，若年女性のうつ病，摂食障害では，DIB によって境界性パーソナリティ障害があるものが多く，そうした患者は境界性パーソナリティ障害がないものに比べて，一般に治療抵抗性で，予後も悪い傾向にあることが明らかにされた。

表1　DIB 第2版のステートメント項目と採点システム

（ステートメントスコアは，0：なし，1：可能性あり，2：あり）

		ステートメントスコア	スケールスコア
セクション1： 社会適応	S1. 職場または学校での不安定	0, 1, 2	
	S2. 特別な達成	0, 1, 2	
	S3. 社交性	0, 1, 2	
	S4. 外観の適切さ	0, 1, 2	
	セクションスコア（合計）	0～8点　→	0, 1, 2
セクション2： 衝動-行為	S5. 自傷行為	0, 1, 2	
	S6. 自殺企図による他者操作	0, 1, 2	
	S7. 薬物乱用	0, 1, 2	
	S8. 性的逸脱	0, 1, 2	
	S9. 他の衝動行為	0, 1, 2	
	セクションスコア（合計）	0～10点　→	0, 1, 2
セクション3： 感情	S10. 抑うつ	0, 1, 2	
	S11. 怒り	0, 1, 2	
	S12. 過剰な要求	0, 1, 2	
	S13. 慢性のディスフォリア，アンヘドニア，空虚感	0, 1, 2	
	S14. 職場または学校での不安定	0, -1, -2	
	セクションスコア（合計）	-2～8点　→	0, 1, 2
セクション4： 精神病	S15. 非現実感	0, 1, 2	
	S16. 離人症	0, 1, 2	
	S17. 短期の抑うつ精神病	0, 1, 2	
	S18. 短期妄想様体験（被害・関係念慮など）	0, 1, 2	
	S19. 薬物による短期精神病体験	0, 1, 2	
	S20. 幻覚または虚無・誇大・奇怪な妄想	0, -1, -2	
	S21. そう状態または広範・持続性の妄想・幻覚	0, -1, -2	
	S22. 治療中の一過性精神病様体験／ 入院中の行動上の退行	0, 1, 2	
	セクションスコア（合計）	-4～12点　→	0, 1, 2
セクション5： 対人関係	S23. 孤独回避	0, 1, 2	
	S24. 孤独	0, -1, -2	
	S25. 世話をする／されるの葛藤	0, 1, 2	
	S26. 不安定な二者関係	0, 1, 2	
	S27. 親密かつ不安定な関係	0, 1, 2	
	S28. 依存，マゾヒズム	0, 1, 2	
	S29. スタッフを巻き込む／著しい逆転移誘発	0, 1, 2	
	セクションスコア（合計）	-2～12点　→	0, 1, 2
	トータルスコア（スケールスコアの合計）……　→		0～10点

143. 両親に対する態度や感情は，実際に両親と一緒にいるかいないかによって変わりますか。
　　　　どのように？＿＿＿＿＿＿＿＿＿＿＿＿＿＿＿＿　＜２１０＞

血のつながりのある家族以外で，今一番親しく交際しているのは誰ですか。
＿＿＿＿＿＿＿＿＿＿＿＿＿＿＿＿＿＿＿＿＿＿＿＿＿＿＿＿＿＿＿＿

144. この関係は１年以上続いていますか。　　　　　　　＜２１０＞
145. たび重なる破綻で関係に問題が生じていますか。　　＜２１０＞
　　　以下に続く質問の前にまず最近の患者と最も近い関係にあるのは誰であるか明らかにして下さい。もし不明確であるか，あるいは思春期患者である場合は母親として下さい。
　　　　その人の名前と患者との関係＿＿＿＿＿＿＿＿＿＿＿＿＿＿＿＿

質　問
　　　［スコア：たくさんある＝2，すこしはある＝1，ほとんどない＝0］
　　　＊スコアは病理の程度についての判断に基づく。この面接中この項目以外のところで得られた情報も用いて判断を下すこと。

次にあなたとその人の関係にどのような問題があるかについていくつかお聞きします。

		スコア
146. あなたはその人を頼りにしていますか。もしそうであればどのように頼っていますか（どの程度，世話，物事の決定，指示などしてもらっているか具体的に記述すること）。	依存 dependency 患者の関係は委託的 anaclitic	２１０
147. その人はあなたがとても要求が多すぎるとか，やきもちやき，欲張りであると言って，不平を言うことがありますか。どのように＿＿＿＿＿	要求がましさ demandingness 要求が不適切かつ非現実的	２１０
148. この親しい関係の中でしばしば傷ついたり，いじめられたり，犠牲にされていると思いますか。どのように＿＿＿＿＿	マゾヒズム masochism わかっているのに，そして避けられるのに，繰り返し痛い目にあう	２１０
149. あなたはその人にひどい人間だと不平を言われることがありますか。どのように（相手をからかう，たたく，わざと与えない）	サディズム sadism わかっているのに繰り返し人を痛めつける	２１０
150. あなたはその人に直接頼んだり言葉にしないで自分のしてほしいことをしてもらうことができますか。どのように（身体化する，惑わす，挑発する）	手練手管 manipulation 人をコントロールしたり，人から支持を得るのに，率直に表現しない方法を用いる	２１０

図1　DIB面接紙の抜粋：対人関係項目の一部①

151.	あなたは一度親しくなった人に対して否定的な気持ちを抱きやすいほうですか。 かつて親しかった人の長所を述べて下さい。_____ かつて親しかった人の短所を述べて下さい。_____	価値の引き下げ（devaluation）：他の人の長所や個人的な重要性を低く評価する、または無視する。	2 1 0
152.	その人はあなたの助けになりますか。 　どういうふうに_____ その人はあなたの助けになりますか。 　どういうふうに_____	理想化（idealization）：他人の長所を誇張し、そして弱点を無視する。	2 1 0

153.	家族外に他にもこのような関係があり、この関係はそれと似たパターンをとる。	＜2 1 0＞
154.	この関係によって以前にあったこれと似た関係（家族内、その他）を代用しようとしている。	＜2 1 0＞
155.	S26　この患者は激しい不安定な一対一の関係を作り出す。	＜2 1 0＞
156.	S27　相手を意識してさげすんだり、たくみに相手をあやつったり、敵意を抱くという状態が繰り返し親しい関係の中で起こり、問題となる。	＜2 1 0＞
157.	S28　依存、マゾヒズム等の問題はこの患者の親しい関係の中で繰り返し起こる。	＜2 1 0＞

精神科治療環境における人間との関係

158.	入院した病棟のスタッフとの間で、あるいはその病棟で何か問題を起こしたことがありますか。もしあればそれを話して下さい。_____	＜2 1 0＞
159.	病院の治療スタッフまたは精神療法者との間で特別な関係になったことはありますか。もしあればそれを話して下さい。_____	＜2 1 0＞

図2　DIB面接紙の抜粋：対人関係項目の一部②

II. 成人愛着面接（AAI）

1. 愛着理論について

　愛着理論は，Bowlby, J.（1969）によって作られたもので，その理論の第一の特徴は，親子間に成立する絆は，一次的・生得的なものであり，摂食などの本能的欲求充足から二次的に生じるものではないと考えられている点にある。愛着行動とは，ある特定の愛着対象人物に対する接近行動，あるいは接触を維持しようとする行動様式であり，それは内外から生じる危機的状況によって誘発される。たとえば，見知らぬ人に遭遇した1歳児には危険を示す脅威が生じ，親に対する愛着行動システムが発動する。その結果，子どもは安全な基地 secure base として作用する親のもとに戻り，そこで安全感を得ることによって，再び探索行動を始める。すなわち，愛着理論の第二の特徴として，愛着行動システムは乳児単独で生じるのではなく，親・乳児間の相互交流を通じて発達すると考えられている点にある。

　この愛着行動システムは，生後1年目後半から発達し，徐々に自己，愛着対象，およびそれらの相互関係に関する内的表象が組織化され，その個人にとって特定の愛着に関する内的作業モデル internal working model が形成される。そして，このモデルは後の対人関係において，出来事を解釈し，未来を予測し，行動の計画や感情の制御を行っていくテンプレート（原版）となる。大西（2000）によれば，Main, M. ら（1998）は，Bowlby, J. の概念をさらに発展させ，内的作業モデルとは，行動や感情だけでなく，愛着に関する注意，記憶，そして認知をも制御するものであり，「愛着関連の情報（経験，感情，および概念形成を含む）の構造および愛着情報へのアクセスの仕方に現れる半無意識的な方略」と定義している。Main, M. らが開発した成人愛着面接 Adult Attachment Interview（以下，AAI と略）は，「個人がどのような"愛着方略 attachment strategy"を用い，その結果どのような心的状態にあるか」を測ることにより，成人の愛着パターン分類を行なうものである。

2. AAI による愛着パターンの測定

　乳児における愛着行動の個人差を初めて実証的に調べたのが，Ainsworth, M.

D. ら（1978）の新奇場面法 Strange Situation Procedure（以下，SSP と略）である。SSP は，親，子ども，および見知らぬ人の3人によって行われる，8場面，約20分間の検査法である。その中には，親からの分離場面と再会場面という，ストレスフルな状況が作り出され，子どもの親に対する愛着行動と探索行動のバランスを測定している。

最初，Ainsworth, M. D. ら（1978）は，分離場面における不安の強さから，子どもを ABC の3群に分類した。A 群は不安が最も弱く，C 群は不安が最も強く，B 群はその中間であった。ところが，さらに詳しく調べると，ABC 群は，再会場面において，それぞれ特徴的な親子間の相互作用行動を示すことが分かった。A 群の子どもには，再会場面で，母親に接近しかけてそれを避けたり，母親から目をそらしたり，母親を無視しておもちゃで遊ぶなどの回避的 avoidant な行動が見られた。これは，愛着行動システムを防衛的に不活性化していると理解された。B 群の子どもは，分離場面で泣き出したとしても，再会場面において愛着行動システムが有効に働き，親との接触によって容易になだめられ，再び探索行動に戻っていくことができた。これは，安定型と思われる群である。一方，C 群の子どもは，再会場面において容易になだめることができず，親に接近するが抱き上げられることに抵抗したり，抱かれても身をそらせたり，降ろされることに抵抗したり，親に対してアンビバレントな怒りを向けるなど，抵抗／アンビバレント resistant/ambivalent な行動が特徴的であった。この群では，愛着行動システムが強く活性化されていると理解された。

その後，Main, M.（1990）らは，もう1つの不安定型愛着である D 群を見いだした。この D 群の子どもは，再会場面でトランス様状態になりすべての行動が凍り付く，母親に接近しかけて，手を口にやり驚愕の表情をする，壁に向かってしまう，常同的な行動を取るなど，解体的 disorganized，あるいは失見当的 disoriented な行動が見られた。これらの D 行動は，愛着行動システムが一時的に破綻・崩壊したために生じると理解された。

この愛着パターンは，乳児期における親の養育行動が媒介となり，親から子へと世代間伝達すると言われている。安定型（B 群）の親は，愛着情報に柔軟にアクセス可能で，愛着システムが適切に活性化できるため，子どもからの信号（愛着欲求）にも，敏感に応答することができると推測される。回避型（A 群）の親は，苦痛を伴う記憶を抑圧して愛着システムの不活性状態を維持しようとする

ため，子どもからの信号を無視したり，自分への関心を逸らしたりする，拒絶的な養育態度を示すと推測される。抵抗型（C群）の親は，過去の愛着経験にとらわれ，愛着システムが過活性状態であるため，子どもからの関心や注意をひくような，巻き込み型の養育態度を示すと推測される。

　AAIでは，行動レベルから表象レベルに移行し，親との愛着に関する記憶情報を刺激するような質問を行い，それに対する被験者の言語行動 speech act が分析の対象となる。被験者は，まず，幼小児期における両親それぞれとの関係を最もよく表現すると思われる5つの形容詞を選ぶように指示される。それから，個々の形容詞について，それを裏付ける具体的なエピソードの記憶を語ってもらう。さらに続いて，両親のどちらによりいっそう親密感を抱いたか，またそれはなぜか，子どもの頃，動揺したり，病気や怪我をしたりした時にどのようにしたか，両親から拒否されたり脅されたりしたことがあったかどうか，なぜ両親はそのように振る舞ったと思うのか，両親と自分との関係は長い年月の間にどのように変化したか，子どもの頃の経験が現在の自分にどのような影響を与えているか，親や重要な人物との死別や虐待などの外傷的経験はあるのかどうか，といった質問がなされる。

　面接は逐語的にテープ起こしされ，正式な訓練を受けたコーダーによって分析される。その際，子ども時代の親との経験を話題にしていても，それを語っている，今現在の心的状態 state of mind が問題とされる。すなわち，被験者の「何を」語るかという意識的な記憶内容の分析ではなく，内的作業モデルの作動状態が半ば無意識的に言語行動に現れると考え，言語行動の構造を"話の一貫性 coherence of transcript"という基準で分析する。その結果，たとえ困難な子ども時代を送った場合でも，"話の一貫性"が保たれていれば，愛着に関する表象は安定した性質を持つと判断される。大西（2000）によれば，"話の一貫性"という基準の具体的な指標として用いられるのが，言語学者 Grice, H. P. の4つの対話の公準である。Grice, H. P. は，対話に求められる協調性原理 cooperative principle を達成するには，以下の4つの公準を話者が守らなくてはならないとしている。①質 quality：話に信憑性があり，具体的な証拠を示すことができる，②量 quantity：話が簡潔かつ十分である，③関連性 relation：質問に対し適切に関連した話をする，④様態 manner：明確かつ整理された話をする。"質の公準"は話の一貫性に最も関連している重要な基準とされており，他の3つの公

準は面接中の被面接者の協力的態度に関するものである。

3. AAIによる愛着パターン分類

　AAIによる愛着パターン分類は，大きく1つの安定型と3つの不安定型に分類される。

　安定／自律型 Secure/autonomous（F）分類では，親との愛着の重要性を認識しているが，その記憶を遠ざけたり，それに過度にとらわれたりすることがない。過去の経験が好ましいものであっても，好ましくないものであっても，その語りには首尾一貫性が保たれている。これは，SSPの安定型 Secure（B）分類に相当する。

　離脱型 Dismissing（Ds）分類では，たとえば，親との関係について，ポジティブな形容詞が出てきたが，それを十分に裏付けるだけの具体的なエピソードが出てこない場合，理想化尺度が高いと判定される。また，「覚えていない」と話しを打ち切ろうとする言辞が多くみられるなど，愛着に関する記憶情報へのアクセスを回避する傾向が強い。これは，SSPにおいて，愛着行動を不活性化させる回避型 Avoidant（A）分類に相当する。

　とらわれ型 Preoccupied（E）分類では，怒りの感情にとらわれた表出が長々と続く，関係のない話題に流れて文脈を失う，意味のない言葉や不明瞭な言辞が多くみられるなどの受動的発話 passive speech が特徴的である。このE分類では，愛着に関する記憶情報に，被験者はその場で強くとらわれ，まきこまれている。これは，SSPにおいて，愛着行動を過剰に活性化させる抵抗／アンビバレント型 Resistant/ambivalent（C）分類に相当する。

　未解決／解体型 Unresolved/disorganized（U）分類は，親や重要な人物との死別体験や虐待などのさまざまな外傷体験を語る際に，不適切な罪悪感にとらわれたり，日付や場所などの記憶に混乱や矛盾がみられたり，死去した人物があたかもまだ生きているような体験をしたり，外傷場面のありありとした視覚的記憶がよみがえったりするなどの一時的な破綻が見られる。これは，SSPの解体／失見当型 Disorganized/disoriented（D）分類に相当し，喪失や外傷体験を未だ解決しないまま抱えていると考えられる。

4. AAIと愛着パターン分類の臨床的応用の可能性

　愛着理論やAAIによる愛着パターン分類は，従来の精神分析における欲動論やリビドー発達論とは相容れない概念である。たとえば，欲動の目標は満足（快感）を得ることであるが，愛着システムの目標は安全感を得ることである。また，愛着パターン分類は人生最早期に形成され，基本的にはその後も連続性を持つと考えられており，リビドー発達論に基づく人格構造論とは全く異なる分類である。したがって，愛着理論や愛着パターン分類の臨床的応用は，今後の大きな課題であるが，慎重かつ十分な議論を要する。この議論の一例として，Slade, A. (1999) は，成人の精神分析的個人精神療法実践と理論への示唆として，以下諸点を挙げている。

　1）AAIの言語分析における"話の一貫性"をよく理解することは，精神療法面接における傾聴技術の向上に貢献する。

　2）"話の一貫性"を高める要因として，メタ認知モニタリング（自分の思考過程や感情の動きなどを，その場でモニターする）能力の重要性が指摘されている。この能力は，精神療法過程とその治療効果に大きく貢献する可能性がある。

　3）愛着パターン分類は，最早期の感情制御と防衛に関する内的表象モデルを理解する案内役となる。個人の中には，単一のモデルが存在すると考えるよりも，精神療法過程においては，複数の相反するモデルが出現すると考えられる。また，それぞれの内的表象モデルを把握することは，治療者の介入方法（治療技法）に関する案内役ともなる。

　4）愛着パターン分類は，治療者・患者関係における治療同盟や転移を理解する手引きとなる（これは私見であるが，特に前エディプス的な精神病理を持つ患者における治療関係の理解に貢献する可能性がある）。

　5）不安定型愛着パターンにおける表象モデルは，治療関係の中に即座に持ち込まれ，治療者の逆転移反応を引き起こす。たとえば，離脱（Ds）型愛着パターンの患者は，治療者の引きこもりや無力感，あるいは激しい拒絶感情を引き起こす。とらわれ（E）型愛着パターンの患者は，治療者に，飲み込まれ圧倒される感覚や，不安や混乱などの逆転移反応を引き起こす。

　最後に，AAIは患者のみならず治療者の愛着パターン分類をも測定することが可能であり，今後の精神療法実証研究における有用な評価手段となることを述

べておきたい。

III. 中心葛藤関係テーマ法（CCRT）

中心葛藤関係テーマ法（CCRT：Core Conflictual Relationship Theme Method）は，Luborsky, L. によって開発された，精神療法面接における「転移 Transference」テーマを定式化する方法である。Luborsky, L. は，精神療法面接の中で語られる，家族，友人，上司，あるいは治療者などとの，過去あるいは現在の関係性を表すエピソードの陳述から，最も頻度が多く出現するテーマ（中心葛藤関係テーマ：CCRT）を定式化する手順を作り出した。その概要は以下の通りである。

中心葛藤関係テーマには，以下の3つの要素がある。
①願望（W：wishes）
②他者からの反応（RO：response from other）
③自己の反応（RS：response of the self）

通常，精神療法面接2回分の逐語記録から，最少でも10個の関係性エピソード Relationship Episodes（RE）を選び出す。さらに，各 RE において，3つの要素それぞれを判定することが可能な思考の単位を同定する。逐語記録のなかから，そのひとつひとつの単位について，①W（願望）②RO（他者からの反応）③RS（自己の反応）の内容を判定していく。この判定の際，特に①W（願望）の内容を判定する場合には，中等度の推論を加えて良いことになっている。選び出した RE すべてについて同じ作業を行い，同定した W/RO/RS を全ての一覧表に記入する。そして，最も頻度が多く現れた W/RO/RS を導き出すのである。このようにして導き出された W/RO/RS が，最終的に各個人に特有の CCRT の定式化となる。

次に示すのは，ある抑うつ患者の CCRT の結果である。

【ある抑うつ患者の CCRT】（Luborsky, L., 1994）
願望（W）：
　第1位：私は助けてもらいたい（10個の RE 中6個で出現）
　第2位：私は重荷と義務から自由になりたい（10個の RE 中5個で出現）

他者からの反応（RO）：
　第1位：批判的である（10個のRE中5個で出現）
　第2位：助けにならない（10個のRE中3個で出現）
自己の反応（RS）：
　第1位：腹を立てる（10個のRE中8個で出現）
　第2位：落ち込む（10個のRE中4個で出現）

　CCRTを導き出す際に，Luborsky, L. らがクラスター分析により作り出したCCRTの標準カテゴリー（**表2**）を用いる方法もある。
　このようにしてCCRTを得ることにより，これまで精神分析あるいは精神分

表2　CCRTの標準カテゴリー

願望（W）
1. 自己を主張したい，独立した存在でありたい
2. 他者に反抗したい，他者を傷つけたい，他者を支配したい
3. 支配されたい，傷つけられたい，責任を負いたくない
4. 距離をおきたい，対立を避けたい
5. 親密になりたい，心を開いていたい
6. 愛されたい，理解されたい
7. 気持ちが良くなりたい，良い気分でいたい
8. 成し遂げたい，他者を助けたい

他者からの反応（RO）
1. 強い
2. 支配的である
3. 動揺している，怒っている
4. 信頼できない，悪い
5. 拒否的である，敵対的である
6. 助けてくれる，協力的である
7. 自分を好いてくれる
8. 理解を示してくれる

自己の反応（RS）
1. 協力的である
2. 物分りが悪い，受容力がない
3. 尊敬されている，受け容れられている
4. 他者と敵対する，他者を傷つける
5. 自制できている，自信がある
6. 無力である，頼りない
7. 落胆している，落ち込んでいる
8. 不安である，恥ずかしく感じる

析的精神療法において，治療機序として最も重要な概念であるにもかかわらず，各治療者の推論に任されてきた「転移」現象を，客観的に定式化することが可能となる。

　一例として，Freud, S. が初めて転移現象の重要性を認識することになったドラ症例（『あるヒステリー患者の分析の断片（1905）』）の CCRT を Luborsky, L. がまとめたものを紹介する。ドラはヒステリー症状を有している 18 歳の女性であった。ドラの転移の型は，ドラの父親とその友人である K 夫妻（K 夫人とドラの父親とは愛人関係にあった）にあると Freud, S. は考えていた。Luborsky, L. は，ドラの CCRT を次のように定式化している。

【ドラ症例の CCRT】（Luborsky, L., 1990）
願望（W）：
　私は，父親からの愛情を望んでいる。
他者からの反応（RO）：
　父親は，自分よりも K 夫人を愛している。父親は，K 夫人のために自分を拒絶し，さらに自分を K 氏に追いやることで，拒絶している。
自己の反応（RS）：
　ヒステリー症状の形成と，男性との関係を断ち切ることにより，男性に復讐を果たす。

　ドラの中心的な対人関係パターンは，実際，上記の通りであった。しかし，Freud, S. がドラの傾向（上記の RS）を認識したのは，精神療法が終わった後のことであった。ドラは，治療を始めて 3 カ月後，突然治療中断を宣言した。これは，RS に記されたようなテーマを転移対象である Freud, S. に向け，そうした転移抵抗による中断だったと考えられる。もしも，Freud, S. が治療中にこの CCRT を認識し，解釈によって転移抵抗が解消されていれば，治療はその後も続いたかもしれない。

　Freud, S. は，1912 年に転移の力動性について論文をまとめる頃までに，当時「転移原版 transference template」と呼んでいたものについて，その幅広い特徴を観察してきていた。**表 3** は，Freud, S. が観察したそれらの所見を Luborsky, L. が 23 の項目にまとめたものである。Luborsky, L. らは，実際の精神分析あるいは精神力動的精神療法の面接に関して CCRT を用いた研究を行い，これら 23 項目のうち 18 の項目について，実証的裏付けを見出している。

表3 Freud, S. の「転移原版」に関する観察所見のまとめ

1. 人への願望欲求が顕著である。(*)
2. 願望欲求は，自己と他者の反応と葛藤を引き起こす。(*)
3. 特に，性愛的関係において認められる。(*)
4. 意識されない部分がある。(*)
5. 早期の親との関係に由来する。(*)
6. 治療者を巻き込むようになる。(*)
7. 治療者のある性質を認識することによって賦活される。
8. 認知を歪めることがある。
9. 一つの主要な広汎にわたるパターンがある。(*)
10. 別の下位パターンが，家族メンバーに対して見られる。(*)
11. 一人一人，そのパターンは異なる。(*)
12. 時間を経ても一定している。(*)
13. 時間とともに，多少の変化は示す。(*)
14. 賦活によって，短期間の間に変動することがある。
15. 的確な解釈は，そのパターンの現れを変化させる。(*)
16. そのパターンに対する洞察は，患者に有益である。(*)
17. 治療抵抗として働く。
18. 賦活される間，症状が生じる場合がある。(*)
19. そのパターンは治療の中だけでなく，外においても見られる。(*)
20. 陽性と陰性のパターンが区別される。(*)
21. さまざまなモード（夢や陳述）で表現される。(*)
22. 改善とは，そのパターンをよりよく統制できるようになることを意味する。(*)
23. 内的素因が働いている。

(*)：Luborsky, L. が実証的裏付けを見出している項目

　彼らの研究は，CCRT と Freud, S. の転移原版が似たような概念を捉えているということを示している。2つの概念は多くの共通項をもっており，Luborsky, L. は図3に示すような関係だと考えている。すなわち，臨床家による転移の定式化は，中心的な対人関係パターンについての推測であるが，手順に基づいて導かれたものではない。CCRT を用いた定式化は，おそらく大部分は重なり合っているが，中心的な対人関係パターンについて，手順に基づいて導かれたものであるということである。これらの研究は，CCRT のひとつの妥当性を示した点

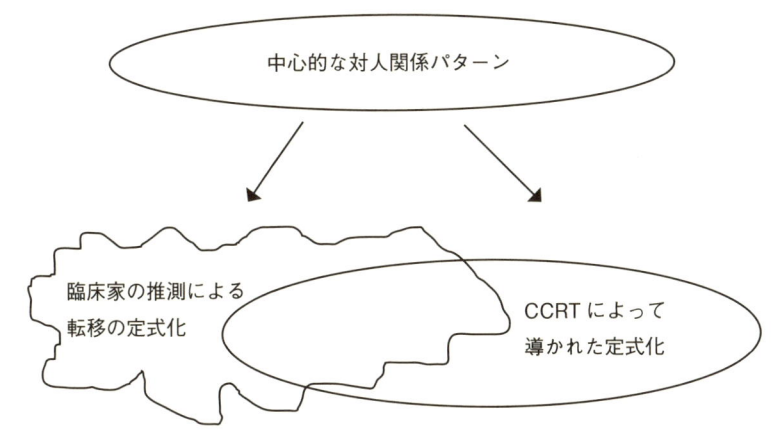

図3 転移とCCRTにおける中心的な対人関係パターン

で意義あるものといえるだろう。

　Luborsky, L. は，CCRT が，精神分析的精神療法家にとって中心的な対人関係パターンについての定式化を補助し，治療の焦点を決める際に最も重要なものとなると主張している。CCRT による定式化は，対人的な葛藤と個人内の葛藤の両方を含む。前者は願望（W）と他者からの反応（RO）との葛藤，後者は願望（W）と願望（W）との葛藤である。また，Luborsky, L. は，精神療法開始時に DSM 診断と CCRT を組み合わせるのがよいと提案している。そうすることで，DSM には欠けている患者の典型的な対人関係パターンとそれにおける葛藤についての情報を補うことができると彼は考えている。

　こうした中心葛藤関係テーマ法（CCRT）を診断面接に用いれば，治療の中でこれから展開していくであろう中心的な転移の現れを手順に基づいて予測できるのではないかと考えられる。

IV. 精神療法過程 Q セット（PQS）

　精神療法過程 Q セット（PQS；Psychotherapy Process Q-Set）は，Jones, E. E.（1985，2000）によって作られた精神療法の 1 回の面接過程を数量化する方法である。PQS の日本版は，守屋らのグループ（2004，2006）が Jones, E. E. の共同研究者である Ablon, S. の協力を得て作成し，原版との評定の一致，信

頼性の検討をすでに行っている。

　PQS は，パーソナリティなどについての評定方法として開発されていた Q ソート法を応用したものである。Q ソート法とは，何らかの心理的な現象について，記述した文章による項目をいくつか作り，それらを測定対象となるある場面での現象に，最も当てはまるものから最も当てはまらないものまで，あらかじめ決まった項目数になるように順番に並べていく方法である。PQS は，100 項目からなり，両極は 5 項目ずつで，中間に近づくほど項目数が多くなる。つまり，正規分布にならうように 100 項目を 1 ～ 9 の 9 つのカテゴリーに分類する。PQS では，精神分析的精神療法，認知行動療法，来談者中心療法などさまざまの精神療法面接を対象にパイロット研究を行った上で，精神療法の 1 回の面接過程を記述する数多くの説明文の中から最終的に 100 項目が選び出されている。それらの項目は，

　　①患者の態度と行動，または体験を描写する項目
　　②治療者の作用と態度を表す項目
　　③「患者と治療者」という二者関係の質を捉えようとする項目，または二人の接触の状況や雰囲気を捉えようとするもの

の 3 つのタイプから成る。

　治療者の作用と両者の相互作用に分類される主な項目を**表 4** に示した。

　表 4 を見るとわかるように，②や③のタイプの項目は，精神分析的な技法要素はもちろんのこと，支持的技法，認知的・行動的技法など，精神療法の技法の幅広い要素を捉えている。項目文も，たとえば，「治療者は，治療関係と他の関係とを結びつけている」（項目 100：転移解釈についての項目）のように，専門用語ではなく，日常的な言葉で書かれている。さらに，項目についてのさまざまな解釈の可能性を減じるため，その定義や詳しい解説がなされている。

　こうした方法が開発されたことにより，精神療法の 1 回の面接がどのような特徴をもっているのかを，数量化して研究することが可能になった。PQS の評定は，訓練を積めば高い評定者間信頼性が得られることが確かめられている。ここでは，初回診断面接に関する PQS を用いたわれわれの研究を紹介する。

　山科ら（2006）は，同一症例に対して，エキスパートの面接者によって行われた森田療法と精神分析的精神療法の初回診断面接について，PQS を用いて比較した。これは，両治療法の技法上の相違を明らかにするためのパイロット研究

表4 PQS：治療作用，態度に関する主な項目

2.	非言語的ふるまいについて介入	62.	反復するテーマを見出す
3.	話を促進	65.	明確化
6.	共感	66.	保証
17.	能動性，相互作用をコントロール	67.	無意識の内容解釈
18.	判断を下さない受容	68.	現実と空想の区別
21.	自己開示	69.	現在，最近に焦点
22.	罪悪感に焦点づけ	76.	自分の問題に責任を持つように介入
24.	逆転移の現れ	79.	気分，情動の変化についてコメント
27.	助言，ガイダンス	80.	リフレーミング，認知的再構成
31.	詳細に話すことを求める質問	81.	感情を強調
36.	防衛解釈	82.	面接内の行動を解釈
38.	面接室外の活動についての話し合い	85.	新しいやり方で振る舞うよう励ます
40.	転移外の解釈	91.	子ども時代の再構成
43.	他者の行動の意味を解釈	92.	現在と過去を結びつける介入
45.	支持的な態度	93.	中立性
47.	治療関係を改善する試み	98.	治療関係についての話し合い
50.	前意識的な感情についての介入	99.	患者のものの見方に疑問を投げかける
57.	治療法についての説明	100.	転移解釈

として行なわれ，相次いで行なわれた初回診断面接を患者の了承を得て録画し，面接の逐語録を作成して，PQS日本版を用いて評定し，数量的に比較検討した（表5）。

両方の面接に共通していたのは，面接者が自信に満ちた落ち着きのある態度を取り，治療目標などについて積極的に質問し，患者の発言が不明確なところは明確化する作業を行っているということであった。そのため，患者は面接にスムーズに導入され，沈黙はあまり生じることはなく，自分をばかにした他者への怒りも表出されていた。どちらの面接でも患者は面接者に自分が理解されたと感じていた。これらの結果は，両方の面接者が共にその分野のエキスパートであり，十分に治療的な面接を行っていることの表れであるといえる。また，一般に初回面接は，それぞれの理論を背景にして面接者が患者の病理を抽出する過程が表れ，一方，患者も治療者・患者関係に影響されずに病理を表出しやすいと考えられるが，この評定結果はそのことを裏付けているといえた。

森田療法で目立ったのは，自己イメージを中心とする意識的なテーマが話題となっていることと，患者の悩みが存分に語られていることであった。治療関係は

表5 森田療法と精神分析的精神療法の診断面接：PQSによる比較

項目	項目の内容	森田	分析
両者ともに高かった項目			
4	患者の治療目標が話し合われている。	8.75	8.0
17	治療者は，積極的に相互作用をコントロールしている（たとえば，構造化したり，または新しい話題を導入したりする）。	9.0	7.0
65	治療者が患者のコミュニケーションを，明確化する，言い換える，または表現を変えて言い直す。	7.25	8.75
84	患者は，怒りや攻撃的な気持ちを表現する。[＊治療者以外に対して]	7.75	7.75
86	治療者は自信に満ちており，落ち着きがある（対極：不確かで防衛的である）。	8.0	7.5
両者ともに低かった項目			
12	沈黙が面接時間内におきている。	1.25	3.0
14	患者は，治療者に理解されたと感じていない。	2.75	3.0
25	患者は，面接を始めることに困難を感じている	1.25	1.5
森田療法で目立った項目			
30	話し合いの中心は，認知的なテーマ，すなわち考え方や信念体系といったことにある。	8.5	5.0
35	自己イメージが話し合いの焦点となっている。	7.75	4.25
98	治療関係のことが話の主題になる(注)。	2.25	5.5
精神分析的精神療法で目立った項目			
36	治療者は，患者の防衛機制，たとえば打ち消し（アンドゥーイング）や否認など，の使用を指摘する。	4.75	8.25
71	患者は，自責的である：恥または罪悪感を表現する(注)。	6.0	3.0
79	治療者は，患者の気分や情動の変化についてコメントする。	4.0	7.25
82	面接時間内の患者の行動は，今まではっきりと認識されていなかった筋書きに，治療者によって言い換えられる。	4.0	7.25
89	治療者は，防衛を強化するようにふるまう(注)。	5.0	1.25
両者で逆方向に目立った項目			
41	患者の大望，または野心が話題となる。	7.75	3.75

注）項目98で評点が低いのは，そのようなことが「話の主題とならない」ことを意味する。また，項目71で評点が低いのは，「そのような発言が無いことが目立つ」ことを意味し，項目89で評点が低い場合は「治療者が防衛を強化しないよう積極的にふるまう」ことを意味する。

一切話題になること無く背景に退いていた。一方，精神分析的精神療法では，面接者は無意識過程である防衛に対し焦点を当て，面接中に生じる患者の行動や気

分の変化も指摘されるところが特徴的であった。また，森田療法では患者自身が意識している恥の感情が，意識的なテーマとしてある程度語られたのに対し，精神分析的精神療法ではこの話題は語られなかった。

両者で逆方向に評点が分かれた項目41「患者の大望・野心が話題となる」は，森田療法では評点が高く，つまり患者は野心的な面を強調したのに対し，精神分析的精神療法では評点が低く，つまり患者は将来への悲観的な見通しを口にしていた。これは，面接者のスタンスに応じて，森田療法では患者は誇大的・野心的な面が強調され，精神分析的精神療法では同じテーマで将来への不安が語られるという違いが生じたことを示し，患者が初回面接をどう体験しているかを実証しているといえよう。こうした結果からは，初回面接で何が話題となるか，面接者は患者の病理のどの部分に焦点を当てるか，ということに関して，両治療法ではこのように明確な違いがある可能性が示唆される。

鈴木ら（2006）は，精神分析的診断面接と親ガイダンスの初回面接について，その技法上の相違を明らかにするための比較研究を行った。個人の精神分析的診断面接と親ガイダンスの初回面接3例ずつについて，双方の技法に熟練した同一面接者（皆川）が行った治療過程を患者の了承を得て録音し，面接の逐語録を作成して，PQS日本版を用いて評定し，数量的に比較検討した。（**表6**）

両者に共通していたのは，面接者が自信に満ちた落ち着きのある態度で，患者に対し判断を下さず受容的・共感的に応答しており，言葉遣いに配慮的で，患者を見下す態度もとっておらず，逆転移の問題も表さずに，患者（あるいは親）に詳細に話すよう促し，明瞭な表現スタイルでコメントをしており，治療過程を正確に把握しているということであった。

そのため，患者（あるいは親）は面接にスムーズに導入され，面接に協力的に取り組み，自ら話題を出して重要な問題および治療目標について話し合い，面接者に理解された感覚をもてたようだった。これらの結果は，面接者が両分野においてエキスパートであり，十分に治療的な面接を行っていることの表れであるといえた。

平均スコアの差が3以上ある項目のうち，個人精神療法で目立ったのは，項目37「指導的な態度」，項目89「防衛を強化する」が極めてあてはまらなかったことであった。

両者で逆方向に分かれた項目は，計6項目あった。項目36「防衛解釈」，項目

表6 精神分析的診断面接と親ガイダンスのPQS評定結果

項目	項目の内容	親ガイダンス	個人療法
両者に共通してあてはまった項目			
4	治療目標についての話し合い	7.6	8.0
6	共感	7.3	7.3
18	判断を下さない受容	7.0	7.0
23	対話に特定の焦点	7.6	7.3
28	治療過程を正確に把握	7.0	7.6
31	詳細に話すことを求める質問	7.6	8.6
46	治療者の明瞭な表現スタイル	7.3	8.0
86	治療者に自信・落ち着きがある（逆：防衛的）	7.6	7.6
88	患者は重要な問題を持ち出す	7.6	7.3
両者に共通してあてはまらなかった8項目			
9	治療者は冷淡（逆：敏感に応答）	2.0	1.0
14	治療者に理解されなかった感覚	2.3	3.0
15	患者は自分から話題を出さない	1.0	1.6
24	逆転移の現れ	2.3	2.3
25	面接と始めることの困難	1.3	2.6
51	患者を見下す態度	1.3	1.0
77	治療者の無神経な言葉遣い	1.3	1.6
87	患者は支配的	2.6	2.6
個人精神療法において特徴的だった2項目[注)]			
37	指導的な態度	6.3	1.3
89	防衛を強化する	5.6	1.0
両者において逆方向に特徴的だった6項目			
36	防衛解釈	2.6	8.3
50	前意識的な感情についての介入	3.6	8.3
38	面接室外の活動についての話し合い	7.6	2.0
52	治療者に頼る	7.0	3.0
57	治療法についての説明	8.3	4.0
66	保証	8.3	2.6
親ガイダンスにおいて特徴的だった2項目			
27	助言・ガイダンス	9.0	3.6
43	他者の行動の意味を解釈	9.0	4.6

注）このような項目があてはまらない方向に特徴的だったことを意味する

50「前意識的な感情についての介入」が個人精神療法では極めてあてはまったのに対し，親ガイダンスではあまりあてはまらなかった。また，項目38「面接

室外の活動についての話し合い」，項目52「治療者に頼る」は親ガイダンスではかなりあてはまったのに対し，個人療法ではあまりあてはまらなかった。さらに，項目57「治療技法についての説明」，項目66「保証」は，親ガイダンスでは極めてあてはまったのに対し，個人精神療法では項目57は重要ではなく，項目66はあまりあてはまらなかった。

そして，親ガイダンスでは，項目27「助言・ガイダンス」，項目43「他者の行動の意味を解釈」が極めてあてはまったのが特徴的だった。

つまり，個人療法では，指導的な態度は積極的に控え，防衛を積極的に扱い，情緒体験を深めていくのに対し，親ガイダンスでは，指導的な態度で，助言やガイダンスと保証を積極的に与え，防衛解釈を敢えて控えるという結果であった。また，親ガイダンスでは，項目43「他者の行動の意味を解釈」で捉えられたように，治療者は積極的に子どもの行動の意味を解釈していた。

親ガイダンスは，親の子ども理解を援助して，親機能を補助・強化することを目的としており，解釈よりも支持的な作業が中心となる。実際，この研究での親ガイダンスのPQS評定結果は，「面接室外の活動についての話し合い」「保証」「助言・ガイダンス」など支持的介入が中心であった。しかしながら，通常の支持的技法とは異なる点は，治療者が「他者（＝子ども）の行動の意味を解釈」「治療技法の説明」をたくさん行っており，さらにその内容が，子どもの無意識の病理を発達論的観点から説明しているところあった。つまり，これらの親ガイダンスは，精神分析的な理解に基づく自我支持的な技法であるということが示された。この研究のPQS評定は，それぞれの治療技法の特徴を鋭く捉えたものであったといえよう。

こうした研究は，すぐれた臨床家が，実際に診断面接をどのように進めているかについての実証的なデータとなっている。すなわち，本書のような，面接を「どのように進めたらよいか」の教科書的な記述を，実際の面接を実証的，数量的に研究することによって裏付けることができることを示している。

V．SWAP-200

SWAP-200（Shedler-Westen Assessment Procedure-200）は，Westen, D., Shedler, J. によって開発された，パーソナリティとその病理を臨床家が評定する

ための研究用の道具である。これもPQSと同様，Qソート法を用いている。

　序章でも述べたが，診断面接と精神力動フォーミュレーションにあたって，長期に続くパーソナリティの病理を見立てることは，きわめて重要な部分をなす。ところが，DSM-III～IVに記載されているパーソナリティ障害は，そうした目的のために用いるには，いくつかの問題を孕んでいる。第一に，理論に偏らず，信頼性を重視するという基本的なポリシーのため，その診断基準の項目は表面的で，行動に現れたものに偏ってしまっている。第二には，ひとりの患者に同時に3つ，4つのパーソナリティ障害がついてしまう，I軸障害と分類システム上分けられてしまうため，人為的にいくつかの障害の共存という診断がついてしまう，という問題がある。第三に，より軽微な，神経症的なパーソナリティの問題，さらにはパーソナリティの強さの側面は拾うことができない。第四の問題としては，境界性パーソナリティ障害と反社会性パーソナリティ障害以外のものは，前提となる実証研究がまったくなされないままに診断基準が作られてしまったことである。以上のような多くの問題をもつため，DSMの第II軸パーソナリティ障害の診断は，現状では少なくとも精神療法などの治療のためにはあまり役立たない診断分類となってしまっている。

　Westen, D.とShedler, J.（1999a，1999b）は，こうした状況を改善するための方法としてSWAP-200を開発した。SWAP-200では，DSMに記載されているようなパーソナリティの病理に加えて，より軽微なパーソナリティ病理の側面や，精神的に健康なパーソナリティ特性といった項目も入っているのが特徴である。また，防衛，動機付けと葛藤など，精神分析的概念に由来する内的な問題の項目を多く含んでいて，しかもそうした項目がわかりやすく，一般的な言葉で表されている。そうした工夫によって，重症のパーソナリティ障害だけでなく，健康な，あるいは神経症的なパーソナリティの病理も捕らえることができ，また精神力動的な臨床や見立てとの連続性が保たれるよう工夫されている。

　SWAP-200は，3回程度の臨床的診断面接（CAI；Clinical Assessment Interview）を行なったあとで，あるいは数回の治療面接を行って患者についての十分な情報を得たところで臨床家が評定する。200項目のパーソナリティを表現する項目について，最もあてはまらないものからあてはまるものまで，0～7の8段階に評定する。200項目のうち100項目は，0，すなわちあてはまらないものに分類され，残りの100項目が，あてはまる程度に応じて7段階で，それ

ぞれ決まった項目数に分類される。その項目数は，正規分布の半側にならって設定されている。また，思春期用の版である SWAP-200-A（A は adolescent の略）も作られている。

　Westen, D. らは，無作為に選んだ経験の豊富な全米の精神科医または臨床心理士に，成人の患者には SWAP-200 を用いて（Shelder, J. と Westen, D., 2000；2004a；2005b，計 530 例），思春期の患者には SWAP-200-A を用いて（Westen, D. ら，2003；2005，計 294 例），自分が精神療法を行なっている症例で，割り当てられた診断の症例 1 例ずつを対象に評定してもらった。そして，そのデータを因子分析し，パーソナリティ病理の実証的な類型化を試みた。パーソナリティ病理の分類方法に関しては，古くからカテゴリー・モデルあるいは類型モデル（DSM のような，特定のパーソナリティ障害のあるなしをみる方法）と次元モデル（いくつかのパーソナリティ傾向がどの程度あるかをみる方法）の議論があり，いずれの方法も長所と短所を持つ。そのため，彼らは，解析にあたって，類型モデルに適した解析方法と，次元モデルに適した解析方法との 2 つを試みた。こうした研究は，DSM-V での第 II 軸改定に向けての基礎的な資料の一部になっているという。これらの論文で抽出された因子を**表 7**，**表 8** にまと

表7　成人のパーソナリティ病理

SWAP 成人・プロトタイプ 因子		SWAP 成人・次元 因子		DSM-IV 評定
1	反社会性・サイコパス	2	サイコパス	反社会性
2	妄想性	3	敵意	妄想性
6	自己愛性	4	自己愛	自己愛性
9	情緒調節の障害	5	情緒調節の障害	境界性
3	シゾイド・統合失調型	7	シゾイド傾向	分裂質
		9	思考障害（統合失調型）	統合失調型
4	強迫性	8	強迫性	強迫性
5	演技性	10	エディプス葛藤（演技的性愛化）	演技性
		11	解離	
		12	性的葛藤	
7	回避性・ディスフォリア	6	ディスフォリア	回避性
10	依存性・マゾヒズム性			
11	敵意・外在化型			
8	抑うつ神経症（高機能）			
		1	心理的健康	

Shelder, J. と Westen, D. (2004a, b) より著者が作成

表8　思春期のパーソナリティ病理

SWAP思春期・プロトタイプ		SWAP思春期・次元		DSM-IV評定
1	反社会性・サイコパス	1	サイコパス・悪性自己愛	反社会性
		8	非行動	
				妄想性
4	自己愛性			自己愛性
2	情緒調節の障害	6	情緒調節の障害	境界性
3	回避性・制縛性	2	ディスフォリア・制止	回避性
		11	仲間からの拒絶	分裂質
		5	統合失調型	統合失調型
		7	不安強迫性	強迫性
5	演技性	4	演技的性愛化	演技性
		9	性的葛藤	
6	自己批判的スタイル			
		10	注意調節の障害	
7	心理的健康	3	心理的健康	

Westen, D. ら（2003；2005）より著者が作成

めた。

　表でわかるように，成人のところでは，境界性，自己愛性，シゾイドなどパーソナリティ障害の主な類型はDSM-IVのものと大きく変わることはない。しかしたとえば，強迫性パーソナリティ障害に該当する項目の主な記述（**表9**）をみると，DSM-IVの基準よりも，より高機能で神経症的な病理をもつ群が描写されていることがわかる。また，因子分析によって，DSM-IVに記されているような病理の重いパーソナリティ障害とは異なった二つの性格病理のグループ，すなわち演技的性愛化（エディプス葛藤）および性的葛藤（**表10**）が抽出されている。前者は，以前から精神分析的に治療され，研究されていたヒステリー性格の記述にも近く，より病理が重篤で境界性パーソナリティ障害と区別できないDSM-IVの演技性パーソナリティ障害の概念よりも臨床的な有用性も高い。また，次元に基づく因子でディスフォリアとされる抑うつ的・神経症的なパーソナリティ病理は，プロトタイプでは，回避，マゾヒズム性，外在化型，および高機能の抑うつ神経症という4つのサブタイプに分かれるという。

　一方，思春期のパーソナリティ類型はどうだろうか。DSM-IVでは，18歳未満では，パーソナリティ障害は診断できないことになっている。これは，こう

表9　強迫性パーソナリティ障害

1. まじめで責任感が強い
2. 自己批判的；自己に課す価値基準が非常に高く，非現実的なほど
3. 高い道徳的，倫理的価値基準を持ち，それに従って行動しようとする
4. 規則，きまりごと，などへのとらわれが強い
5. 気を病みがちである
6. 支配的になりやすい
7. 細部にとらわれやすい
8. 自分が完全であろうとする（外見，達成，しごとなど）
9. 悪いことが起きたとき，自分を責め，自分に責任があると思いがちである
10. 罪悪感を感じやすい

表10　演技性性愛化と性的葛藤

演技的性愛化（エディプス葛藤）
1. 年齢，身分からみて自分にふさわしくないような恋人，性的パートナーを選びやすい
2. 情緒的にあてにならない相手に恋したりしやすい
3. 恋愛や性的関係で「三角関係」を作りやすい
4. 意識的であろうと，無意識的であろうと，性的に誘惑的，あるいは挑発的に振る舞いやすい
5. 理想的で完全な愛を空想する
6. 性的に独占欲が強く，嫉妬深い

性的葛藤
1. 性的活動を意識的，あるいは無意識的に危険だと思う
2. 自分の性的興味や活動を罪深いあるいは恥ずかしいと感じやすい
3. 性的体験を不快で汚らわしいと感じやすい
4. 性機能の何らかの障害がある（不感症，インポテンスなど）
5. 恋愛していると，他の人々の好意に対する興味がなくなる
6. 同じ相手に，やさしい気持ちと性的感情の両方を向けることが難しい

した情報が未だ不十分なことに由来する。しかし，SWAP-200-Aによれば，思春期の年代でも全体的には成人と似たようなパーソナリティ病理の類型が因子分析によって抽出されている。つまり，この年齢段階でもパーソナリティの病理が診断可能なことを示唆している。これを確かめるには，もちろん今後の縦断的研究が必要ではある。次元での類型でみると，反社会的な非行行動がみられるなかに，サイコパス的なパーソナリティ特徴をもっているものと，8番目の非行行動で抽出された，いわゆる神経症的な問題のためそうした行動にいたるものとが分かれることがわかる。おそらく後者は，精神分析的な治療のよい対象になるで

あろうことから，この見立ては重要である。また，**表8**に示されているように，DSMにも，成人で抽出された因子にも該当するもののない項目が2つ認められる。次元での10番目の因子である注意調節の障害は，注意欠陥多動性障害に該当するものだろうか。プロトタイプの自己批判的スタイルは，ひとつの神経症的なパーソナリティ・スタイルだと考えられる。

　SWAP-200は，それを用いた研究が未だ進行中の段階ではあるが，神経症的なパーソナリティ病理や，より健康な問題も抽出することができ，行動だけでなく，防衛，葛藤，動機付けなどといったより内的な問題をも，実証的に捉えることに成功している。それゆえ，今後の研究の進展によって，さらに診断面接と精神力動フォーミュレーションに役立つ結果が得られることが期待できる。

第II部
実際編

第5章　精神分析的診断面接の進めかた

皆川　邦直

はじめに

　精神科面接 psychiatric interview は，精神科医の専門性をはっきりと意識するためにとても大切なものである。一定の時間内に，できるだけ意味のある情報を多く得ることと，治療関係の形成と展開に重要な作業（治療）同盟を築き上げることとをバランスさせながら進める面接の技術 art は，他科の医師にも提供しうるものであろう。それだけに面接の技術は一朝一夕には身につかぬものである。技術を磨くには精神科医一人ひとりのもつ資質も大きくかかわろう。ただ確実にそうだと思えることの一つは，必ずしも最初から苦労なく面接のできる精神科医の技術が最終的に輝きをもつとは限らず，最初は四苦八苦する精神科医でもその気になってコツコツと面接の技術を学んでいけば，専門性を十分に発揮する技術を身につけられる，ということである。

　面接や精神療法の技術を文字だけによって伝達するのは非常にむずかしいが，ここではあえて面接の進め方について具体的に述べようと思う。しかし，誰もが一定の面接をしなければならない，と考えているのではない。精神科面接には記述症候学の知と，力動精神医学が提供する個の在り方や対人関係，そして個と集団の関係などに関する知の双方を必要とする。さらにこれらの専門的な知識は，精神科医の個としての同一性に統合されない限り，単なる知識にとどまってしまう。そこに専門技術としての面接を身につけるところでの難しさがあるように思われる。

　ところで，神経症とパーソナリティ障害患者への面接の進め方には，以下に述

べる点以外にあまり相違はないといえよう。すなわち、パーソナリティ障害の患者に対しては、面接を継続するどこかの時点で、自我親和的 ego syntonic な人柄の一部、たとえば受け身的・依存的にすぎる点 dependent, 面従腹背でありすぎる点 passive aggressive, 重箱の隅にこだわって、他者への思いやりの不足を意識しない点 obsessive compulsive, 感性だけに頼りすぎ、また刹那的でありすぎて、連続性を失ってしまう点や、演技的にすぎる点 borderline, histrionic などが、本人にとって自我異和的 ego dystonic, ego alien に感じられるようになる働きかけを必要とする。つまりパーソナリティ障害の場合、面接のある時点で、それを神経症化することによって治療の可能性を引き出すといえよう。また面接によって神経症化できないような重篤な障害（非社会性パーソナリティ障害 dyssocial personality disorder など）の治療は、残念ながら現段階では非常に困難ではなかろうか。

I. 面接の構造と流れ

Ekstein, R.（1952）は、面接には構造と流れがあると説いた。この認識は土居の成書（1961）詳しい。小此木（1990）は、治療構造論を提唱し面接の構造を重視した。面接の構造と流れという概念枠がないと、面接は、友達同士や親子のような話し合いと変わりのないものになろう。面接の構造とは、面接者と被面接者との対話 interview という流れ、その対話から生じる面接者と被面接者の精神状態の変化という流れを明らかにするものである。流れを川にたとえるならば、構造とは川の流れを維持する土手であり、川底である。つまり土手や川底がなければ流れもなくなるといえよう。具体的には、面接室の場所（病医院、健康管理室、その他）や作り、面接室の椅子の設定方式（互いが座る距離や方向、寝椅子を用いる自由連想法か対面法かなど）、面接時間、面接に関する基本的な約束事（たとえば家族に対して秘密を保つのか、保たないのか。家族と同席面接をするのか、しないのか。患者の重大な決断は面接者の関与しないところでして差し支えないのか、差し支えがあるのか。看護婦が同席するか否か。その他）などを意味しよう。これらは面接者が可能な範囲の中で主体的に設定するものである。これに対して流れとは、ある範囲で固定する構造のもとで被面接者の雰囲気、表情、しぐさ、連想などに導かれて、面接者が被面接者と共に歩むことによって生じる

ものである。それだけに面接の流れは，面接者の関与の仕方によってかなり大きく変動する。とすると面接の原点をどこに定めるべきかという問題が生じる。その原点は次のようにして求めることができよう。

　面接者は［患者の非言語的，言語的発信を受ける受信］→［判断］→［判断に基づく発信］のサイクルを繰り返す。また被面接者は［自らの発信］→［面接者からの発信を受ける受信］→［判断］のサイクルを繰り返す。そして両者が共有しうるのは，面接者と被面接者との間の合意，より正確に言うならば自分で判断することに関しては平等な両者の合意によって成立する真実 consensual truth である。つまり面接者と被面接者に共通する原点とは，両者が真実だと合意できる点であるといえよう。

　さてこれらのサイクルで示したように，面接における最初の発信と最後の判断は患者の側にある。そして面接する精神科医は，患者の最初の発信から最後の判断に至るまでの過程を触媒するのである。被面接者は自分一人では手に余る自分の問題を前にして，その解決策も見いだせず，不安に襲われるばかりであり，あるいはそれに加えて，不安のために派生する現実的な問題に迫られる。

　そのために救いを求めて面接者に発信する。そして面接者からの専門的な援助を借りて，新たな判断を下す。これらが面接者と被面接者それぞれに与えられた責任と権限であるといえよう。

　したがって面接者は，日々の気分や周囲の状況によって影響は受けるにしても，受信→判断→発信の責任を果たすために頼るべきアンカーポイント anchoring point を定める必要があろう。換言すれば面接者は触媒として自分のしていることを常に理解しておかねばならない。面接者は被面接者とやり取りする立場と，この2者の交流を観察する立場を瞬時かつ自在に行き来するのである（関与しながらの観察 participant observation）。

II. 面接の進め方

1. 面接を始めるに当たって

　面接者はできれば自己紹介をしたほうが良いだろうが，午前中に数十人の患者を診るような外来で，新患の面接も引き受ける構造においては，大変な作業になろう。ただ面接を何回かした後に，患者の手に余る問題を判断して，こちらの見

立てと治療方針とを患者に提示するとか，面接の基本構造の重要な点に関しては最初に伝えておく必要はある。それが与えられないと，患者は非常に弱い，主体性を欠く立場に置かれるので，面接者を過剰に信頼するか，または被害的にならざるを得ない。そのため患者の不安は非常に高いものになろう。

　また面接を継続するうちに，患者が面接に関する疑問点を抱くことがある。疑問点をそれとして患者が精神科医に気軽に尋ねられるように配慮することも大切である。ただし面接に対する質問が抵抗として使われる場合は，この限りではない。

2. 初回面接における最初の質問（受信準備）

①どんなことで，来院（入院）されたのですか？
②あなたについて話して下さい。
③何でも思い浮かぶままにしゃべって下さい。

　どれも患者の不安を刺激する質問であるが，①から③の順に患者の不安を刺激する度合は高くなろう。常識的には①が無難であるが，②も捨てがたい。私は患者が着席する様子をみて①か②を選んでいる。被面接者が不安にならないよう，最初は雑談風に面接を進める方法もあるが，面接の構造を最初に説明することによって，それに代えることができる。また患者には不安になる刺激を加えないほうが良いと考えるのは大切であるが，しかしそれにもディメリットがある。というのは，それは，「この程度のことで，あなたは不安になるのでしょう」とか，「この程度の痛みにも耐えられないのでしょう」という前提を置くことによって成立する考えだからである。そこには実際に評価することなく被面接者の不安耐性を低いものとして断定する落とし穴がある。そのように断定してしまうと，患者はいたわられた，共感されたと感じるよりも，むしろ馬鹿にされた，嘲笑されたと感じることもあるだろう。

　通常，最初の質問は，「はい」，「いいえ」で答えられないオープン・エンドの質問を用いるが，それは面接者の意図，被面接者への期待をはっきりさせないという意味で，余り支えを提供しないものである。だからこそ，それによって喚起される被面接者の不安の度合は，被面接者固有のものであると判断することができる。そこで面接者は，このように質問することによって喚起される患者の不安を感じ取り，それに対して瞬間的な対応を迫られる（ここで精神科医は常に中立

性を要求される。精神科医が自分の不安を緩和する目的で自分の判断を患者に与えることは，多くの場合，逆転移であり，その副作用は決して小さくない）。

また2回目以降は面接者の心の中で，患者は何を目的に面接にきているのかと問い続けたい。また時には，面接を続けていてどう思いますか？と患者に質問する必要もあろう。

3. 質問に対する被面接者の反応を見て次の対応を決める

①の質問で面接を開始する場合，これに答えられない患者はたぶん神経症ではないと推測することができよう。またこの質問に答える前に，この質問の意図を更に知りたがる被面接者は猜疑心の強い状態または人柄か，あるいは面接者に支配されるのを嫌い，自分のペースで面接を乗り切ろうとする状態または人柄，つまり面接者を「縛りつけ」，「支配」しようとする状態または人柄のいずれか，またはその両方であるといえよう。依存的で面接者にしがみつこうとする態度は，面接者を縛りつけようとするのだから，支配的であるということになろう。これらを判断して，同じ質問を繰り返すか，どんな症状があるんですかと，質問の幅を狭めた質問に代えるかする。幅を狭める理由は，そうしないと Schneider, K. の一級症状が発現する（新海，1986），精神運動抑制や興奮，あるいは患者の怒りが爆発するなどのために，面接の目的が達成できないと判断する場合に限られる。

2番目以降の質問に対する患者の反応についても，まったく同様である。

4. 被面接者の醸し出す雰囲気と，語る内容から成り立つ文脈を追う

被面接者が語り出したら，話の腰を折らずに耳を傾ける。この傾聴は非常に大切であり，面接者としての好奇心からいろいろと質問しないほうが良い。また面接者のうなずきが多すぎたり，少なすぎたり，あるいは早すぎたりするのも，被面接者の伝えようとする意欲を弱めてしまうことがあるので留意したい。そして患者が自己を語りやすくなるように言語的・非言語的に励ます。それには，なるべく日常生活のレベルでの体験，思考，感情についての具体的な話をしてもらうようにすることや，そのレベルでの面接者側の共感が何よりも大切である。

また面接を続ける限り常に，面接者は患者の伝えてくる文脈だけを追う心がけが大切である。

5. 被面接者の話が途切れた場合，あるいは曖昧な場合への対応

　話の途切れた最後の言葉を繰り返すか，「それで」などの言葉をかけて話を進めるように励ます。いずれにしても「途切れた部分」から離れないように心がけたい。しかしその結果，被面接者の状態が制御しかねる状態に陥ってしまって，面接の目的が達成できない場合には，そこから離れねばならない。そこから離れるためには，そこに戻る働きかけを止めて，患者の発信についていけば良い。しかし神経症やパーソナリティ障害の患者では原則的にそのような局面を迎えるのは例外的である。

　話が曖昧な場合には，面接者は，「というと？」，「良く分からなかったので，もう一度話して下さい」と被面接者にお願いする。こうして曖昧になったところに戻って，もう一度話をしてもらうようにする。あるいは「別の言い方で説明して下さい」と頼んでも良い。話が途切れて，そこから話が続かないとか，話が曖昧なまま空転するような場面に遭遇するのは統合失調症，躁状態，極度の精神運動抑制か興奮のあるうつ状態，強迫，器質性疾患などに多い。曖昧な話の空転は強迫以外の神経症やパーソナリティ障害でも生じるが，それは患者が不安に脅えて，理想化，脱価値化，分裂，感情の切り離し，反動形成，知性化，合理化，投影，抑圧やその他の防衛を動員するためである（蛇足だが，神経症症状は防衛から成立するので，神経症の場合，症状に関する質問などはする意味がほとんどない）。その場合には曖昧を曖昧でなくする努力は無益となり，患者の扱える話題についていくほうが賢明である。しかし面接者の側から話題の変換を積極的にするのは避けたほうが良い。そのようにしてしまうと，面接者が不安に耐えられなかったのか，被面接者が耐えられなかったかの判断が下せなくなって，面接者は自分のしていることを常に理解することができなくなるからである（逆転移の点検不能）。

　2回目以降の面接では抵抗が必発する。抵抗が面接の進行を著しく害する場合には抵抗分析を行なうが，この点に関しては，初心者は，余り気にせずに，通常の面接の進め方をしているほうが安全だろう。ここで述べている段階を踏む限り，大きな問題は起こらないはずである。

6. 面接者の理解（判断）を確かなものにしていく

　文脈を変えてはいけないが，面接者の理解が被面接者の意図する発信と相違す

る，「コンニャク問答」（新海，1986）になっては困るので，最小必要限，的を絞った具体的な質問をしていく。その過程では時に，「はい」，「いいえ」で答えられるクローズド・エンドの質問も使用して差し支えない。的の絞り方は常に，オープン・エンドからクローズド・エンドの順が原則である。

7. 被面接者の手に余る問題を同定する

1から6をアンカーにして，被面接者の話を聞いていけば，その人一人では手に余る問題が見えてくる。それには面接者は弁証法的な論理展開の方法を身につける必要がある。面接者に見えてきたならば，それを被面接者の問題であると仮定して，面接者が被面接者に明確な言葉で提示する。次に提示した仮定に対する被面接者の反応を見る。この刺激-反応系の循環において被面接者が言語的にも非言語的にも，仮定を真実であると判断することによって，面接者はとりあえず，被面接者一人では解決できない問題についての仮定は合意的真実になったと判断できる。そしてこの仮定が真実と認定されたならば，面接者と被面接者は次の段階に進むことがきる。それには面接者は被面接者からの次の発信を待つだけで良い。また被面接者が合意しなければ，その仮定は被面接者の判断によって棄却されたことになる。つまり面接者の理解，仮定は誤りであるので，前の合意点にまで戻って，患者の発信を再び受け取るところから，やり直せば良い。

初回面接で両者の合意する真実を見出すのはむずかしいかもしれない。しかし少なくとも数回から10回くらいの面接で一つの真実を共有しなければならない。それがとりあえずの問題として両者に認識された上で，その解決のために面接，薬物療法，その他の療法などの治療方針が提示されるのである。そうすることによって精神科医は一人では問題を解決することのできない患者の健康な心の部分と手をつなぐことができよう。この関係の成立を作業（治療）同盟という。作業（治療）同盟は神経症の場合，比較的安定するが，パーソナリティ障害，ことに境界例など未熟なパーソナリティ障害の場合には動揺しやすいといえよう。

いずれにしても，初回の面接にせよ，継続する面接にせよ，1ないし2から7を往来するのが常である。そして面接者には，現在の面接の流れが順調に1から7を繰り返しているのか，あるいはどこかで停滞しているのかを把握している必要があるといえよう。

8. 現病歴，既往歴，発達史，家族歴の聞き方

最初の質問によって被面接者の発信を励ますと，すでに述べた症例に示したように，主訴と現病歴などの資料は現在の家庭状況，家族関係などをも含めて自然に被面接者が伝えてくれるものである。現病歴が概ね取れたら次に，「今の問題が起こる前はどうでした？」，次いで「あなたのご家族について話して下さい」，「中学，高校の頃はどうでしたか？」，「小学校の頃はどうでしたか？」，「小学校前のことで何か覚えていることはありますか？」（境界例など未熟なパーソナリティ障害では幼児期記憶がすっかり忘却されていることもある）などの質問をして，既往歴，発達史，家族歴・家族背景などの情報を得る。そこでも現病歴同様に，オープン・エンドの質問から始めて次第に的を絞った，クローズド・エンドの質問の順を原則とする。そして初回面接の終わり，あるいは数回の面接の終わりに，すなわち，見立てと治療方針を提示する前に，聞き漏らした点，ことに症候学上の疑問点や発達史，家族歴・家族背景を確認する。その後は，面接者から，家族や発達史などについて質問するのは避けたほうが賢明であろう。

9. 家族などからの情報について

家族からの支持，援助を多く必要とする患者では，家族からの情報を仕入れることも大切である。それは患者の手に負えない問題がいかにできてきたかを知るためというよりは，患者が家族，その他の関係者からどれほどの協力や援助が得られるか，換言すれば治療計画を作成する時に，治療上活用可能な社会資源を十分に知っていること，およびこれらの関係者からの治療の妨害を最小限にくい止めることなどが大切だからである。

10. 治療計画の作成とその後の面接の進め方

神経症にせよ，境界例にせよ，患者一人では手に負えない問題を精神科医と患者の合意する真実を共有することによって，治療計画の作成が可能になる。

2回目以降の面接について1回目と異なる点は，すでに述べてきたが，それに加えて，面接のはじめに通常の挨拶をする以外，面接者は沈黙を守ることが非常に大切である。それは面接において語られる文脈を追う姿勢を崩さないためのものである。その他の点では，アンカーポイントに従って，同様の循環を繰り返していけば，患者理解は次第に深まっていく。症状は転移のなかに吸収されて消失

することが多い（転移性治癒）。あえてもう一つの相違点を挙げるならば，転移の理解と抵抗分析の技法をつけ加えたい。これについては Greenson, R. R. の書（1967）に詳しい。初回面接あるいは診断面接と比較して治療面接では，面接者の言語的介入の頻度は一般的に低くなる。しかしそれは患者の健康度によっても，面接者の逆転移によっても規定されるといえよう。

III. 実際の面接場面から

診断面接をどのように進めるかを，実際の面接場面を提示して説明する。神経症の症例での診断面接は第9章で詳しく提示する。ここでは，パーソナリティ障害の症例の面接を提示し解説する。

患者は20歳女子で仕事を休職中の患者である。第4章で紹介した境界例診断面接（DIB）の研究の一環として，主治医から紹介され診断面接を行なった。DIB は半構造化面接だが，それを実施する前に，精神分析的な診断面接を行なっており，その面接場面からの抜粋である。患者には，診断面接の研究のための面接だと説明し，合意を得ている。面接者には患者の年齢と姓名以外の情報は一切知らされていない（[　] 内は，面接者が感じた内容や発言の意図を示している）。

I（面接者）：私は，Pさんの名前と年齢しか知らないんですけれども，A先生から説明のあった質問をする前に，少しPさんについて知っておきたいんですが，ご自身について，少し話を聞かせていただけますか。

P（患者）：どういうことを言えば……
　[自由を楽しむよりも依存を求めていることが感じられる]

I：何でもいいです，ご自分のことについて。

P：生年月日とか，そういう以外に？

I：自分自身について。

P：生まれはBのほうですけれども，父は自由業をしていまして……。歌が好きなんですね，カラオケとか，よくマイクを持ったら離さないし，皆によく唄ってとか言われて唄うんですけれども。性格は，自分が思っているのは，明るくていつも笑うんですけれども，ちょっと今は，あん

まり大声で笑うということはないんですけれども…………。
　［問題を話しだすと，途端に黙ってしまう点が気になる］
Ｉ：笑わない理由があるわけですか？
Ｐ：何していてもつまらない，というような…今はそうなんです。あとは，よく人を笑わせたりするのも好きですし……
　［自分の手に余る問題の喚起する不安が非常に高いのだろう。そのためにその話題に入っていくのを躊躇しているのだろう。しかしこれでは理解できないので最初の質問に戻ろうと思う］
　――中略――
Ｉ：どんなことで病院に行かれたのですか？
Ｐ：何か，自分が小さい子になっちゃった……母から聞いたんですよ。何かね，三角関係みたいになってしまって。何か自分が小さい子みたいになってしまったんですね。
Ｉ：小さい子みたいになってしまった？　どういうことですか？
Ｐ：そのう，現状がわからなくなっちゃって，小さい頃に戻っちゃった，というんですか，そんなふうになっちゃって，そこの病院に行ったんですけれども，何か精神的なもので，何かよくわからないんです。
Ｉ：三角関係みたいだったの？　三角関係だったの？
　［Ｐの話を曖昧にしようとする営みを防止しようとした］
Ｐ：三角関係，自分が悪いんですけれども。
　――中略――
Ｉ：みたい，という言葉をよく使われるけれども……。
　［曖昧の防止］
Ｐ：（二人の男性が）争っちゃって，同時にどうなっちゃったのか……わかんない。
　［わかっているはずだと思う］
Ｉ：覚えていないの？
Ｐ：……。
Ｉ：争ったって，具体的には？出刃包丁なんかで殺すとかやったの？
　［ここまでのＰの感情表出と連想内容から相当の争いであったのだろうと感じた］

P：そういう感じ……なんか。
I：なんだ，覚えているじゃない。
P：なんだか聞いたんです。
I：目の前でしたの？
　［覚えているだろうと考えて前の言葉を無視した］
P：そうです。向こう側の人の家というか，住んでいるところがあるんですけれども……。
I：向こう側って，どっち側だかわからないけど。
　［曖昧の防止］
P：新入社員のほう，もう一人の人が行ったんでいったんですね，包丁を持って。それで……。そこから，また少し何となく静かに，静かというか，落ち着いていて……。

——中略——

P：その2人の男の人が。その間，私ははじめは寝ていたんですよ。それから，帰ってきて，その後，私，覚えていないんですけれども，5歳になったとか，幼稚園の遠足に遅れるとか，何か訳のわからないことを言っていたらしくて，それで一緒に住んでいた人のほう［どちらの彼氏かについては曖昧にしなくなった］がびっくりして，入院していたところの病院に行ったりしてたんですけれども……。

——中略——

I：話を聞いていると，Pさんはすごくバカみたいに感じられるんだよね。頭のめぐりが悪いというか。でも実はそうではなくて，思っても感じても，それを感じないように，自分からボーとなっちゃってね，バカを装っているところがあるみたいだね。本当は鋭いところがあるでしょ。いろいろなことを感じるでしょう。違う？
P：はい。
I：そういうふりをするのは，昔からそうだったの？
P：はあ。

——中略——

P：（折り合わなくなった彼と）一緒に住んでいたから，掃除とか，食事の支度とか（についての文句が多くて），あと自分も働いていて，9時

とかになる時もあるんですね，お店が7時までだから，その後にいろいろ次の日の用意なんかしていて，遅くなっちゃったりして，それで帰りが遅くなったりとかした時に（その彼は文句を）言うんですけれど，結局，それは自分が悪いから……なんて言っていいのかなあ，彼から文句を言われるのは当たり前なんですけれど，でも言われるのは嫌なんです。［声がしっかりとしてきたし，面接者には通じる話に変化した］

I：言われるのは当たり前って言ったけれど，仕事で遅くなっただけなんでしょ，それは止むを得ないわけですよね。

P：彼は，「辞めろ，辞めろ」って言っていたんですよね，会社を。だけど，私が「嫌だ」って言っていて……。

I：そうか，そうか。「辞めろ」と言われたことはあるけれど，仕事を続けたかったのは，どうして？

P：新入社員の人（新たな彼氏になった）もいたし，楽しかったから。

　この患者は三角関係の争いをきっかけに解離症状を呈した境界性パーソナリティ障害の患者である。面接では，不安を喚起するような話題になると急に連想が曖昧になった。曖昧にするために，「みたいに」，「わからない」，「覚えてない」などの言葉や沈黙が多用されている。曖昧を曖昧でなくすように働きかけているうちに，面接者はいらだちと疲労を覚えた。このいらだちと疲労は患者も面接者も一人では処理できないものである。面接者は，被面接者が自分の手に余る問題を曖昧に包んで投げ入れてきたのだ（投影性同一視）と理解した。そこで平静を保ちつつ（中立性を保ち逆転移を避ける），曖昧を正すように働きかけ続けた結果，「患者はバカを装っているが実は敏感な人である」と仮定するに至った。それを提示したところ患者は「はあ」と答え，少しずつ曖昧でなくなりつつあった連想は格段と修正された（統合失調症との鑑別点のひとつになる）。こうして発音もしっかりして，連想もずっと曖昧さの少ない，聞きやすいものになった。

終わりに代えて──共感とは何か

　主に神経症とパーソナリティ障害が対象となる力動精神医学的面接について，具体的な進めかたを述べてみた。不足な点も少なくないかもしれないが，力動的

な精神科面接の基本骨子は大体カバーしているように思う。寝椅子を用いての自由連想法，すなわち少なくとも週4日以上の頻度で行なう精神分析療法に用いられる面接技法と比較して，力動的な精神科面接のほうが技法的にははるかにむずかしいといえよう。力動精神医学が対象とする患者はあらゆる診断カテゴリーを含むので，ほとんど神経症専用である精神分析療法と比較して，その面接技法が複雑でむずかしいのは，むしろ当然である。

　力動精神医学の方法論の第1の柱は，精神分析学から取り入れた人間理解の方法である。それにはすでに触れたように，精神内的 intrapsychic な世界と対人関係的 interpersonal な世界，個と家族，職場などの集団の世界，そしてこれらの世界の相互連関などを理解する概念（仮説体系）と方法がある。とりわけ転移，抵抗，防衛，作業（治療）同盟，エディプス葛藤（精神・性的発達論，心の局所論的，構造論的，経済論的諸観点），共感などは鍵概念になろう。第2の柱は精神病理学ならびに記述症候学，そして第3の柱は生物学的精神医学であるといえよう。これらが提供するすべての知識が面接技術を助けるといえよう。面接をしている時に最も困るのは，被面接者にどう答えるべきかと迷う時であろう。しかし知識はそのような時に安売りするのではなく，精神科医としての判断を下して，患者にそれを提示する時にこそ役立てるべきものである。この点を勘違いしないことが大切であろう。

　最後に，共感 empathy について一言だけつけ加えておきたいと思う。精神科のレジデントの1年目に，共感とは同情ではないと教えられたのを今でも鮮明に記憶している。共感とは他科では聞くことのない言葉でもあった。しかし，その意味するところが，ようやくわかったと思えるには長い時間がかかった。最初は，「私は生まれつき心配性で，ことに○○の問題が起きてからは，ずっと不安でたまらなかったんです」と患者が訴えれば，「それは大変でしたね。随分疲れたでしょう」と相槌をうつことが共感の示し方だと思っていた。同様に「それは心痛むでしょうね」とか，「先がないって感じでしょうね」などと相槌を打つこともあった。こうした方法以外に共感を示す方法が私にはなかったのだが，この方法での共感の示し方は，実のところ同情と余り相違のないものであろう。

　元来，共感とは泣き声から瞬時に我が子の身体的心理的欲求を理解して，対応する母親のもつ能力をモデルにしているという。確かに，いまだに言葉のない乳児は，生理的レベルと精神的レベル，の分化も余り進んでいない状態であり，そ

の状態を言語レベルで把握するのは，比較的単純な仕事であろう。そのため通常の母親にとって，我が子に共感するのはそれほど困難でないだろう。ところが患者に共感するとなると，多くの患者は，生理的レベルと言語的レベルとは分化していて，乳幼児とは同列には考えられない。そのために，それをそのまま臨床場面で適応するのは困難なのであろう。

　数年来，私は共感とは次に述べるようなものであろうと考えるようになった。すなわち，精神科医は患者の手に余る問題を仮に同定し，提示するが，患者がその仮定に同意する時に精神科医は共感しているといえるだろう。また患者が精神科医の意向に振り回されずに，仮定を棄却する自由をもてる時にも，精神科医は患者に共感しているといえるのだと思う。つまり両者の合意できるいくつかの真実をつかむすべての過程で共感が必須になる。このような共感は面接者からの質問や仮定の提示（解釈）などの言葉によって患者に伝わるが，それには面接を通して患者に，「自分はこの先生に話ができる。聞いてもらえるし，わかってもらえる」といった確かな感覚がもてるようになっている必要がある。つまり面接者の共感は面接中ほとんど常に作動するものであり，その多くは互いに意図することなく非言語的に伝わるものであろう。この認識なしに，優しい言葉として投げかけるだけの「共感の言葉」の使用には注意を要する。また面接者が被面接者の感情を正しくつかんでも，被面接者にそれに触れる準備がない時，その感情を指し示すことは共感ではなく，軽蔑や残酷になってしまう。こうした問題を避けるためにもアンカーが必要なのである。

第6章　境界性パーソナリティ障害と自己愛性パーソナリティ障害の見立て

山科　満

はじめに

　精神分析的精神療法の最も良い適応は，内在化された葛藤に基づく神経症的な病理を持った患者である。より未熟な（神経症よりも重い）パーソナリティ病理を抱える患者を個人精神療法の対象とする場合，治療的にもさらなる工夫が必要となり，治療経過も典型的な神経症患者の場合に比べると紆余曲折を経るものである。とはいえ，このレベルの患者が精神療法を求めて受診することは，今後ますます増えるものと思われる。そして，彼らに対しては支持的精神療法だけでは対応できないことがさまざまな研究によって明らかとなっている。精神分析的精神療法が今後も発展していくためには，この治療法をより未熟なパーソナリティ障害の患者にもうまく適用していくことが求められているといえよう。
　神経症圏の病理と，より未熟なパーソナリティ障害の病理の本質的な違いは，精神分析的精神療法における転移の現われの質に最も良く表れる。転移は，治療が進展するにつれて徐々に現れるものとの誤解があるが，実は初回面接からすでに生じているものであり，とりわけ未熟なパーソナリティ障害においては初回面接においても転移の現れが顕著である。したがって，実際の臨床場面では，初回面接や数回の診断面接の中で得られた臨床症状や生活史，そして何よりも初回面接で見られる転移の質に基づいてパーソナリティの病理を診断して治療計画を立て，それと平行して早期から治療的介入を始める必要がある。本章では，こうしたパーソナリティ障害の中でも代表的なものとされる，境界性パーソナリティ障害（BPD）および自己愛性パーソナリティ障害（NPD）に関して，その初診面

接および初診から間もない段階での診断（精神医学的診断および力動的診断）に関する技術的な問題，および臨床に関連する若干の理論上の問題について述べる。

I. 性格病理構造の水準について

　境界パーソナリティという用語は DSM-III が導入されて以来セラピストの間で周知のものとなったが，この用語が，精神病理のあるタイプを表しているのか，それともある水準を表しているのかということについては，今日においてもそのつど注意を払う必要がある。前者の代表が第4章で紹介した DIB を作成した Gunderson, J. G. である。Gunderson, J. G. らは，半構造化面接 DIB を作成し臨床研究を行なうことによって，それまであいまいであった境界例の概念をひとつの臨床カテゴリーにまとめることを試みた。その結果，ボーダーラインはひとつの診断カテゴリーを形成していることが示された。DSM-III では，Gunderson, J. G. らの研究結果を採用し，さらに Kernberg, O. F. が述べた同一性の拡散を加え，それらの項目をより記述的，行動的な項目に変換して，境界性パーソナリティ障害の診断基準とした。

　一方，ボーダーラインという用語を，ある病理水準の患者群を示す言葉として用いる立場がある。Kernberg, O. F.（1967）の境界パーソナリティ構造（Borderline Personality Organization; BPO）の概念はそうした考え方の代表である。病理構造の水準という視点は臨床上きわめて有用であると考えられるため，以下に詳しく紹介する。

　Kernberg, O. F.（1975）は性格病理構造を主として以下の4つの観点から検討している。すなわち，①本能の発達，②超自我の発達，③自我の防衛操作，④内的対象関係，である。本能の発達は，リビドー発達の段階（最大でどこまで達しているか）と，発達の固着点と退行の場所について検討される。超自我の発達は，これが統合されているか，それとも未熟で加虐的な性質を多く含んでいるか，欠損がみられないか，といった観点から検討される。自我の防衛操作は，高次の防衛である昇華，抑圧から，低次の防衛である分裂や投影性同一視までさまざまなものがあるが，どの防衛機制が優勢であるか，またそれらが自我親和化し性格防衛となっているかどうかを同定する。内的対象関係については，対象恒常性がどの程度確立しているかを評価する。これら4つの観点に，自我のあり方

の中でも特に同一性の確かさと衝動コントロール力，および現実検討力も総合して，Kernberg, O. F. は性格病理構造を高次および低次，さらに低い精神病水準に区別している。

高次の性格病理構造は通常の神経症水準に相当する。比較的よく統合された人格構造を持ち，自我同一性はほぼ安定している。そして，
　①本能発達はエディプス・コンプレックスを超えている。
　②超自我は厳しく，完全主義的。
　③無意識の葛藤に対する防衛機制は抑圧が中心。性格上は制止が目立つ。
　④対象関係も安定し，罪悪感，悲哀，その他幅広い情緒的反応を体験することができている。
といった特徴をもつ。

低次の水準の性格病理構造として，いわゆるボーダーライン水準が想定されている。自我同一性は拡散し，自我そのものが脆弱であるため不安耐性の低さや衝動コントロールの悪さが際立っている。そして，
　①リビドーは前性器期的な攻撃性が優勢で，それに性器期的衝動も飲み込まれている。
　②超自我は原始的で加虐的であるが，それらは投影されるため，罪悪感を経験する能力は乏しく，被害的になりやすい。
　③防衛は抑圧が用いられず，解離や分裂，投影性同一視が目立つ。
　④対象関係は部分対象関係にとどまっている。

ただし，現実検討は通常保たれている点で，これよりさらに低い精神病水準とは区別される。Kernberg, O. F.（1969）はこのような心の構造（すなわち，まとまり方）に対し，境界パーソナリティ構造（BPO）という名称を与えた。診断的には，今日の BPD が典型的に当てはまる他，低い水準にある NPD，反社会性パーソナリティ障害などがこのような精神病理構造を典型的にもっているとされる。ただしその辺縁は神経症の一部から精神病の一部にまで及んでおり，Gunderson, J. G.（1984）は，境界性パーソナリティ障害，BPO，神経症などの関係について図1のように想定している。つまり，記述診断学と対比させた場合，BPO は相当に幅の広い概念であるといえる。

また Kernberg, O. F.（1976）は，これら高次と低次の性格病理構造の中間の水準にある性格病理構造についても述べている。それは主として境界性パーソナ

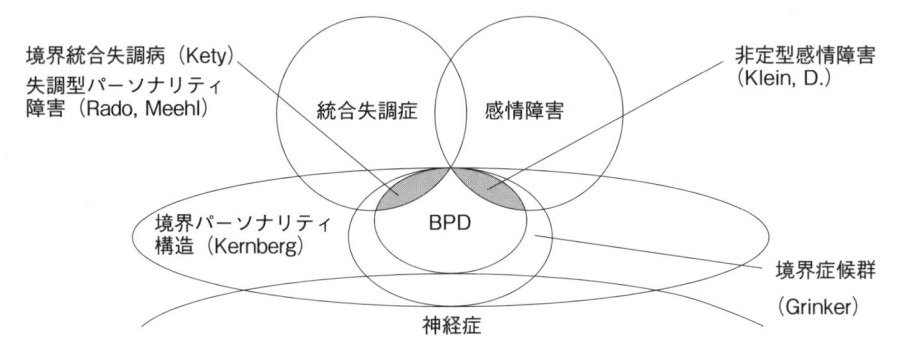

境界統合失調病（Kety）
失調型パーソナリティ障害（Rado, Meehl）

統合失調症

感情障害

非定型感情障害（Klein, D.）

境界パーソナリティ構造（Kernberg）

BPD

境界症候群（Grinker）

神経症

Gunderson, J. G.（1984）より引用

図1　境界性障害に関するさまざまな概念

リティ障害には至らない軽度のパーソナリティ障害を想定しているのだが，

①リビドー発達は性器期に達しているが，口唇期への固着・退行が目立つことが多い。

②超自我の統合は悪く，過酷で懲罰的な面が強調される。また，魔術的で過度に理想化された要求をはらんでいる

③防衛機制は，知性化，合理化，打ち消しといった防衛と共に，抑圧が優勢である。性格防衛は，制止が目立たず，反動形成が強い。性的欲求や，攻撃的欲求の解離された表出がある。

④対象関係は比較的安定しており，他者との継続した関わり合いの能力を示す。

といった特徴があるとされる。

　これらの着眼点は，本書で詳しく述べられている精神力動フォーミュレーションの項目に通じるものである。というのも Kernberg, O. F. は自らの理論を自我心理学的対象関係論と位置づけており，性格構造の理解には自我心理学的な理論を援用しているのである。実際の臨床場面では，これらの着眼点から，できるだけ早期に患者の病理水準を同定することが必要となる。Kernberg, O. F.（1977）は診断面接に関する論文で，明確化，直面化，解釈の技法を繰り返しながら，面接の焦点を，現在の目に見える問題および神経症的症状，病的な性格傾向，自我の拡散，現実検討，さらに機能的精神病症状へと循環的に進めて，BPOの構造的な診断確定に至る技法を詳細に紹介している。ただし治療論となると，陰性転

移と分裂の解釈に力点を置きすぎるという点において，必ずしも賛同できないというのが筆者の個人的見解である。

III. 境界性パーソナリティ障害の見立て

臨床の現場において境界性パーソナリティ障害（BPD）を見立てる際に，患者の訴えに対し記述症候学的に精密な検討を加えても，それが治療の役に立つとは限らない。初診面接においてセラピストは，面接開始から間もない段階で，症候学とは別な次元で，患者の仕草，語り口，訴えの内容，などの中にある「BPD らしさ」に，直感的に触れることがある。それはセラピストの逆転移が作動し始める瞬間でもあり，こうして患者の BPD 病理とセラピストは転移・逆転移の相互作用のレベルで出会うのである。

セラピストがいったん印象として BPD を疑ったなら，初回面接のうちに暫定診断まで至っておく必要がある。その中で，具体的に患者の病理を「患者の手に余る問題」として抽出し，特にそれが行動面の問題にどのように現れているか，言語化しコンセンサスを得ることが大切である。その上で，その問題を治療することが目標になる，という仮の治療契約を結ぶまでを一気に行なうことが望ましい。言い換えれば，パーソナリティ障害の患者に対しては，セラピストはしばしば初回面接においても積極的に質問し明確化や直面化といった技法を多用しなければならないのである。

1. 症候学的に BPD を疑うには？

初診時の主訴はさまざまであるが，BPD の場合しばしば漠然としており，何を求めて受診しているのかはっきりしないことが少なくない。その点，ある種の神経症患者が自分の症状に違和感を抱いて明瞭に訴えてくるのとは対照的である。抑うつ感を訴える者は少なくないが，うつ病であれば発症時期を「去年の秋ぐらい」などと大まかに述べ，適応障害であれば環境因とからめてかなり明確に同定することができるのに対し，「いつ頃から」と問われても「高校生くらいから」とか「物心がついた頃から」などと，これも漠然としていて，長年抑うつ感と共に生きているかの印象を抱かせることが多い。あるいは，話し合いの結果たどりついた主訴が，「何となくイライラする」，「生き甲斐がない」，「空虚だ」など掴

みどころのないものであったりする。

　すでに他の医療機関で診療を受けている場合も多いが，その診断名も，抑うつ状態，心因反応といった暫定診断や，うつ病，パニック障害，適応障害など国際診断基準 ICD-10 の F3, F4 に該当する病名がついている場合もあるなど，さまざまである。これは，随伴症状のみを捉えてのこともあるが，見る人の立場・視点によって異なった様相を呈するという，BPD 患者の本質がそうさせている面もある。

　症候学レベルで BPD に特異的な症状といえるものは実はないのだが，初診面接において何らかのきっかけで BPD の可能性に気付いた場合は，まずは彼らの行動面に注目すべきである。彼らがしばしば自己破壊的な行動を繰り返す。つまり自傷行為，性的乱脈，過食嘔吐，薬物乱用などであり，それは衝動コントロールの未熟さと深く関連している。また，1対1の激しい対人関係を繰り返していることもしばしば表現されることである。これらの特徴が確認できたなら，いっそう BPD を疑うことになる。ただしこのような行動面での特徴は，彼らにとっては自我異和化されていないことも多く，つまりさほど悩んでいないため，こちらから問いかけなければ詳しく語られないことも多い。また，感情の変化や激しい行動は，身近な対人関係に触発されて生じることも特徴だが，彼らはその関連性にはしばしば無自覚である。他方，自殺念慮は，程度はさまざまであるがほとんどの例で認められ，特に他者操作的な自殺企図（大量服薬など）の形で表現されていることが多く，また抑うつ気分の訴えの中で患者自ら言及することも少なくない。

　ただし，患者によっては，これらの核心に迫る情報を半ば意図的に口にせず，慎重にセラピストを「品定め」していることもある。また，一過性の妄想様観念と重篤な解離は DSM-IV で BPD の診断基準に加えられ，BPD の重症度と関連する重要な症状であると考えられるが，これらを疑って積極的に質問しない限り患者自らは語らないことも多く，実態が確認しづらい症状である。

2. 面接の中で注意すべきこと

　BPD 患者の中には，初診時から自己の来歴を一見豊かに語るものがある。その際，語りの流れが因果律に沿う，つまり「あのときああいうことがあり，それが後のこの体験・思いにつながっている」という形式が繰り返し出てくるという

特徴がみられることが多い。内容はしばしば悲劇的であるが，聴く側は縛り付けられているような逆転移が作動し重苦しい気分にさせられる。あるいはイメージが過剰でストーリーについて行けず困惑させられることも少なくない。それでも比較的若く精神療法に熱心なセラピストであればあるほど，「何かしなければ」という気持ちにさせられるものだが，患者の物語の中身に引きずられる前に，まずこの形式をしっかり押さえた上で面接を進める必要があろう。というのも，この語りには，BPD 患者のセラピストに向けられた他者操作性や対人希求性が込められているだけでなく，患者の本質的な不安や葛藤を隠す防衛としての作用も認められるからだ。そういう時は，「どうにもならない出来事に繰り返し出会ってきた，ということをおっしゃりたいのですね」などとひと呼吸入れて，次いで患者の語りの中から事実を抽出する作業を手短に行なうにとどめるのが良い。

最近は幼少時に親からの虐待（性的虐待を含む）を受けたと訴える患者も稀ならずおり，それは今日において BPD の病因論として無視できないものがあるのだが，治療の最初に語られる悲劇的物語には原則として乗るべきでない。初診時に語られる同性または異性の親に対する激しい敵意は，より本質的な病理，たとえばエディプス葛藤にまつわる罪悪感を隠蔽する役割を果たしていることもしばしばある。逆に，真に病因的なエピソードは，初診後だいぶ経ってから（面接開始後 1 年以上，ということも珍しくない）語られるものである。そのような考慮をせずに，一方的に患者の語りに巻き込まれてしまうと，次には「このような私を先生は治す義務がある」，「どんなことにも応えて当然だ」と要求がエスカレートしていくことになる。そうならないために，患者の他罰感情には付き合わず，時には「どちらが正しいとか誰が悪いとかを判断することはしない」と明言する必要もある。その際流れによっては早々に陰性転移の取り扱いを行なうこともありうる。たとえば，「お母さんが一方的にあなたのことを決めつけてきたみたいに，先生もあなたことを一方的に決めつける人だと思っているのですね」などと「今，ここで」の感情として話題にすることが望ましい。

BPD であろうと疑った時には，患者の人間関係およびそれに伴って生じる行動上の問題を具体的に明らかにする必要があるが，その際，主訴と関連づけて尋ねると面接の流れを妨げることなく話を展開させやすい。たとえば，抑うつを主訴とする患者に対しては「そのように落ち込んだ時は誰かに相談するの？」，「両親（あるいはボーイフレンド）はどんな態度をとるの？」，「そういう反応をされ

てあなたはどんな気持ちになるの？それで，どういうふうに行動するの？」，「そういう空虚な気持ちの時は，誰かを頼ったりするの，それとも薬を使ったりするの？」，「死にたい気持ちの時には，たとえばどんなことをすると少しは楽になるのかな」などの問いかけが有効である。そして，感情の激しい変化や自己破壊的な行動が患者自身の適応を妨げていたり，人間関係を悪化させる要因になっていることが話題にできたら，そこに患者の「手に負えない感情」が表れていることでの合意を目指す。しかし，セラピストが患者を貶めないよう細心の注意を払ってもなお，直面化に対して否認やセラピストの脱価値化といった防衛機制で反応し続けることも少なくなく，これはとりもなおさず病態水準の低さを表している。

　患者の強い対人希求性は，しばしばセラピストの立場・権威などは顧慮せずに「私とあなた」という生身で閉鎖的な二者関係を志向するものであり，遠からず面接の中にも持ち込まれセラピストに向けられる。それはしばしば微妙な言い回しで早期から表現される。たとえば，「先生は私のことをどう思いますか」，「先生個人としてはどう感じますか」などの質問であり，また「先生を信頼しています」などの言葉である。セラピストに向けられたそのような言葉には，セラピストに対する万能的な期待（「きっとこのすばらしい先生が私のことを完全に治してくれる」あるいは「この人が私のことをしっかり抱えてくれる」）が隠されており，さらにその背後にはセラピストへの陰性転移感情が防衛されている可能性を考慮すべきである。したがって，セラピストに向けられた質問には即答せず，「それを聞きたくなっている今の気持ちを教えて」，「信頼って，どういう意味か，もう少し詳しく話して」などの言葉をまず返して，患者のセラピスト空想に焦点を当てる。このやりとりに続いて，「他者を当初は理想化し，じきに幻滅して関係を壊す」パターンを明らかにすることができれば，そこに治療関係を結ぶ糸口が見いだせる。この際，セラピストへの両価的な感情の片方だけを強調して解釈しないよう注意が必要である。また，個人的な感情を問うてくる患者に対しては，治療とは個人の感情で行なうものではなく，あくまでも専門家としての知識と技術に基づいて行なうものだ，ということを明確に伝えるべきであるが，同時に，治療を求めてきている患者を歓迎する温かい雰囲気を維持する配慮もセラピストには求められる。

3. 個人精神療法だけで対応できるかどうか？

　外来での個人精神療法が継続可能かどうか，それは究極的には患者の内界で対象恒常性がどの程度確立しているかという点にかかっているといえよう。BPDであれば本質的に対象恒常性は脆弱なのだが，その病理の重さは当然ながら患者ごとに異なっている。その点は面接が深まり転移が展開するにつれてより明確になってくるのだが，初回面接でも転移の現れや，病歴上の特徴である激しい対人関係や嗜癖行動の情報などから，ある程度評価は可能である。学業や職業生活を継続できているなら，同一性が保たれているという意味でも，良い徴候である。他方，薬物乱用などの嗜癖行動を伴っている場合，限界設定を強力に行なっても，治療には多くの困難が伴うことを覚悟すべきである。そのような患者にとって，セラピストは覚醒剤や睡眠薬と同じレベルの，その場の苦しさを一時的に紛らわすための存在にしかなりえない可能性が高く，個人精神療法だけでは治療の継続は困難である。その場合，入院治療という構造の中で精神療法を行なうか，危機介入の施設を常時活用できる体制のもとでの治療が必要とされることを見立てておく必要がある。

　われわれは，精神分析的精神療法を継続して行なうに当たって，治療同盟ないし作業同盟の概念を重視している。しかしBPD患者には，セラピストを現実の人間と見なし，協力して自己の精神病理を洞察する，という真の治療同盟を結ぶ能力がないという指摘が多い。BPD患者の治療の初期に（そしてある程度治療が進んだ段階でも），セラピストの活動によって作り出されるのは真の治療同盟ではなく，自己対象転移による同盟の前駆物だけである，というAdler, G.（1980）の主張は，おそらく正しいのであろう[注1]。となれば，セラピストが暖かい雰囲気を醸しだし，患者を歓迎する姿勢を見せて自己対象転移の発展に腐心すれば，とりあえずBPD患者も面接に乗せることは可能であるともいえる。しかし，適切に患者を見立てて，それを患者に伝えてコンセンサスを形成することなしに患者を「抱える」ことばかりに気を取られていれば，患者は遅かれ早かれ次々に行動化に走りセラピストの努力は結局は徒労に終わるであろう。BPD患者を見立てる仕事は，その病理の水準および構造を同定する作業と，それによって得られた理解を患者に伝え返す作業とが絡み合いながら進むものである。その理解に基づいて初回面接の中で限界設定を行ない，その設定を数回の診断面接の間患者が守ることができたなら，個人精神療法の可能性が開けたといえる。言

い換えれば，見立てにおいては，限界設定への反応も考慮に入れることが必要である。

4. 鑑別診断について

　誤診として問題となるのは，病態水準が中間の水準，あるいは神経症水準にありながら派手な行動化を生じているためにBPDと過剰に診断してしまう場合と，逆に行動化はさほど目立たないため水準を軽めに判断し，治療開始後に現れる転移の質などから見立てを修正せざるを得ない場合とが考えられる。

　前者については，たとえば手首自傷は，かつてはこれを見たら境界例といえるほどに診断の指標となる現象であったが，社会全体がヒステリー性を帯び過剰な演技も受け入れられやすい現代の状況では，思春期から青年期にかけて，軽度の自傷行為は病態の比較的軽い患者でも一過性に出現しうる。同じことは，過量服薬についてもいえるであろう。エピソードを生じる前にそれなりに適応を保っていたのであれば，中間の病理水準にあるNPDや演技性パーソナリティ傾向の人が，現実の人間関係に反応して一時的に行っている可能性も検討するべきである。このような患者は，生活史上ではある程度安定した対人関係を維持しており，欲動の昇華によって何らかの能力を発揮しているものである。そして面接が始まると限界設定を良く守り続けるほどの衝動制御力を見せる（皆川，2004）。

　逆に，治療開始後しばらく経ってから，ことの重大さに気付かされることがあるのは，BPDの中でもアズイフ人格と呼ばれる一群であろう。アズイフ人格は，Deutsch, H.（1942）が提唱した一群の患者で，見かけ上の良い適応と，それに相反する備給対象の移ろいやすさと内的空虚さとを特徴とし，自我理想や道徳感情の欠如も指摘される。治療関係では受動的でセラピストの解釈を受け入れるようでいて，真の洞察には抵抗を示し治療効果が上がりにくい。Deutsch, H. 自身は統合失調症との関連を想定していたが，今日ではこのような傾向を持った人は，BPO水準の患者から，ごく浅い病理構造の人にまで幅広く認められる可能性があるとされる。つまりアズイフ人格がすべてBPDに該当するわけではないが，一見適応が良いのだが慢性の空虚感を訴えて受診するものの中にこの人格が含まれ，転移の展開とともにBPDの特徴が明らかとなってくるケースがある。早期に見立てることはしばしば難しいが，BPO水準であれば，ロールシャッハ・テストなど構造化されていない心理検査において認知の歪みや一過性の精神病水準

の思考が検出されるので，これを疑った場合，見立ての重要な手がかりとして筆者は診断面接の段階で心理検査を依頼することにしている．

IV. 自己愛性パーソナリティ障害の見立て

自己愛的という用語は，自尊心や自己評価の維持が，もっぱら外部から肯定されることに依っている人に対して当てられる．しかし，自己愛の障害に触れる際，BPDとは違った意味で，自己愛性パーソナリティ障害（NPD）という用語もまた混乱の中にある．何よりもまず，自己愛の定義そのものに，現代でも多様な意見がある．ここでは理論的な議論への深入りは避けるが，Freud, S.の論文からは，健全な自己愛の成立が超自我の形成過程と密接に関わっていることが読み取れる（たとえば『自我とエス（1923）』）．第3章で述べたTyson, P., Tyson, R. L.などの現代の精神分析的発達理論の立場からすれば，自己愛の発達と精神・性的発達とは切り離せないものであり，Kohut, H.のように欲動の発達と自己愛の発達を全く別ラインのものと考えることはない．つまり，健康な自己愛とはエディプス葛藤を越えて初めて得られるものであって，他の発達の側面と独立して自己愛だけが正常に発達することはありえないのである．ひと言で要約すれば，自己愛の障害が重い人，という場合，その病理は前性器期における発達阻害や神経症性葛藤の多さからもたらされるものであり，障害の軽い人は主にエディプス段階で苦闘している，といえるのである（皆川，1995）．

前述のごとく，自己愛的な人の病理は決して一様なものではなく，NPDと言っても，そこには神経症水準に近い軽症の人から，重症パーソナリティ障害の人までが幅広く含まれると考えたほうが良い．そして，NPDは多様なパーソナリティ障害の一次元を表すものである，ということも忘れてはなるまい．見立てに当たっては，患者の病理の自己愛の側面だけに焦点を当てないことが大切である．ここでもパーソナリティの発達の観点とKernberg, O. F.の病理水準および構造的な観点が有用となる．

1. 記述的に見たNPD

臨床上，NPDと診断することでその患者への理解が深まるような人たちがいることは間違いない．では，NPDに該当するとはどのような人であるか．

DSM-IV-TR で NPD の診断基準を要約すると，①自己の重要性に関する誇大感，②自己の成功，その他に関する空想，③自分が特別な存在だと信じること，④過剰な賞賛を求めること，⑤特権意識，⑥他人を不当に利用すること，⑦共感の欠如，⑧他人への嫉妬，⑨尊大で傲慢な態度，の9項目があり，このうち5つ以上当てはまれば診断基準に該当することになる。しかし，この診断基準のほとんどの項目を同時に満たすのは独裁者などであり，実際の臨床場面で遭遇することはまずないであろう。筆者が典型的と考える NPD 像は，以下のようなものである。すなわち「比較的優秀で他人から評価される実績があるが，それはしばしば完全主義的な行動の結果である。内心は自信がなく，他人からの評価を過度に気にかけている。他者との優劣を秘かにだが強く意識し，しばしば対人恐怖症ないし強迫症状をもっている。一見人当たりは良いが，人と親密になって長期間その関係を維持することができにくい。気分にむらがあり，場面によって現実適応に差がある」。Gabbard, G. O. (1989) は，NPD を2つのタイプに分けているが，DSM-IV-TR の NPD は「周囲を気にかけない人（oblivious type,「無関心型」）」に相当し，筆者が呈示した典型例は「周囲を過剰に気にする人（hypervigilant type,「過敏型」）」に相当する。しばしば指摘されることだが，前者は Kernberg, O. F. がいう NPD であり，後者は Kohut, H. 的な NPD に近い。ただしこの二つのタイプの関係については諸説あり，別なカテゴリーに属するもの，NPD スペクトラムの両端を構成するもの，ひとりの患者が見せるコインの裏表，あるいは振り子のように両端を揺れ動く関係，などの考え方がある（丸田，1995）。いずれにせよ，どんなに虚栄心の強い誇大的な自己愛者にも人目を気にする羞恥心が隠れており，逆に過剰に人目を気にしている人も，万能感を隠し持ち，誇大的なやり方で自分自身を露出させたいという願望が心の中に存在していると認識しておくことが臨床上必要であろう。

2. 診断面接における転移・逆転移について

これまで述べてきたように NPD といってもその病理の水準は多様であるが，自己愛の問題を強く抱えた人に比較的共通する特徴は確かに認められる。彼らがセラピストに対して示す転移は理想化か価値の引き下げであるが，BPD のように評価が同一人物に対して容易に入れ替わるのではなく，最初からどちらか一方の態度を明確に見せてくる。年若いセラピストに対しては会うなり露骨にがっか

りした態度をとったり，経験や肩書き，あるいは能力のなさを皮肉る発言をする一方で，何らかの権威がある立場のセラピストには最初から極めて従順な態度を示したり，賞賛を口にしたりする。これらの態度は全く自我親和的で，彼らは自分の反応は客観的根拠があると信じていてその理由を述べることもある。いったん自分について語り出すと，その内容は整い過ぎているという印象を与えることが多い。BPDのように悲劇的な物語を振り回すのではなく，語り口にも抑制が効き，果ては自分で冷静に解釈を述べさえする。一方セラピストはただ話を聞くだけの立場に置かれ，窮屈ないし退屈だと感じたり，さらに眠気やいらいら感が募ったりする。この逆転移は，セラピストが現実の対象ではなく自己対象転移の対象となる（つまり患者の自己の延長として扱われる）ことへの反応である。この段階でセラピストに生じる可能性のあるもうひとつの逆転移は，患者から向けられる理想化に満足してしまうことであろう。セラピストは，患者を迎え入れる暖かな態度と配慮を維持しながら，自分の逆転移を手がかりに患者から投げかけられている感情に注意を払い，患者の病理を同定していく必要がある。

　この段階で，セラピストが患者の見せる傷つきやすさに過剰に配慮したり，患者の体験の肯定的な側面ばかり取り上げれば，容易に自己対象転移が成立し，治療関係はとりあえず成立する。しかしセラピストのそのような動きもまた逆転移性の，患者の自己愛的欲求への過剰な同一化を意味するものであり，そのような経緯でできた関係から真の治療同盟が発展しうるか疑わしいといわざるをえない。また，自己愛的な特徴を示す患者に対しては共感を示すことが強調されるが，共感とは同情ではなく，患者の精神生理的な状態を正しく同定する営みに他ならない。それは，患者の良好な適応や対人関係の発展を妨げている性格防衛についての明確化や直面化を行なった上で，可能ならば「今，ここで」の解釈の形でなされることが望ましい。

3. 鑑別診断について

　現代の精神医学では，NPDは時に過剰診断される傾向にあるのではなかろうか。診断はパーソナリティの一側面だけを強調してなされるべきではない。診断面接の際に現れる防衛機制や転移のあり方から，たとえば強迫性パーソナリティ障害や反社会性パーソナリティ障害などを鑑別しなければならない。それとは別に，低い水準のNPDであっても，その完全主義や他者からの評価に敏感な自尊

心ゆえに、病理水準の低さの割には比較的良好な社会適応を示し、BPDの側面が見落とされることがある。このような患者は、治療開始後間もなくからセラピストに対し強い嫉妬と羨望を向け、徐々に行動化をエスカレートさせる。その場合確固とした限界設定をし直した上で、陰性転移のワークスルーが必要となるが、その際患者からの攻撃に動じない厚顔さがセラピストには求められる。

注

1) 自己対象転移とはKohut, H. による自己愛性パーソナリティ障害の治療論から生まれた概念である。ここではその詳細に立ち入る余裕はないが、要約すれば、患者が自身の偉大さや自己顕示を是認するような存在であることを治療者に求めたり、理想化された万能の治療者に仕立て上げたりする患者側の動きと、これに呼応する治療者側の反応があって成立する転移関係である。Adler, G. はこの概念を、境界性パーソナリティ障害にも神経症にも広げて、治療者患者関係を理解する鍵概念の一つとして論じている。ただしAdler, G. (1985) は、治療者による解釈の重要性を強調しており、いたずらに患者を抱えることは良しとしていない。

第7章　思春期患者における親面接と見立て

皆川　邦直

はじめに

　児童期や思春期の子どもの場合はもちろんのこと，20歳台にある青年であっても経済的に独立していない場合には思春期の子どもと同様に親の経済的な庇護の元に生活をしていることになる。その場合には通常子ども本人に対する精神療法に加えて親面接（親ガイダンス）を必要とする。診断評価についても親面接は欠かすことのできないものである。ところが青少年へのプレイセラピーや個人精神療法に関するものと比べて，親への治療的接近法に関する論文や書物は非常に少ない。
　親ガイダンスは精神科医や臨床心理士に限らず，小児科医，ナース，ソーシャルワーカー，保育士，教師，弁護士など多様な専門職種で行なわれてきた。それにもかかわらず，親ガイダンスや親面接に関する論文は極めて少ない。わが国では小此木・滝口らが母親並行面接について精神分析研究に論文を著しているが，ガイダンスに父親の参加を求めていないところに特徴がある。それは時代的な要請に応じるものであったと考えられるが，今日では父親が仕事を休んで来談することや，父親に限らず母親であっても仕事を休んで来談することが多くなってきている。その意味で今日母親並行面接という用語は必ずしも実情を表すものではなくなって来ているので，親ガイダンスという用語を用いることにする。
　Witmer, H. L. によれば，両親は情報提供者でもあり，子どもの養育について専門家の助言を必要としていると考えられていた。Ack, M. らは親ガイダンスが

行なわれるようになって間もなく，親はそのパーソナリティが変化しない限り，子育てを変化させないので，知的なアプローチには意味がないと主張して，それが受け入れられるようになったという。第3のアプローチとして親子関係を治療するという考え方が登場した。この考え方に対応して精神分析学では発達上の葛藤ないし外的葛藤（子どもの欲動と親のしつけとの間の葛藤），内在化された葛藤または神経症性葛藤（外的葛藤が子どもの無意識に内在するようになった葛藤）が Freud, A. によって定義された。精神分析，精神力動的な立場から行なう親ガイダンスは，乳幼児期から青年期の非精神病性の問題に対して実施されて，親ガイダンス，または両親ガイダンス，グループ親ガイダンスなどと呼ばれるが，Ack, M. らは精神病の親，境界例の親，幼児性の高いパーソナリティ障害の親，あるいは自己愛性の高い親は適応にならないと述べている。また Chethik, M. は親ガイダンスを紹介して，それは意識レベルの助言やケースワークと個人精神療法の間に位置付けられる，とした。

I. 親面接（親ガイダンス）の構造

　診断評価のために行う思春期のケースアセスメントでは，通常，親面接を行なって情報を得る。そして両親が揃って受診することが望ましく，両親が別々に受診するような構造は避けたほうが良い。多くの父親は子どものために受診する時間を工面しうる。また父親の受診の大切さを強調すること，および面接者が両親に対して平等，公平に接する態度を守ることができること，これら2つの条件が満たされる時，父親がなお面接を拒否することはほとんどない。父親が参加できない場合には，少なくとも解釈面接を行なって治療契約を交わす時には参加してもらうと良い。

　面接の時間は1回60分程度であるが，90分を好む面接者もいる。頻度は，最初，週1回くらいあったほうがよいが，子どもの問題の理解が進み，それに従った子どもに対する親としての対応がある程度安定してくれば，隔週1回から月1回程度で十分になる。

　また1回の面接の中で，何回か父親を，あるいは母親を支持する必要がある。この種の支持は両親のコミュニケーションを維持するために必要なのだが，それには言語的な支持よりも時には非言語的な支持が好ましい。そのために面接者の

椅子は移動可能な，あるいは長椅子のように，面接者が座る位置をある程度自由に変えることのできるものがよいだろう。

面接のキャンセル，その他の緊急時のための準備として，母親への連絡方法だけではなく，父親との連絡方法も聞いておいたほうがよい。父親が面接者に勤務先の電話番号を知らせ，かつ母親がそれを妨害しなかったとすれば，その情報は子どもにも伝わって，子どもがどれだけ安心するか計りしれない。

以上のように面接の構造化には，親面接を進める上で必要な外枠を提供するとともに，心理的な問題に苦悩する子どもを間接的に支持するものである。母親だけが面接に通うとなると，子どもには両親が自分のために手をつないでくれているのか否か，そして両親面接者は子どもにとって両親の存在がどれほど大切であるのかを知っているのか否かが分からず不安になるであろう。このように両親面接者は，両親面接を進めるが，その目的は親が語る話から子どもの心理を理解して，その上で両親の子どもへの対応を助言するところにある。

また親ガイダンスでは家族面接とは異なり子どもが同席することはない。親子の境界をしっかりと線引きして，その境界の壁は厚いものとする。しかし両親と面接者との話し合いの内容は選択的に子どもに伝えてもらう。原則的に治療者がこう言った，と伝えてもらうのではなく，それぞれの親がどう思うか，どう感じるかということを伝えてもらうのである。その一方，個人精神療法を受ける子どもの発言内容は例外的な事柄，たとえば，これから家出をする，自殺するなどは親に伝えるが，こうした例外を除いて子どもの発言は親に伝えない。それは思春期，青年期の子どもの発達課題が自立にあるからであり，また親に対してプライバシーをもつことがこの年代の発達課題の重要な一つであるからでもある。この決まりごとはエディプス・コンプレックスの再燃する子どもにとっては大きな安心材料となる。

II. 親ガイダンスの評価と面接の進め方

面接の構造は面接者が決めるが，話の流れはおおむね親が決める。面接者は話についていくが，話が止まったら，最後の言葉を繰り返して，話を続けるように励ます。また，話の筋があれやこれやに飛んだりする場合には，連想の途切れたところで最初の文脈に戻す。また話の内容が曖昧であったり，不明であったりす

る場合には,「聴いていて良く分からなかったので, もう一度話してください」あるいは「別の言葉で説明されるとどうなりますか?」などのように質問をするなど, 力動的な精神科面接の技法と大きな差はない。相違を敢えて上げるならば, 親ガイダンスを目的とする面接では, 無意識を解釈する, 抵抗を扱うといった技法は用いないところであろう。

1. 主訴および現病歴

　子どもの問題の同定とその契機, 問題をめぐっての親子のやり取り, 親子の情緒反応などを中心に聴き取る。また問題の発生する以前の子どもと親子関係・家族関係の歴史を両親の結婚にまで遡って理解しなければならないし, その結婚に至るまでの両親の背景についても聴き取るのであるが, まずは「子どもさんの問題についてお話いただけますか」から面接者は質問を始める。どちらか一方の親にだけ視線を送り続けることは避けねばならない。両親と等距離を守る。そうすることによって, どちらの親に主導権があるのか, または2人が協調して親役割を分担しているのか, あるいはどちらの親が多くの仕事を担っているのかなどが分かる。たとえば, 母親が自分の意見は一切語らずに, 父親に視線を送ってコントロールして父親ばかりが発言するのであれば, 面接者はそれがどのような意味をもつものであるのか推測しなければならない。同時に, それが子どもの問題とどのように結びついて行くのかストーリの展開を見守る必要もある。

　どちらかの親が答えるであろうが, 発言しなかった親に対しても,「お父さん(お母さん)は, どうお考えですか」と質問する。発言の機会, 面接者のコメントに対する反応の機会などは均等に提供したい。その上で曖昧な部分について, 曖昧な部分「〇〇」を面接者が繰り返すとか, あるいは「〇〇と言われましたが, そのことについてもう少し話していただけますか」と連想の焦点を狭めて質問をしていく。この際,「お父さんは〇〇と言われましたが, お母さんはどう思われますか」など, 発言者の交替を促すこともできる。このようにして文脈ないしストーリを読んでいくのである。聴き取りを続けていても, 何ら子どもの問題が明らかになっていかないこともあるが, そのような時であっても面接者は親の言葉について行くことを心がける。話の文脈が分からなくなったら, 分かっていたところに戻って話を聴き取り直すようにする。

　最初の質問に対する両親の一致する答えが顕在性の(意識された)主訴である。

この顕在性の主訴の裏側にある子ども本人の問題（訴え）は潜在性の主訴という。これは夢理解について，Freud, S. が顕在夢と潜在夢を分けて考えたのと同じ手法であるが，潜在性の主訴を十分に把握するには，長い時間をかけた精神療法的なかかわりを必要とする。しかしストーリとしての現病歴，発達史，家族の歴史などを聴き取ることによって，ある程度推測しうるものである。

「この問題（顕在性の主訴）は，どのようなこときっかけだったと思われますか」が2番目の質問になることが多い。面接者が質問をしなくても両親のほうからこれを語り始めることもある。これは両親それぞれの主観をとらえる質問であるので，2人の考えを聞くことが大切である。とはいえ両親の力関係が平等でない場合，一方の親の説明に表面的に他方の親が同意して，自分の考えを表明しないこともある。これを見分けるには，一方の親が自分の考えを説明している時の，他方の親の身振りや表情を観察していれば，このあたりの事情を大まかに把握することはできる。しかし，この段階で両親の力関係について言及するのは早急である。

主訴となる子どもの問題に関連して面接者は，どの程度，親が子どもの分離と個体化を意識しているかについても理解する必要がある。受診目的になった症状ないし問題行動について，両親は専門家の援助を求めているのだが，親がAという期待をすると子どもはBという反応を示す。Bから子どものCという症状ないし問題行動が自動的に生じるとしよう。このような両親と子どもの行動連鎖が反復して観察されたとしても，親の信じるところAは大切な事柄であり，子どもは何が何でもAの大切さを理解させねばならないと誤解していることがある。これは親の押し付けとそれを嫌がり反発する子どもの関係に他ならないが，この行動連鎖は親が止めたほうが良いのではないか。親の期待の押し付けを停止した後にもCが出現する場合に，子どもの精神病理としてそれが子どもに内在することが初めて分かるのであって，Cは単なる反応ではないということになる。診断面接の段階では，実際にAを止めてCの出現の有無を確かめることはできないが，AとCの関連を現病歴や発達史のなかで確認して推測することは可能である。親子関係や家族関係の理解とは，単に親子の仲が良いか否か，どんな会話を交わすのかなどの質問をすれば得られるというものではなく，問題となるコンテクストについて親子がどのような交流をもっているのかを知ることである。したがって，主訴となる子どもの問題——多くの場合は行動症状であるが

——と,その契機を同定したら,次に,それぞれの親にその心理的な意味をどのように理解しているかを質問する。そしてその理解に従って子どもにどのような話をしたか,子どもの反応はどのようなものであったのかを質問する。これによって初めて親子関係の理解が得られるであろう。

初回面接では子どもの心の問題だけを理解するのではなく,子どもの全体像を把握しなければならない。それには子どもの毎日の生活の様子を話してもらうと良い。きょうだい・友人関係,趣味についても質問する。さらに子どもが希望する将来像,親の子どもに対する期待と失望など,親の目に映る子どもの心の内面について親が語ることのできる範囲で聴き取るのである。

2. 発達史ならびに既往歴

既往歴は発達史の重要な一部となる。現病歴聴取の後,「今までにどのような病気をしたことがありますか」とか,「入院されたことがあれば,それはどのような病気や怪我のためでしたか」と質問するのが,一般的な臨床における聴き取り方であるが,子どもの精神発達をとらえる場合には,現病歴と発達史とはその境界が必ずしも明確ではない。どこまでは現病歴の中に置くか,どこからは発達史の中に置くかは熟慮する必要があり,それは面接者が判断すべきである。それには面接中から tentative に(とりあえず仮のこととして)面接を進めるための仮説をもたねばならない。これは著者の好みであるが,発達史は現病歴の直前から聞き始めて,幼稚園入園まで順次遡る。そして両親の結婚の経緯から子どもの誕生,幼稚園への入園までの質問をする。いずれにしても両親の結婚から主訴までの時間経過を押さえる必要がある。2回目の診断面接では小学校入学までを聴き取り,3回目に両親の生い立ちの背景と二人の結婚の経緯,子どもの妊娠から誕生,そして乳幼児期の発達と家族の歴史について聴き取ると良いのかもしれない。

面接者は,「それ以前はどうでしたか」とか,「この問題が出てくるまでの子どもさんは,どんな子どもさんでしたか」などの限定のきわめて少ない,的を絞らないオープン・エンドの質問をして発達史(既往歴)をとりはじめる。そして質問の幅を狭めて,次第に焦点を合わせたオープン・エンドの質問をしていくのは,現病歴の聴き取りと同様である。「どのような子どもだったか」という質問に対して,両親が完全に一致した意見をもつことはあり得ないだろう。なぜならば,

両親はそれぞれ独自の転移感情を子どもに抱くはずだからである。その反面，親は子どもに対して現実の対象として機能するので，そこでの子どもに対する両親の感情はある程度一致している必要がある。したがって，子どもに対する親の評価や感情は，両親間で一致する部分が多くあって，そして不一致は部分的なものであることが多い。

　また，「どのような子どもであったか」という問いは，家庭の中で，自分たち両親にとって，きょうだいにとって，学校において，友人関係においてなどさまざまな質問を含むものであり，これらについての資料を聴取することも必要である。現病歴においてすでに述べたように，親子の間で繰り返される行動連鎖，子どもが独自に反復する行動連鎖に注目して，それらを同定したい。

　両親の結婚の経緯から乳幼児期については，「2人が結婚されたのはなぜだと思われますか」が最も明解な質問であるが，この聞き方は少し直接的すぎるだろう。むしろ「相手のどんなところに惹かれて結婚されたのですか」のほうが質問されるほうは答えやすい。この質問に対して，照れない両親を見たことがない。しかしだからといって面接者がこの質問を取り下げる必要はない。ほとんどの場合，父親が先に答えることになるが，この質問の意図の一つは，それぞれの両親との間では解決しえなかった無意識の葛藤を，伴侶との間で解決したい，解決してもらいたいという対象選択を聴取して理解するところにある。

　第二の質問は2人が結婚して最初の喧嘩についてである。具体的には「お二人が結婚されて最初の喧嘩について聞かせていただけますか」と言う。最初の喧嘩は対象選択の動機，願望が満たされなかったことから生じる。そして，「その最初の喧嘩をご夫婦はどのように対処して来られましたか」が次の質問である。それによって，伴侶がそれぞれの落胆から守ってくれる存在であり続けたのか，あるいはリビドーを撤去せざるを得ない存在であったのかが理解される。後者の場合には，委託的 anaclitic および自己愛的 narcissistic な対象選択の動機を満たす対象備給を伴侶以外に見出す必要が生じて，その備給先が子どもであることも少なくない。このような場合，薬物，アルコール依存，クレジットカード破産などの方向に進むこともある。

　第三の質問は最初の子どもの妊娠と患者である子ども本人が生まれてくる妊娠についてである。母親の身体面の健康についてももちろん理解しなければならないが，それに加えて以下の点について資料を得る必要がある。妊娠したと気づ

いた時の情緒的な反応，妊娠や生まれてくる赤ちゃんに対する空想（楽しみや心配），生まれてくる赤ちゃんに対する具体的な準備などを質問する。これらについて母親の体験を質問するだけではなく，父親の体験も必ず聞くようにする。

　第四の質問は子ども本人の誕生についてである。赤ちゃんを見て，あるいは抱いての第一印象，抱負，期待，心配などについて，また両親やきょうだい，祖父母の行動上の変化などを聴き取りたい。また赤ちゃんの身体面についても質問をする必要がある。

　第五の質問は乳児期の発達についてのものであるが，これも乳児の心身両面についておおよそのところを聞く必要がある。同時に母親が安心して育児に専念できる状態であったか，あるいは経済的，精神的に脅威を感じながらの育児であったかを判断する。両親の夫婦としての感情レベルでの交流は乳児の誕生によって変化する。ここでは誕生した乳児が，それぞれの親にとって過去の誰を想起させるのか，聴き取っておきたい。通常は両親ともども，転移を意識することはあまりない。しかし偏りの大きい場合には，この段階で親の子どもに対する転移を推測することができる。たとえば親が自分の親について述べた言葉と態度が包含するのと同じ感情で子どもについての思い出を語るなどが，親の子どもに対する転移を理解する糸口になる。

　第六の質問は身体の成熟と離乳，言語・運動発達，トイレット・トレーニングその他のしつけ，そして幼児が自分は男の子とか，女の子といった性同一性を認識するに至るまでの過程についてである。

　トイレット・トレーニングについては，生後どのくらいの時期に，どのような方法を用いてトイレット・トレーニングをしたかは，「おむつを取るにはどうされましたか」などの質問によって聴取する。生後1歳前後に訓練した場合には2〜3歳の頃に再びパンツを濡らすことがなかったかを確かめたい。性同一性については，「子どもはある程度の年頃に達すると，自分は男の子だとか，女の子だといったことがわかるようになりますが，○○君（さん）の場合はどうでしたか」などの質問から始める。性器いじりについては「3歳とか5歳とかになると多くの子どもは性器いじりをしたりしますが，○○君（さん）の場合はどうでしたか」と質問する。この際，語られる言葉だけが大切なのではなく，語る際の感情表出とその制御に注目したい。これはこの質問の時だけに限定されるものではないが，それぞれの親の反動形成や抑圧の程度を評価する上で，ことに重要であ

る。これらの質問への親の対応を見れば，子どもがどのような育児をどのような環境のなかで受けていたかが，おおまかなところ推察できる。

3. 家族歴

家族歴とは文字どおり家族の歴史であって，家族の病気に限定される歴史ではない。医学モデルでは家族の疾患情報に限定されるが，それでは子どもの発達を理解することはできなくなる。これを聴き取るための質問は，「ご家族について話してください」から始まり，「お父さん（お母さん）ご自身について話してください」につながる。家族歴についての情報は現病歴のところで，既に親から嫁姑問題として語られることも少なくないが，子どもの問題のコンテクストと嫁姑問題のコンテクストとは，最後に面接者がストーリとして読み取るべきである。なぜならば，そのほうが全体として歪曲の少ない情報を得ることになるからである。親の語るままに引きずられて面接を進めると，重要な資料を聴きそびれることになるかもしれないので，この点は注意したい。

4. 治療契約について（解釈面接：interpretative interview）

子どもおよび両親の面接から得た資料を総合して，顕在性ならびに潜在性の主訴を同定する。そのように同定するに至った情報として，現病歴，既往歴，発達史，家族歴，精神的現在症，身体的現在症，検査結果，その他を記述する。そして最後に診断と治療方針の記述が必要となる。これがカルテに記述されるべきであるが，臨床の現場では時間的な余裕がないために，これらの情報を細かく記述する時間は与えられていないであろう。しかし思春期青年期精神医学の専門家になるための卒後訓練としては必要不可欠であることを心に留めておきたい。

III. 力動的・発生論的フォーミュレーションと治療計画

親の五感，たとえば目や耳を通して親が感じ取り，そして考える子どもの精神的な問題を理解するためには，必ずしも子どもを面接する必要はない。しかし，子どもが面接を希望する場合には子どもの面接を実施する。診断と発達の評価を目的とする面接に限定すれば，同一の面接者でも問題は生じない。しかし治療面接に入る時には，親面接者と子ども面接者を準備する必要はある。というの

は，思春期の子どもにとって自分のする話が親に伝わるか否かは重大な関心事であるので，面接者が自分のいないところで親と会うとなると，親に伝えたくない情報は話さなくなり，面接関係が遠いものになりすぎるからである。

さて診断についてであるが，DSM-IVやICD-10の分類に沿っていても，それだけでは治療計画を立てることはできない。とは言え，子どもの問題として発達障害や統合失調症が該当するとなると，それだけで子どもが乗り越えることの非常に困難な障害が想定されるので，親ガイダンスでは，これらの疾患や障害といかに共存していくか，親としては何をしてあげることができて，何はできないかといったところをガイドすることになる。

それに対して思春期問題，たとえば精神発達上の適応障害，神経症性障害，ある種の行為障害や反抗挑戦性障害の解決には，精神薬理学的な治療以外に考えなければならない事柄が非常に多くある。そのため精神科医としてこれに取り組むには，何らかの理論的な枠組が必要になる。それが個人的な人生体験に基づくようなものであれば，専門的な見地とはなりえないし，多くの専門家の共有できる枠組にもなり得ない。一つの枠組としては精神分析学の提供する発達論がある。もう一方の対極に学習理論があるが，ここでは精神分析的な発達論に基づく力動的・発生論的フォーミュレーション genetic-dynamic formulation について述べることにする。

1. 親ガイダンスにおける治療的な役割

親自身の問題を是正することを目的とするのであれば，親の個人精神療法が勧められる。しかし思春期問題を抱える子どもの親に，そのような問題をもつ人はそれほど多くなく，ほとんどの場合，子どもの心をより多く理解して，親としての子どもへの取り組みを試してみる，その過程で相談のできる，そして具体的な助言を与える相談者が必要なのである。

親子のコミュニケーションが常に冷静かつ十分に行なわれるものであれば，おそらく，子どもは常に安定した情緒で過ごすことができるのではないか。そして子どもが思春期問題をもつことはほとんどないであろう。ところが，親子は時に感情的に強く傾き，コミュニケーションを交わすことが難しくなる。そして互いに一方的な思い込みに従って，不安を掻き立てて悲観的に傾いて，状況を悪化させてしまう。

親ガイダンスにおいてセラピストにできるのは，親の子ども理解の不足するところ，換言するならば，親が自分の感情状態の故に子どもをありのままに受け止めることができず，子どもの問題を悲観的に捉えすぎる部分を同定することであり，そのような親から子どもへの発信を止めることであり，さらには，より健全な発信として，具体的な助言を提供することである。簡単に言うならば，親がどのように対処して良いか分からなくなっているやり取りについて，子どもの気持はこういうものであろう，と助言することであり，もし子どもがそのような気持でいるとするならば，親として，どのようにして子どもに接して上げることが子どものためになるかを助言することである。このような助言を導き出すために必要な枠組みは，以下に述べる無意識の葛藤理論（Freud, A.）である。

2. 意識的葛藤と無意識的葛藤

Freud, A. は，親子間の葛藤を外的な葛藤 external conflict，内在化された葛藤，内的な葛藤の3つに分類した。親ガイダンスが取り扱うことのできるのは親子の間の外的な葛藤についてであり，子どもの心に内在化された葛藤 internalized conflict ならびに内的な葛藤は子どもの個人精神療法によらなければ取り扱い得ない，と考えた。

外的な葛藤とは，子どもの内面から沸き起こってくる願望や衝動と，その制御を要求する社会の代表者としての親との間の衝突，あるいは互いに反対方向に向かう力と力の引っ張りあいである。たとえば，性的な興味を抱き，それを満たそうとする子どもと，それを制限しようとする親との衝突である。お小遣いの額の決定，門限，化粧，衣服，遊び場の決定，遊び仲間の決定などすべては親子の衝突し得るところである。外的な葛藤は，通常，意識されている部分のあるものだが，それが子どもを不安に陥れたり，自己評価を動揺させたり，将来に夢を抱くことを困難にさせているなどの自覚は親にないことが多い。

内在化された葛藤とは，幼児期や児童期に外的な葛藤であったものが，現在はすでに本人の無意識に組み込まれていて，そのため親が今改めても，もはや本人の問題行動や症候は変化せずに一人歩きを始めているものを意味する。神経症性葛藤とも呼ばれるものである。

内的な葛藤 internal conflict とは生と死，男と女など，人間として生まれたからには，本人の努力によって回避することのできない葛藤を意味する。内在化さ

れた葛藤と内的な葛藤の受容を進めることは個人精神療法において可能であるが，親ガイダンスの守備範囲を超えるものである。とは言うものの，思春期中期から後期にかけての発達課題であるエディプス・コンプレックスの再燃と解消によって，内在化された葛藤は同性の仲間関係や恋愛関係を通して解消することがあり得るので，親ガイダンスでは，外的な葛藤の親側の要素を軽減して，後は子どもの発達力に委ねる，あるいは子どもの個人精神療法に委ねるのである。

3. 外的な葛藤への助言

外的な葛藤の解決あるいは改善は両親にその気があれば，両親ガイダンスを通して可能である。またこれを施行した場合の子どもへの直接的，間接的な影響を考えておく必要がある。

親子間に存在する無意識の葛藤，すなわち言葉として表現されていない葛藤は，親子の毎日の言語的なコミュニケーションを具体的に聴き取れば，おのずと理解できるものである。たとえば，子どもが平静を失い，目つきが変わり，すっかりおかしくなってしまったと嘆く親がいれば，子どもの目つきが変わる以前には，どのようなやり取りがあったのかを親から聴き取ることが大切である。想起できる範囲で具体的な言葉のやり取りの話を聞かせてもらう。そうすることで親が子どもに何を期待し，何を心配しているかが明白になる。そして期待を押し付けすぎる，期待をかけなさ過ぎる，心配をしすぎる，あるいは心配をしなさ過ぎることが分かるので，親としてほどよい対応をすることができるように，具体的に助言をすれば良いのであり，それが外的な葛藤への介入となる。

また，親子のコミュニケーションの話をしているうちに不安が極端に亢進する親もいる。肝心要の話をしているうちに，コンテクストが崩れて，自分の問題の話，伴侶への不満の話，嫁・姑問題の話，あるいは自分の幼児期や児童期の話に変わってしまうことがある。そのような時に面接者は，親子のコミュニケーションのコンテクストに戻す役割を担っている。

親ガイダンスは子ども本人の個人精神療法ほどの時間を必要としない。親ガイダンスは子どもへの治療の終結以前に終了するものの，時として，夫婦療法に発展することがある。その場合には，治療契約の変更をする必要がある。

第8章　精神力動フォーミュレーションの
まとめかた

遠藤　幸彦・守屋　直樹

　本章では，私たちが東京精神療法研究会（TPSG）の研修で用いている精神力動フォーミュレーションのまとめ方のガイドを参考に，まとめについてのひとつのやり方を提示する。TPSGは，精神分析的精神療法家の育成のための研修プログラムであるが，そのなかで2年に1回箱根で1泊の合宿による症例研修を行なっている。そこでは，研修会員が，自分が精神療法を行った1，2例の症例について，精神力動フォーミュレーションをまとめて事前に提出する。これを，6～7名のスーパーヴァイザー全員が熟読し，討論を行ない，その内容についての助言を，研修会員を担当するスーパーヴァイザーからフィードバックするという作業を行なっている。TPSGでは，日本精神分析学会の研修の基準に合致した4年間の研修プログラムを設けているが，そのなかで以下のような形式での精神力動フォーミュレーションを2回作成するのが研修の一環となっている。最初は，第2章で皆川が述べた発達プロファイルを用いていたが，新しい知見を取り入れ，より整合性があり，分かりやすくなるように改訂を繰り返してきた。

　以下に掲載したものは，TPSGの精神力動フォーミュレーションのためのマニュアル2005年版を下敷きとして，さらに説明を補足したものである。

はじめに

　精神分析的診断面接の目的は，精神分析的精神療法を行なうかどうか，行なう

とすれば，どのような問題についての改善を治療の目標にするかについて，治療者と患者で話し合い，合意に至ることである。設定としては，解釈面接も含めて，週1回，1回50分で，計3～4回で行なうのが一般的である。面接は基本的には，「どのようなことで来られたのか，もう一度話してください」，「あなた自身のことについて，どのようなことでもいいので，思い浮かんだままに話してください」など，オープン・エンドの質問で始めて，文脈に沿って連想を聞いてゆく。患者自身が最初に持ち込んだ問題（顕在性の主訴）から始めて，最終的に現在の主な問題（潜在性の主訴），その問題と関連する発生・発達論的な評価，予測される転移と抵抗の表れについて明らかにしてゆく。それらをわかりやすい言葉にして患者に説明し，現在の問題と治療の目標，治療の過程でどのようなことが生じるのか，などの点について相互理解に至れば理想的である。

　診断面接の最後の回には，精神力動フォーミュレーションに基づく見立てを伝えて，精神分析的精神療法を選択するかどうかを話し合い，そうした治療を選択する場合は治療契約を行なう。それに先立って，2, 3回目の診断面接が終わった時点で，中心的な問題とその成り立ち，すなわち発生・発達的な推論を面接者の中で整理してまとめておく必要がある。また患者がその説明を聞いて，**どこまでは受け入れることができるか**，どこからはまだ受け入れる準備ができていないかなどを注意深く考察しなければならない。さらに，**まだわかっていない点は何か**，についても考えておくほうが良いであろう。したがって，以下の精神力動フォーミュレーションは，この時点で書いてみるのがよい。

　精神力動フォーミュレーションは2部からなり，第1部は，主訴，現病歴，発達歴・生活歴，家族背景などの記述である。これらの情報，および面接者との関係の持ち方などの主観的データに基づいて，第2部で精神力動的評価を行なう。この時点でフォーミュレーションを完成させることはできないことも多いので，不明部分を空欄にしたままでも必ず記述を試みておく。ただし，中心的葛藤の説明，力動的・発生的見立て，転移と抵抗の予測は，治療目標，および初期の治療展開に直接関係するので必ず仮説形成をしておく必要がある。

I. 病歴のまとめかた

1. 受診の理由と主訴

　受診の動機は，患者が治療に対してどれだけ自発的に取り組むことができるのかという点で重要である。患者自身の意志で受診したのであれば，より主体的な関わりがある程度は期待できよう。ただし，さまざまな情報が容易に手に入る今日では，患者自身が治療に対して抱く期待や理想が，**偏った情報に基づいている**場合もまれではないことにも留意すべきである。

　また，誰かに連れられてきた場合や，学校や他の機関からの紹介である場合には，そのこと自体にある種の問題が潜んでいる可能性がある。それは，同伴者や紹介機関と本人との関係性の問題などである。本人よりもむしろ周囲が困っているが故に，その関係性から不本意ながら受診した場合もあろう。そのような場合，本人は怒りや不満を抱いているかもしれない。場合によっては，それまでの関係から見放され，治療者に自分を預けられてしまうようなみじめな気持ちを抱いているかもしれない。

　次に，面接の中で本人自身から語られた（顕在的な）受診理由を記載する。これは，身体的に現れている症状や精神的な症状，対人関係上の問題，悩んでいる事柄などで，**患者の語った言葉で記載する**。さらに，それらの問題が起きた理由として，その時点での患者なりの理解が語られることも多いであろう。

　このような顕在性の主訴に加えて，患者が受診したのには潜在的な理由がある。これが**潜在性の主訴**であり，本人の受診理由の自発性の如何を越えて，治療の焦点になりそうなテーマで，診断面接の過程で明らかにしていくべきものである。

　潜在性の主訴を見出すには，**制止**（内的問題のため能力が十分発揮できないこと），**内在化された葛藤**（男性性，女性性の問題，親密さをもてないこと，権威に対する葛藤など），**発達上の停止**，**欠損**，**超自我形成の失敗**，などにも着目する。思春期・青年期では，**ジェンダー役割の問題**や，**大人への発達上の問題**が潜在理由になっていることが多い（愛情関係が続かない，最初の対象との関係が変えられないなど）。たとえば，不登校の男子生徒で，「お腹が痛くなり学校に行けない」ことが顕在性の主訴である場合，潜在性の主訴は，同性の友人関係ではじきだされること，さらに大人になってゆくことの葛藤，自分自身の男性としての

ありかたの不確かさ，などであることが診断面接で理解されることがある。

また，**本人自身があげている問題よりも重篤な問題**が隠れているかどうかにも着目する。

潜在的な受診理由を特定するには，順序が逆になるが，第2部で行なう精神力動フォーミュレーションを参考にして，治療の目標となるような不適応的な，内的あるいは対人関係上の問題を見出すことが必要となる。潜在性の主訴は，この患者固有の問題として，専門用語を用いずに，**日常的な言葉にして記載する**。

2. 患者の記述，面接者との交流のしかた

患者の外見，服装，気分，態度（協力的，回避的，誘惑的，不安げ，淡々としているなど）の特徴は，本人の価値観や身体に対する態度，対人関係における振る舞い，あるいは現在の置かれている立場や心理的な状況を表していることも多く，重要な情報のひとつである。また，面接者自身がそれらをどのように感じたのか，ということも記載しておく。

また，診断面接の間の面接者との関わりも，さまざまな意味を持つ重要な情報である。面接者を信頼し，こころを開くことができたのか，逆に，こころを開き，頼ることに葛藤が強かったのか，不信感や疑念が強かったか。さらに，面接者に対して怒りなど否定的な気持ちを語ったか，過度に依存的で支持や助言を強く求めたか，あるいは沈黙がちであったか，などについて記載する。

3. 現病歴

通常の精神医学的病歴よりも詳しく，主訴が始まってから，現在までの**人としての歴史**を描写する。まず，主訴となった症状が出現した状況について，さまざまな角度からの情報を得るように心がける。すなわち，それはどのような状況のときに現れたか，それに対してどのように対処しようとしたか，まわりの人（家族，友人，異性愛対象）との関係はどのようなものであったか，職場，学校での行動や適応様式はどうであったか，そして，それらをめぐりどのような感情を抱いていたかなどを，いわば**物語り風に記載する**。

また現病歴をまとめる際には，親密な気持ちや攻撃性を，誰に対して，どのように表現してきたのか，それらが変化した時点があるのか，という点にも注目する。さらには欲求不満耐性，気分転換の方法，趣味などにも注意を払い，それら

が適応的で有効であるのか否かについても注意を払う。また、将来への希望や理想（自我理想）は何か、それは現実的な取り組みを伴うものであるのか、どこかの時点で挫折し変化したのかなども考慮する。

以上の点にも注意を払いながら、主訴の始まりから現在までを**時系列にしたがってまとめる**。したがって、通常の精神科の現病歴と比べると、おそらく数倍の長さになるであろう。

4. 家族背景と発達歴・生活歴、既往歴

家族背景では、家族を構成するそれぞれの人物について、客観的な事実に加えて、本人からみてどのような人であるか、良いと思う点と悪いと思う点を尋ねて記載する。また、親それぞれの価値観とその一致、両親の夫婦関係はどのようなものであったか、について記載する。これらは、患者の同一化がどのようなものかを知るうえで参考となり、重要な情報である。

発達歴・生活歴は青年期、成人の患者では、本人の記憶から聴取する。現実的に親の養育を受けている児童・思春期の患者においては、**親面接**（親ガイダンス）が重要な意義を持つ。その際には、両親が知り合ってから、結婚の経緯、子どもの誕生、最初の大きな夫婦喧嘩のテーマ、出生、発達の道程などについても聞く。

発達歴をまとめる際のポイントには**表1**にまとめたような項目がある。青年期や成人患者では、最早期の記憶以前のことは、両親からどのように聞かされているかについて、診断面接で尋ねられればそれを記載する。

診断面接を進める際には、時系列に沿って聞いてゆくよりも、「子ども時代のことについてどんなことからでもいいので、話してもらえますか」などと尋ねて、**面接の流れに沿って聴いていく**のがよい。表にあるようなすべての情報を聴取しようとする必要はなく、まだ聞けていない重要な情報は何か、を明らかにしておけばよい。

5. 重要な環境的影響

パーソナリティ発達に影響を及ぼしそうな**外的出来事**があれば記載する。病気、けが、入院、家族との離別や死別、虐待の既往、両親の不和、嫁・姑問題、別居、離婚、父親の単身赴任、その他外傷体験となりうる子ども時代と思春期における

表1 発達歴をまとめる際のポイント

生まれる前・乳幼児期：	計画出産か否か，妊娠初期および後期の生まれてくる子どもへの親の期待と心配
	分娩時外傷の有無，新生児期の母子の身体的健康，離乳時期，生後一年の発達
	トイレット・トレーニングの様子
	親からの分離に対する反応
	最早期の記憶
	児童期の思い出（好んだ遊び，物語，「大人になったら○○になる」）
小児期：	幼稚園入園，小学校入学のエピソード
	小，中学校以降の記憶に残っているエピソード（学業，友人関係，クラブ活動，先生との関係）
	両親，兄弟との関係
	入学，卒業とそれについての反応
	自分の病気，入院，引越し，転校など
	家族との別離，死など
	繰り返し考えた空想，繰り返し見た夢
思春期の発現：	女性であれば，初潮のはじまりと，それに対する反応
	男性であれば，精通とマスターベーション
思春期・青年期：	親友の出現，その関係の描写
	異性とのつきあい，いつから，どうなったか，性体験
青年期以降：	職業選択，愛情対象選択とその経緯

発達上の重要な出来事を記載する。これらは症状や障害との直線的な因果関係を示すものではないかもしれないが，それらをもたらすリスクファクターとして重要な位置を占める出来事である可能性がある。

II. 精神力動フォーミュレーションのまとめかた

1. 非力動的要因（葛藤外の自我機能）non-dynamic factors（conflict-free ego functions）

知的発達の問題，中枢神経系の障害やてんかん，発達障害などの疾患の有無，薬物など，脳機能に影響する問題の有無について記載する。あわせて，重篤な心

的外傷，社会的剝奪，虐待など環境上の重大な問題なども記述する。また，統合失調症，双極性気分障害，ECT（電気けいれん療法）を考慮するほどの重篤なうつ病などもここに記載する。それらの存在は，記憶，現実検討，言語，知覚運動，認知機能，思考過程などの問題から推測される。

これらの問題に関連した患者の基本的な気質は，精神療法的な診断過程で過小評価されやすい。しかし，たとえば，脳の器質的な障害に関連した几帳面さやこだわり，あるいは今日の臨床において問題とされる広汎性発達障害などに関連したパーソナリティや，その他の変化が難しい特質を理解することは，臨床的には重要な意義を持つ。

変化をもたらすことのできない特質を，そうとは知らずに変化させようと無理強いされることが，こうした患者の日常生活では多く体験されており，この点を評価しそこなうと治療者自身も同様の落とし穴に陥りやすい。あるいは，患者は自ら選びようの無かったことに対して責任を負わされ，多くのエネルギーを費やしているかもしれない。その特徴を理解することで，こうした遠回りを回避することができる。こうした問題が背景にある場合，精神療法はそれらを変化させるのではなく，**支持的なアプローチ**を行ない，こうしたハンディキャップに対処し，またそれによる**制約の受容という喪の仕事**を援助することが治療の目標になる。

2. 防衛と情動 defenses and affects

（1）防衛および妥協形成の特徴 Characteristics of defenses and compromise formations

治療に訪れた患者は，治療で何らかの解決が見出されるという希望を抱くとともに，不安や恥ずかしさなどさまざまな感情を抱いている。このため，患者は一方ではこころを開き，防衛的にならないように心懸けるものの，同時に，自らの不安のために，ふだんよりも防衛的になる。このような状態にある患者に相対する治療者は，患者が不安や悩みに対して，主にどのような防衛方法を用いるのかを探ることが重要である。

患者の防衛パターンと妥協形成のあり方を理解することは，そのパーソナリティ構造を見極めることにつながる。したがって，外見上の行動パターンに基づいて患者の性格傾向を査定するよりも，より精緻で臨床上役に立つ理解が可能となる。このことは，治療者自身の規範に従って患者を査定してしまうという危険

を減少させることにもなるであろう。DSM-IVに記載された防衛機能の水準と個々の防衛や対処機制のリスト（**表2**）は，防衛のパターンについてまとめる際の参考になるであろう。また，狭義の防衛機制に加えて，**妥協形成のパターン**の特徴についても記載する。これらは，思考，空想，行動，趣味，職業選択，性格傾向などから把握されるものである。たとえば，対象との交流から引きこもり，テレビゲームの戦闘ゲームに耽溺している場合，攻撃性やリビドーに関する特徴的な妥協形成が，そこに成り立っている可能性が推測される。第1章でも述べたように，防衛そのものの特徴だけでなく，そこで防衛されている願望，あるいは欲動派生物は何か，ということも同時に見る必要がある。

日常的に繰り返し用いられるさまざまな防衛の布置を把握することで，あるパーソナリティ傾向との結びつきが理解されることがある。たとえば，分裂，投影性同一視などの原始的防衛機制は，境界パーソナリティ構造と結びつく。理想化と価値の引き下げは，自己愛を示唆する。空想へのひきこもりはシゾイドの傾向を示すものである。反動形成と投影は，パラノイドの過程をなしている。退行，転換，身体化は，心身の脆弱性を示しており，失感情症と関連している。取り入れと自己への向けかえは，抑うつとマゾキスティックな心理に関係している。置き換えと象徴化は，恐怖症的な態度を示唆している。合理化，感情の隔離，知性化，打ち消しは，強迫的傾向を特徴づける。抑圧と性愛化は，ヒステリー的な問題を示唆する（McWilliams, N., 1999）。

表2　防衛水準および個々の防衛機制の例

1. 高度な適応水準	予期，連携，愛他主義，ユーモア，自己主張，自己観察，昇華，抑制
2. 精神的制止（代償形成）水準	置き換え，解離，知性化，感情の隔離，反動形成，抑圧，打ち消し（アンドゥーイング）
3. 軽度の心像歪曲水準	価値の引き下げ，理想化，万能感
4. 否定の水準	否認，投影，合理化
5. 重度の心像歪曲水準	自閉的空想，投影性同一視，自己像または他者像の分裂
6. 行為的水準	行動化，無感情的引きこもり，援助の拒絶を伴う愁訴，受動攻撃性
7. 防衛制御不能水準	妄想的投影，精神病的否認，精神病的歪曲

DSM-IV-TR, pp.774〜775，今後の研究のための基準案と軸より著者らが作成

このように，内的・外的危険やストレスにさらされたときに，どのような防衛機制を主に用いるのかを評価することは，パーソナリティ傾向と成熟度をみるうえでの参考となる。また，こうした防衛が硬直化し，自我親和的となり性格防衛となっているか，防衛のため自我がどの程度阻害され，その代価を払っているかという点も重要である。

(2) 感情，情動 affects

感情，情動の評価は，病因論的にも，治療的にも重要な位置を占めている。患者は，診断面接の中で，これまでの人生で苦しんできた，さまざまな感情を表現する。

治療者は，そうしたやりとりを通じて，患者が感情をどの程度幅広く感じ，表現し，またそれを調整することができるのかを評価する。まず，喜び，楽しみなどの快にまつわる感情を十分に感じられるか，それをどのように表現することができるのかに注目する。さらに，怒り，憎しみなどの攻撃性にまつわるもの，不安，恐怖に関連するもの，および抑うつに関連するものにも目を向ける。また，そうした感情と特定の対象に関する観念内容を含む嫉妬，羨望などにも注目することが必要である。これらのことを通して，**繰り返し体験されるある種の強い感情**として表現されているものが，より細分化されたさまざまな情緒から成り立つものであることが明らかになる場合がある。また，**両価的な感情を同時に体験し，認識する**ことができるかについても注意する。

感情調整というのは，不快な感情を最小限に，快の感情を最大限にするような意識的，無意識的な方策を指す。われわれは，主に無意識的な防衛機制と，意識的な対処機制（予測，気晴らし，認知的リフレーミング，抑制，ユーモアなど）によって感情調整を行なうが，それがどのようなものであるかを記述する。

また**感情，情動が転移・逆転移関係のなかにどのように現れてくるか**にも着目する。すなわち，患者の示すさまざまな感情によって，治療者の心はさまざまに動き，感情が湧き起こり，失望や，動揺，怒り，うんざりしたり，喜びを感じたりするのである。このようにして，患者の感情に対する葛藤に関連して，治療者の中に葛藤が作り出される。そうした関係のなかで患者は，治療者がそれらの葛藤を解決する新しいモデルとなることができるか，否かを観察しているともいえる。

Racker, H.（1968）は，治療者に起きてくる逆転移を，患者の感情に共感する融和的なものと，患者の主な対象が感じた，あるいは感じるであろうものに共感した補完的なものに分類した。治療者は，この分類を参考に，**自分のなかに湧き起こっている感情を参照する**ことで，患者の体験をさらに深く理解することが可能となる。

3. 対象関係機能および自己関係機能 object-related functions and self-related functions

対象と自己に関係する関係機能は，他者との関わり方と自己イメージ，自己評価に関連するものであり，臨床的には身近な他者や社会との関わりのありさまと，自分についての見方を通じて理解される。対象関係あるいは自己という概念は多義的であるが，ここでは，自己と対象についての内的表象を中心に検討する。対象表象は，主要な対象に対する意識的・無意識的なイメージの総体で，自己表象とともに自我の内容の一部を構成するものである（Jacobson, E., 1964）。全般的な対人関係の特性に加えて，現在の最も親密な他者との関係の質はどのようなものか，両親から取り入れた他者表象，自己表象はどのようなものか，といった様相を記述する。

どのような内的世界に，患者が生きているのかを知ることは，治療にとって重要な意義を持つ。すなわち，**患者の関係性の歴史は，現在の関係性に生きている**のであり，治療的な結びつきに影響を及ぼすからである。たとえば，信頼することや親密になることをめぐって，患者は自律性を保つことができるかという問題は，治療関係において生じうる事柄を予測する上で有益な情報をもたらすであろう。

まず，**対象表象と自己表象が十分に区別できているか**をみる。これが区別できていない場合，重症のパーソナリティ障害か精神病水準の病理が推測される。また，過去の両親，現在の主要な対象に対しての情緒的なトーンはどのようなものか，保護的で暖かいものか，怒りや不満が優勢か，良い，悪いという両側面が同時に意識化できず，アンビバレンスに耐えられないかどうか，対象表象，自己表象がどの程度現実に即したものであるかをみる。

また，対人関係において，どのような情緒的かかわりを持てるかをみる。欲求充足のレベルの関係か，自己へのとらわれが強いか，共感と関心を含んだ対等な

関係を十分保つことができるか，自律性がどの程度保たれているか，などをみる。さらに，特定のカテゴリーに属する対象（同年代の異性，父親年代の男性，先生など権威的な人物など）に対して，他のカテゴリーの人物や対象とは異なった対象表象を抱いていないかにも注目する。

自己表象，対象表象は，具体的には過去の両親との関係と，現在までの重要な他者との関係のエピソードのなかに埋め込まれていることが多い。したがって，第4章で紹介したCCRTを抽出する場合のような見方をすることで浮かび上がってくるであろう。

また，治療者は治療関係の中で繰り返されるさまざまな関係性の性質を調べるだけではなく，**患者の体験の中でどのような関係性が欠けているのか**を感じ取ることも重要である。これには，患者が言語化できないでいる部分や，避けている部分への共感が必要となる。

また，自己関係機能においては，さまざまな状況において，自己表象の一貫性，安定性，および肯定的な自己評価を保つ能力が，どの程度機能しているかを検討する。また，こうありたい，あるいはこうでありたくないという自己表象と，本人が現実だと感じている自己表象の食い違いにも注目する。これらは，病歴の聴取などから得られる情報に加えて，実際の面接場面での患者の言動からも有益な情報が得られる。さらに，関連する項目として，アイデンティティ，同一化，理想，目標などもここで検討する。

4. 超自我機能 super-ego functions

ここでは，超自我の機能と発達について記載する。超自我の発達についてはTysonらのもの（第3章）を参照してほしい。定義上，まとまりのある超自我はエディプス・コンプレックスの後継者である。また，前エディプス的な要素が強く，あまりに過酷な場合，投影が多用されまとまりに欠ける場合は，超自我前駆と呼ばれていた。このような場合には，罪意識は保持されず，外的な権威へのおそれとして投影される。

超自我の機能が病的であるかどうかは，これによる不快があまりにも多く，快があまりにも少なくなるかどうか，あるいは自己破壊的な傾向が強すぎるか，あるいは環境や社会との葛藤があまりに大きくなるか，といったことから決定される。このことは，フロイトが指摘した超自我機能（良心，自我理想，自己批判）

において，より現実的な理想と道徳基準を内包し，より寛容に機能しているのか，あるいはそれらの内のどの部分が優勢であるかなどに関連する。

さらに，超自我の成り立ちを理解する上で，**両親との同一化**について検討する。一般に，患者は自らの生い立ちを語る際に，自分と似ている人たち，競争相手としてきた人たち，決して似たいとは思わなかった人たちについて，進んで話そうとする。

つまり，ある人の振る舞いや態度は，さまざまな対象との同一化によって影響を受けているのである。逆に言えば，このような同一化は変化する可能性を秘めている。すなわち，同一化について理解する治療者は，その同一化の意味を，他の枠組みへと変化させることができる立場にあるともいえるのである。

また，不適応行動に対する介入としてしばしば有効なのは，**患者の逆同一化**に関連した問題である。すなわち，患者が決して似たくはないと思ってきた早期の対象との同一化が，さまざまな不適応行動に影響を及ぼしていることがあり，その意味を明らかにすることである。

5. 力動的・発生的見立て dynamic and genetic formulations
（1）中心的な葛藤の力動的説明

患者の人生および病歴に一貫しており，その人を動かし，症状を生じさせている中心的な葛藤を同定する。中心的な葛藤は，対人関係領域あるいは内的な領域にその位置をしめ，繰り返される同種のエピソードなどに反映される。

妥協形成によりその葛藤が見えにくくなっている場合に留意する必要がある。葛藤の存在は，意識的，無意識的な不安や抑うつが，その目印となる。そして，不安と抑うつを区別すること，さらに無意識的なものを含めて，その最も中心的なものはどのようなものかを検討することが重要な課題となる。すなわち，不安であれば，壊滅不安，分離不安，去勢不安，超自我不安のいずれか，抑うつであれば，対象を失った抑うつ，対象の愛情を失った抑うつ，エディプス水準の抑うつ，超自我の基準に達しない抑うつ，のいずれかが主要なものかを検討する。

また，これらの不安や抑うつは，さまざまなレベルのものが混在していることに留意する必要がある。さもなければ，ある特定のレベルの不安や抑うつのみに治療者がとらわれ，他の要素を見逃すこととなる可能性がある。このような場合には，治療は膠着化する可能性がある。

また，その葛藤に対する解決の試みは，どのような点で非適応的であり，どのような点で適応的であるのかを，力動的に説明する。

(2) 発生・発達論的評価
(1)で評価した中心的な葛藤の由来についての仮説を立てる。具体的にはそうした葛藤のパターンが，患者が子ども時代の，どの発達段階（口唇期，肛門期，男根自己愛期，エディプス期など）での問題や葛藤に主に由来しているかについて，推測し記載する。さらに，そうしたもとの葛藤が生まれるようになった発達上の，あるいは環境上の要因が推測できればそれを記載する。それぞれの発達段階での葛藤や，固着に由来する欲動派生物は，成人になっても残り，欲求充足のパターンがそこにとどまり続けると考えられる。発生・発達論的評価をまとめる際のポイントを**表3**に示した。

固着点と退行を判断する作業を発生論的評価と呼ぶ。固着点は，行動，空想，ある種の症状に現れる。固着は剝奪やフラストレーションまたは，過剰な満足（過度の刺激や誘惑）によって起こる。どの発達段階の課題に一応到達したのか，

表3　発生・発達論的評価のポイント

口唇期：	基本的信頼，愛着，安心感，自己信頼／要求がましさ，極端な悲観主義，依存，嗜癖
肛門期：	自律性，他者との協調，整理整頓への葛藤／けち，頑固さ，両価性，サド・マゾ的傾向，自己への疑惑，恥，分離・個体化
幼児性器・自己愛期：	露出症的欲動，窃視症的欲動（覗き見ること，見られることへの過度の関心）
幼児性器・エディプス期：	異性への愛情をめぐる同性との競争や嫉妬，およびその逆 （男性）同性権威者に対する敵意や葛藤，失敗・処罰・象徴的な身体の傷害（去勢不安） （女性）母親同一化の問題，男性一般に対する不信，ペニス羨望
潜伏期：	勉強，運動，仲間集団，いじめ，家族ロマンス，想像上の仲間
初期思春期：	第二次性徴，家庭内の規範への反抗，同性の友人との交流，親以外の大人との交流，自我理想の改訂
中期思春期：	自己への関心，親友・異性とのつきあい，男性性，女性性の確立
青年期：	同一性の確立，職業選択，異性愛対象の持続性，安定性
成人期：	青年期の課題を統合すること，社会の中での有効性の達成，働くこと，愛すること，次の世代を育てること（性器統裁）

主な固着点はどこにあるか，現在は主にどの発達期の問題に退行しているかを判断する。退行については，**自我の全体的な退行と欲動退行とを区別する。**

　子ども時代の葛藤はエディプス期に集約され，その後の人生に影響を与え続けることとなる。したがって，診断面接のデータ，および重大な環境的影響からの推測によって，エディプス期の終わりにその患者が持っていたと思われる主要な葛藤と妥協形成を推察することが重要である。その際には，(1)「中心的な葛藤の力動的説明」で取り上げた，不安と抑うつについてさらに検討する。

　中心的な葛藤と関連する子ども時代の主要な発達上の葛藤は，①対象喪失，②対象の愛情の喪失，③去勢をはじめとするエディプス葛藤，および④超自我の要求と禁止である。これらのうち，どれが優勢で，どれがそれに付随するものであるかの仮説を立てる。第1章で述べたように，こうしたできごとが起きるのではないかという予期に関するものが不安であり，既に起きてしまったという観念に関するものが抑うつである。

　また，こうした葛藤は，思春期・青年期，成人期に再燃する。子ども時代に由来する葛藤が，この時期の発達のどの段階で問題となり，解消しないままでいるのかを記載する。

6. 適応的機能の特徴 adaptive features

　患者の持つ健康的な資質や強さは，診断過程において過小評価されやすい要素である。これは，患者の病理を見立てるという作業の特性上，こうした点が見えにくくなりやすいことによる。**患者が持っている長所や魅力，対人関係に資する能力**などは，患者の治療反応性を考慮する際に重要な指針ともなるので，ここであらためてまとめておくことが望ましい。

　治療者は，患者の属する社会における関係や対人関係を促進している要素に目を向けることが重要である。そして，知性の高さや特技，教養，自己表現の適切さや自己観察力について検討する。また，経験を生かすことができるか否かも，治療反応性を推測する上で重要な要素である。

7. 治療初期の転移と抵抗の現れの予測

　診断面接のデータ，およびそこでの面接者との関わり方および作成した精神力動フォーミュレーションを参考にして，治療初期に現れるであろうと思われる主

な転移と抵抗を予測する。

8. 精神医学的診断 psychiatric diagnosis

症状学的な診断，およびパーソナリティ病理についての診断を書く。パーソナリティ病理とその傾向については，DSM-IVにあるものよりも軽微なものも含める。

・DSM-IV 第Ⅰ軸診断
・DSM-IV 第Ⅱ軸を含めたパーソナリティ病理およびその傾向の診断
　・分類のしかたの例（第4章，SWAP-200参照）
（1）神経症，神経症性パーソナリティ病理
　①強迫性パーソナリティ傾向，障害
　②演技性性愛化，演技性パーソナリティ障害
　③性的葛藤
　④抑うつ神経症，回避・制縛型
　⑤抑うつ神経症，依存・マゾヒズム型
　⑥抑うつ神経症，外在化型
　⑦神経症性非行・行動上の問題
　⑧その他の神経症的パーソナリティ病理
（2）重症パーソナリティ障害
　①自己愛性パーソナリティ障害
　②境界性パーソナリティ障害
　③シゾイド・パーソナリティ障害
　④反社会性・サイコパス・パーソナリティ障害
　⑤その他の重症パーソナリティ障害

第9章　精神分析的診断面接の進めかたの実際
　　　　：症例から

皆川　邦直・守屋　直樹

はじめに

　診断面接の進めかたについて症例をあげて解説する。患者は，休学中の男子大学生である。この面接は，森田療法と精神分析的精神療法の比較研究のため，それぞれの治療法を専門とする2人の面接者の診断面接を受けるという目的で行われたものの抜粋である。面接者は，患者がそのような面接を受け，それを録画するという研究への参加に同意したことは知っているが，その他の情報は一切知らされていない。以下のやりとりは，プライバシーに配慮するため，実際のやりとりを歪めない範囲で，省略してある。

I. 症例の面接経過とコメント

　（T：は治療者の発言，P：は患者の発言，（　）内はTまたはPの発言で，ごく短いもの。……は沈黙，［　］は非言語的なコミュニケーションを指している。《　》内は治療者が感じたこと，読み取ったことなどを追記し記載してある）

T：いまから大体50分ぐらいのつもりでお話をお聞きしますが，どんなことでA病院の方までいかれたのですか。
P：ぼくは学生なんですが，緊張すると声が出なくなって，授業のときとか大勢の人の中だと全然だめなんですね。たとえば本を朗読させられたりとか

そういうときは全然だめだし…………。
《緊張している。不安が高い》
T：全然だめというのは？
P：だめというのは途中で読めなくなったりするんですね。小さいときからそうだったので，高校のときまではずっと我慢をしてきたのだけれど，もう大学に入ったらそれに耐えられなくなって，いま学校を休学してA病院の方にいったんですけれど。…………

　教室で朗読をさせられるような授業は大学では余りないはずなのに，休学とはどういうことなのか，Tには理解できない。そこには何か潜在する受診動機があるはずであり，朗読困難という症状は無意識の葛藤の妥協形成の産物であって，それを被い隠す役割をもっているのかもしれない。そのためTは，朗読困難という症状の意味は追わないことにして，文脈を変えないでさらに聞いてゆくことにした。

T：そうですか。大学に入ったのはいつですか。
P：3年前です。……
T：すると入ってすぐ耐えられなくなって治療を受け始めようと思われたのではなくて，大学に入ったあともしばらく自分1人で心配されていた時期がある？
P：はい，そうです。……
T：治療を受けようという気持ちになられたいきさつについて，少し話していただけますか。
《自発的な連想はほとんどなく，強い緊張感だけが伝わる》
P：……うーん，……そうですね……小さいときから，（うん）まあずっとそういうわけで，なんというか（うん）苦しんできたんですけれど，まあ，大学に入れば，何というか，まあ，あの，違った道というか，（うん）まあ環境が変わることで（うん）少しはよくなるかと思ったのですけど,（うん）それでもやっぱりだめで，（うん）……まあ，こういうことになってしまったんだけど。……
　まあ，あと，……あの，あの，学校というのは自分の希望した学校じゃ

なくて，どうしても，えーと，まわりの人とも，（うん）なんというか，（うん）交流……交流がうまくいかなくて，（うん）結局，あの，孤立するような形になってしまって，（うん）で，学校の授業にも（うん）あんまり出なくなって，でサークル活動も，ほとんど，えーと，しなかったのです。
T：ふーん。[T：うなづく] それは何年生のころ？
P：えーと，入った当初からずっと，要するに，初めは全然，あの……その学校というのが，（うん）入りたくなかったのですね，ぼくは。（うん）……だからなんとかそこから脱出しようと思って。（うん）いろいろ考えているうちに，（うん）まあ学校も出なくなって，（うん）で，……まあ，えーと，うーん，何ていうのかな，……自分の世界に閉じこもってしまったのですね。

　これが潜在的な受診動機であろう。Pの不安緊張感は高く，話し辛そうなので，Tは「うん」と何度も頷いて，自己を語る彼を支えた。Pはお手柔らかにお願いします，と言うかのようで，受身的である。
　Tは彼の問題点を言い換えてみた。

T：うん。その入りたくない学校に最初から入るというのは，なに？ その，心ならずものことを自分では平気でやってしまう傾向があるということ？
P：……まあ，結局そういわれても仕方がないけれど，……[苦笑] でも，あの，……あの大学を受験する前に，あの，（うん）自分の両親に，もしどうしてもいやだったら，（うん）それ，あの，学校に入っても，（うん）あの，蹴ってもいいっていうふうに，（うん）あの，了解を得たんだけれど，（うん）学校に入っちゃったら，（うん）それ何か，あの……何というか，……どういったらいいのかなあ，……踏みにじられたというか，（うん）そういうふうになっちゃって。
T：誰に踏みにじられたの？
P：だから自分の両親とか……。
T：お父さんやお母さんは，その，……嫌々その大学に行こうとしている息子のおしりをひっぱたいておいて，まあひっぱたくという訳ではないけれども，蹴ってもいいということを言われていたのだけれど，いざとなったら

そんなことを言わずに行けというふうに言われたということ？
P：はい。……
T：そうするとお父さんやお母さんの言うことを，聞かなければいけないという気持ちもあるし，
P：はい。
T：一方では聞きたくないという気持ちもあるということね。
P：そうです。…………

　このあたりのやりとりから，Pは両価性が高く，すなわち肛門期固着が強いことがうかがわれた。
　この部分の最初の介入，「心ならずものことを自分では平気でやってしまう傾向があるということ？」という両価性についての解釈に関する介入は，Pにとっては強すぎたようで，Pはかなり引いてしまった。
　そこでTは，別の，もう少し柔らかく，Pにしっくりとなじむような介入をしたほうが良いと考え，両親に対する両価性を表す「聞かなければいけないという気持ちもあるし」「一方では聞きたくないという気持ちもあるということね。」と言い換えた。
　この最初の介入のような単純明白な表現を用いた介入は，患者が恐れている欲動を治療者は恐れていないことを患者に伝えることになり，それは，患者に対して役割モデルを提示する。それゆえ，患者を不安に陥れたり，傷つけたりするものではない。患者は，その介入について行こうとしているものの，不安がまだ強く，言いよどんでいるため，それをより柔らかい言葉で言い換えたわけである。
　特に，初回面接では患者も前向きな気持ちが強く，防衛に打ち勝とうとする気持ちが動く時である。したがって，このような無意識の葛藤についての解釈が最も受け入れやすい時である。また，こうした介入をさけていれば，患者がどの程度葛藤に向かえる力があるのかの評価を逃してしまう。したがって，こうした介入は，初回面接で特に必要であり，有用でもある。

T：もう，ご両親と一緒に暮らしていないわけでしょう。まあ今は暮らしていらっしゃるかもしれないけれど，大学に入ったときには。
P：はい。

T：……で，身勝手をしようとは，思わなかった？
P：……やあ，あの，どうしていいのか全然，あの分からなかったのですね。（うん）……

両親からは気に入らなければ蹴ってもいいと言われているのに，やめて進路を変えるのではなく，引きこもっているというのは，防衛としては，攻撃性の抑止および自己への攻撃性の向き変えがあるということをTは理解した。

P：いままで，（うん）自分一人で，あの，何か，考えて（うん）あの，活動するっていうか，（うん）そういうことをあまりやってこなかったもんで，（うん）あの勉強，勉強で，［苦笑］（うん）ほとんど考える余裕もなかったから，自分の進路とか。（うん）……で，あの，もう，何というのか，どうしていいのか，本当，あの全然分からなくなっちゃったんですね。
T：大学に入ってから？
P：はい。どうしようかと思ってずっと。
T：迷ったの？
P：はい
T：どんなことを考えていた？たとえば。
P：たとえば学校，（うん）学校をやめて，あの働こうかとか，（うん）まあ，……仮面浪人して（うん）それで，もう1回受験をしなおして，あの，別の自分の納得のいく学校に，もう一回入り直そうかとか。（うん）あと，……ああ，そういったところですね。
T：なるほどね。

この後，どのようにして大学を選択したかを聞く。Pは入学後，理由を理解しないまま講義に出席できなくなり，現在留年休学中である。それについてTは「そうすると事態は，相当，深刻なわけね」と受診時状況を明確化して，

T：人前で緊張するとか，人前で本を読んでいると読めなくなるというような事が悩みの種でもあるけれど，しかしそれ以上にその学部でこれからずっと続けてやっていく事を自分が望んでいるのか否か，よくわからなくな

てしまっているということの方が，先生から見るととても重要なことにみえるけれど。
P：……
T：進路の問題，決定というのは，これは自分の一生を決める事だからとても大切だと思うのだけれど，分からなくなってしまっているんですか。
　それともね，入ってみて嫌だったら蹴っ飛ばしてもいいんだからと両親が言ったのに，その言葉を無視して両親は自分の気持ちを踏みにじったと言われたでしょう。だから，両親は自分に，そのような事を言っておきながら，実際には自分が蹴っ飛ばしたいと思っても，それを認めてくれないという事で，両親にくってかかりたいのか，そこのところが先生にはよく分からないんだけれど。
P：そういう気持ちもあります。
T：今でもある？
P：はい，あります。それは。でもそれを言っても今はしようがないから。
T：言っても仕方がないというのは？
P：もう，嫌だって過ぎてしまったことだから。（うん）それを今言ったところで全然，あの，解決しないし，それよりも（うん）あの，これからどうするかのほうが，大事だから…………。
T：同じことじゃない？
P：そうですか。
T：よく分からないけれども。その過ぎてしまったことはしようがないからというのも，まあ，そのこと自体は分かるけれども，……しかしけっぽりたい気持ちが自分にはあるし，それをしちゃあまずいという気持ちもあるし，……そんなことはどうでもいいからほっぽり出して別の道を探したい気持ちもあるし……というようなことを言われているような気がするんだけどもね。
P：はい，そうです。……

　Pは親に対立する自分の考えと感情を主張する事が困難であり，その結果，大学入学後，自己の職業選択の方向性に迷いを生じた。すなわち，再燃するエディプス・コンプレックスの解消が停滞している事が明らかになった。

またPは，高校時代に「相当ばかにされて」，そうした連中を見返してやりたいということで必死に勉強をして，今の学部に入ったと言う。ばかにされた，という内容を詳しく聴いてゆくと，

T：だれに嫌われていたの？
P：あの，なんて言うかな，一部の，あの，女子生徒とか。あの，ぼく，えーと，学校の授業をほとんど，聞いていなくて，あの，勝手に，内職したりしたもので，それが何か相当反発をくったらしく，学校の，あの，ぼくのクラスの担任に，チクったりして，で，まあ，さんざん厭味を，担任から言われたりして（うん）まあ，そういうこともあって，（うん）まあ，そういうことも，いろいろあったので，あの，あの，絶対なんというか，あの，そいつら，あの，を絶対見返してやりたいとい言うか（うん）そういう気……もち
T：そうしないと自分の男が立たないというか？　男がすたるというか？

これは去勢不安を表わす内容なので，Tはここで，Pが去勢不安を感じやすくするような言葉を敢えて選択した。

P：はい。…………
T：じゃ，すたらしたくはないんだね。
P：そうです。…………本当はもっと別の方法が，あの，あったのかもしれないけれど，高校のとき，なんというか，もうそれしかなかったんですね。（うん）それしか考えつかなかったし，（うん）だから，まっ……ほんと勉強するしかなかったんですよ。とにかく。うん。…………
T：で，大学に入って，その，迷いが出てきてしまったというのはちょっと不思議だよね。それだけの気持ちがさ，あって，がんばって入ったわけでしょう。どうして今の大学には入りたくなかったの？
P：そういうさっきの連中がやはり入っているからですね。
T：話を聞いていてちらちらと出てくるのだけれど，ばかにされるとか，たらい回しだとか。……
P：それは別に，あ，悪い意味で言ったのではないけれど。

T：悪い意味でもいい意味でも良いんだけれどね。そういうふうにね，自分が正当な扱いを受けていない，というような，そういう感覚が伝わってくるのだけれども。先生には。何かそういったことで思い当たることある？思い当たるというか，思い浮かぶことはありますか？

P：そ，それはどういう。

T：たとえば，踏みにじられるでしょ，たらい回し，ばかにされる，というのは，すごく感情的に強い言葉だよね。

P：はい。

T：それからまた，さんざんな目にあったとか。

P：はい高校時代。だから，……

T：自分が軽視されたとか，自分がまあ，当たり前の人間として尊敬の念をもって接触してもらえて当たり前だと思うのに，そうされていなかったとか，そういったことで何かこう，浮かんでくる事柄は，ありますか？

〔Pは10秒以上沈黙し，首をかしげたりする〕

P：あの，僕は，別に，あの，他人から尊敬されたいとか，そういうことは考えたことはないんだけれど，うん……それはちょっと［笑］，ねえ，何というか，ちょっとオーバーというか，……他人から，ああ，やっぱりばかにされるというのは，あまり，あの，……なんというか気持ちのいいものじゃないですね。

T：それはそうだよね。

P：はい。ましてやそれが，（うん）中学，高校と，ずっとそれが，そういう目にあってきているとすれば，それはやっぱり，……それはち，ちょっと，もう，とても耐えられないのではないですかね。だれだって。

T：そうだよね。そこで生じる，怒りの念たるや大変なものだと思うのだけれども。

P：そうですね。ぼくもそう思いますね，自分でも……。それを今どうやって発散したら良いのか全然わからないですね。

T：なるほど。大学に入るまでは，その気持ちを勉強に使っていたということになる？　そうすると。

P：は，はい。そうですね。

このあと再度，読して声が出なくなってクラスの皆にばかにされた思い出と，授業中に内職をしていて，クラスの女の子がそれを担任にチクって，担任から嫌味を言われたという思い出を語った。

その前のやりとりで，両親に対して自己主張したいという気持ちを語ることができるようになっており，ばかにされた同級生に対する怒りの念もでてきている。つまりこれは，Pが発散できないでいた気持ちを表現できていることを表している。Tは，ここでエディプス葛藤と去勢不安のテーマが語られていると判断した。同時に，女の子にチクられたという話が出ているので，Tは，エディプス的なレベルでのPと女の子の関係について尋ねてゆくことにした。

T：そのチクった女子のことについて少し聞かせてくれる？
P：どういうことですか。
T：どんな女の子なの？
P：要するに優等生タイプ。学校の授業とか真面目にやって，なんというか口うるさいというか，そういうタイプですね。（うん）学級委員とかやっていたり，
T：なるほどね。その子がチクる前にPさんに警告を発したとか，そういうことはなかったの？
P：全然ないです。
T：全然なく，いきなりチクられちゃったの？
P：はい。
T：女は油断も隙もあったものじゃあないね。
P：そうですね。自分だけだったらまだ諦めもつくけれど，自分だけじゃなくて，自分以外にもみんなやっているのに，本当にその時は，なんというか，頭にきました。
T：うん。女の子に，もう少し自分の気持ちを和ませてくれるような女の子はいなかったの？
P：いないですね。‥‥‥‥‥‥‥‥
T：そうすると，女性に関しては油断も隙もないというか，くそ真面目すぎるというか，気を許せないというような感じがたくさんあるの？
P：うーん，なんというか，ぼくが見てきた女の子というのは，なんというか，

……うーん，そうですね。（ふーん）だけど，ぼくは，あの，女の人がやはり好きというか，別に同性に対して別にね［笑］興味があるとかそういうわけじゃないし。
《去勢不安を陰性エディプスで防衛していることを表している》
T：女の子にも興味があるわけね。
P：はい，それは当然そうですし，うん 別に嫌いじゃないけれど，完全には何というか，心を許す気にはちょっとなれないですね。（うん）それは入院して多少変わるかもしれませんけれど。それはちょっと分からないですね。
T：なるほどね。女の子に気を許す気がないというか，気を許す準備がないということは良い女の子を逃がしてしまうかもしれないし，それはちょっとまずいね。
P：そうですか？
T：そう思わない？　年頃からいったって，ちょうど女の子と親しくなったりするのが当たり前の年頃でしょう？
P：うん，なんていうか……
T：その時にさ，こう心を広げてね，つき合えばとてもいい女の子が自分のことを好いてくれるかもしれないような時期なのに。

　これは，去勢不安とその防衛の背後にあるPの発達方向を目指す気持ちに共感している介入である。思春期・青年期の発達段階に特異的な課題を指し示すことによって，患者の潜在的な治療動機を引き出すことを意図している。
　また，ここでこうした介入を行なったのは，それまでの面接過程で，この発達課題をPが解消してゆける力を持っていることをTが感じ取ったからである。

P：仲良くするのはいいんだけれど，なんていうか，本当に，なんていうか……全部自分のこころをバッと広げるというか，そういうことはちょっと，ちょっと今のところ，できないですね。……
T：今はまだその準備がないということね
P：準備がないというか，そういうことはできないです。……
T：ふーん。……それはやっぱり，その，女は油断のならない存在だからとい

うこと？
P：まあそういっていいです。……
T：それでいい？
P：それでいいです。
T：もっとなにか理由がありそうな気がするけれど
P：いやあ，別に，なんというか。………………[首をかしげる]……まあ，まあ，そういうことですね。結局。結局そういうことですよね。…………
T：女の子の話になったら急に黙ってしまったね。
P：そうですか。
T：うん。
P：……いや，だって僕，別にあの恋愛経験とか，全然ないし，（うん）そういったことは……だから…………
T：じゃあ，あれかな。女の子のことについてしゃべるのは慣れていないと。
P：それはありますよ。それは，
T：それを先生とここで話すのはちょっと控えたいというか。

　これは去勢不安の防衛であろう。Pは，治療者（≒父親）の前で女の子に対する興味について話すことができない，と告白していることを表している。
　このあとも女の子の興味についての話が少し続いたが，話は深まらなかった。これ以上この話題を追うことは，Pの去勢不安を高めるとTは考えた。そこで，Tは家族についての話に移した。

T：小さい子どもはみんなお父さんやお母さんが一生懸命線路を引いて，その上を子どもが走るようにしつけるけれども，脱線する時があるでしょう，小さい子どもって。その時は，……どんなお叱りを受けていました？
P：ああ，1回だけ，物置の中に，閉じ込められたことがあったような，あったように思うのだけれど，あとは大体，口でがみがみ。
T：口でがみがみ？　誰に？
P：やっぱり父ですね。
T：お父さんに？（はい）いわれっ放し？
P：そうですね。

T：今までお父さんに対してね，偉そうに口でがみがみいうんじゃないよとか，その類の罵声をあびせ返したことはあります？
P：最近あります。最近というか高校に入ったらそれはありますけれど。
T：うん。……どんな具合？
P：あの，口論になります。
T：そういう姿を見ていて，お母さんはどんな立場をとられます？
P：そうですね。……止めようとするときもありますね。……ぼくの方をたしなめたりする時もあるし，あと，あとなんていうかなあ，完全に仲裁に入るというか，そういうふうにするんじゃないかと思います。
T：お父さんとどんなことで口論が多かったの？
P：いや，つまらないことなんだけれど，ほんとうに，ちょっとした，あの，なんていうかな，そうだなあ，ちょっと，いろいろあって，全部は思い出せないのだけれど，なんか，本当につまらないようなことで。
T：たとえば？
P：…………
T：だから，1つぐらい，教えてください。
P：ちょっと，いろいろあって本当に，ちょっと思い出せないんだけど，何が良いかな。あ………………ああ，えーと歯ブラシ（うん）のことなんだけど，（うん）歯ブラシ，僕がまだ……何というのかなあ，あれ，僕が，もう，もうこれ使えないと思って，ポイと捨てると，（うん）あの，これをなんで捨てるかとか，（うん）そういうことを聞いたりしたことがあって，たかが歯ブラシ1本に，あーん，なんというか，がみがみ，がみがみ，（うん）言ったりするんで，なんというか，あの，呆れて僕も何かいろいろ言うんだけど。
T：何て言い返す？
P：いや，あの，あの，ばかじゃないかとか，まあ，そういったふうなことを言います。
T：ふーん，するとお父さんは？
P：喧嘩になりますね。いろいろ，なんというか，あの，呆れて，ぼくも何かいろいろ言うんだけど。

親子のやり取りと情緒関係について話すように質問したが，彼は面接室でそれについて言及することは避けた。また彼には兄がいて，兄との競争に負けないためには今の学部には満足できないという可能性が推測された。

最後に，強迫症状，広場恐怖などの神経症症状の有無について質問した。それから，その症状が辛いというのは分かるが，そのために留年や休学をしなければならなくなるまで，主張すべきところをしないでいることや，専門性の高い学部に入りながら，将来の職業の方向性を定め切れていないことなどを問題として伝えた。それに対して，Pは非難されたと感じてTに質問した。Tはそれに答え，PはTが非難したりばかにしたりしているのではないことを理解し，面接を終えた。

II. 精神力動フォーミュレーションと治療方針

I. 非力動的要因（葛藤外の自我機能）
中枢神経系の機能に問題はなく，知的能力，言語化の能力とも優れている。

II. 防衛と情動
(1) 防衛および妥協形成の特徴

防衛としては，退行，抑圧，合理化，打ち消し doing/undoing，攻撃性の自己への向き変え turning aggression against self などが中心である。

すなわち，男根期の性愛的・攻撃的な欲動をポジティブに表現すること，そして自分のそうした欲動とポジティブに関わるということがうまくできないために，そこから肛門期的な防衛パターンに退行している。葛藤に対する妥協形成として，朗読困難の症状を理由に登校できない状態となっている。また，受身的な態度が性格的な妥協形成をなしており，そのために親に対して自分の考えを主張できずに，自分の希望したのではない学部に入学するなど，「心ならずも」のことをしてしまう傾向がある。

(2) 感情，情動 affects

面接場面での不安，緊張は高いものの，陽性・陰性のものとも，ある程度感情の幅は感じ取ることができている。しかし，責められている，非難されている，という感情を持ちやすい傾向がうかがえる。

III. 対象関係機能および自己関係機能

対象表象としては，父親，教師など年長の男性に対する競争心が強く，それに負けている自分が耐えられないと思われる。同年代に対しても似たような対象表象があって，これが登校できずひきこもってしまっていることに影響していると思われる。また，同年代の女性に対しては「教師にちくった」というようにエディプス的なライバルに向いていて自分を向いてくれないイメージが推測され，愛情対象としての女性には対象備給がまだ向けられず，おそらく母親対象に対する固着が強いと思われる。

自己の関係の機能としては，自分の進路，将来像にまつわるアイデンティティの葛藤があり，また現在の自己について自己評価の低下がある。

IV. 超自我機能

社会的にある程度認められる大学・学部に入ったにもかかわらず，不満足を抱く点は，下記の葛藤に加えて，達成についての厳しい超自我，あるいは自我理想があることが推測される。また，非難されるなど被害的に感じやすいところも，厳しい超自我の現れであろう。ただし，基本的信頼感，同一性やまとまりは保たれており，被害的といっても，超自我の原始的で過酷な側面は大きな問題になることはないだろう。

V. 力動的・発生的見立て

(1) 中心的な葛藤の力動的説明

緊張による朗読困難は，強迫防衛（森田療法の表現で言うと，とらわれと，はからい）と考えられる。無意識には父親，兄との競争に負けている自分が耐えられないと思われる。Pに潜在的な能力がないからそうなっているのではなく，攻撃性の抑止，受身的であるのでそうなってしまっている。休学中の学部に対する不満足と登校できないことは，このようなエディプス的な葛藤に由来すると考えられる。

このような状況にあるために避けがたいのだが，女性に興味はあるものの，まだ心を開け広げる準備ができていない。言い換えるならば，母親表象への対象備給がかなり強く残っている。すなわち，エディプス・コンプレックスの解消が年齢相応にはできていない。

不安の質としては，去勢不安 castration anxiety が中心である．すなわち，去勢が怖く，される前に自分から去勢して女性的受身的な態度振る舞いをするといった行動パターンにこれが現れている．
(2) 発生・発達論的評価
両価性は高く，肛門期固着とそこへの退行があり，また中心的な葛藤で記述したような男根期固着もある．こうした固着についての発生論的な推論は，この面接内の情報からは明らかにはなっていない．父親との口論のやりとりからは，子ども時代からの両親との交流にこうした固着を生むようなものがあったという可能性はあるだろう．

VI. 適応的機能の特徴

適応的な側面としては，まず勉強をして良い成績をとるという形で，葛藤を昇華できる力をかなり持っていることがあげられる．また，1回の面接で父親転移が向きやすい同性の年長の医師を前にしても，自分の葛藤や問題をある程度語ることができている点でも適応機能はかなりあり，精神療法を利用できる力は高いであろう．

VII. 治療初期の転移と抵抗の現れの予測

男性のセラピストであれば，エディプス的・競争的な転移が早晩に向いて，緊張や沈黙，ほんとうの気持ちを語らない，などの抵抗が表れるであろう．また，表面的には従順にしながらも，治療者の解釈をほんとうには受け入れないなど，受身的な防衛による抵抗が現れることも予測される．

VIII. 精神医学的診断

(1) DSM-IV 第I軸診断
特定不能の身体表現性障害，適応障害
(2) DSM-IV 第II軸を含めたパーソナリティ病理およびその傾向の診断
受身的・強迫的なパーソナリティ傾向はややあるが，神経症水準であり，明らかなパーソナリティ障害はない．

治療方針
　精神分析的精神療法または森田療法によって，神経症的な性格病理の改善を目標にする。

付録　精神力動フォーミュレーションのまとめ

第1部　病歴

I.　受診の理由と主訴
II.　患者の記述，面接者との交流のしかた
III.　現病歴
IV.　家族背景と発達歴・生活歴，既往歴
V.　重要な環境的影響

第2部　評価

I.　非力動的要因（葛藤外の自我機能）non-dynamic factors（conflict-free ego functions）
II.　防衛と情動 defenses and affects
　(1) 防衛および妥協形成の特徴 Characteristics of defenses and compromise formations
　(2) 感情，情動 affects
III.　対象関係機能および自己関係機能 object-related functions and self-related functions
IV.　超自我機能 super-ego functions
V.　力動的・発生的見立て dynamic and genetic formulations
　(1) 中心的な葛藤の力動的説明
　(2) 発生・発達論的評価

付　録　精神力動フォーミュレーションのまとめ　215

VI. 適応的機能の特徴 adaptive features
VII. 治療初期の転移と抵抗の現れの予測
VIII. 精神医学的診断 psychiatric diagnosis
　(1) <u>DSM-IV 第 I 軸診断</u>
　(2) <u>DSM-IV 第 II 軸を含めたパーソナリティ病理およびその傾向の診断</u>

パーソナリティ病理分類のしかたの例

　(1) 神経症，神経症性パーソナリティ病理
　　①強迫性パーソナリティ傾向，障害
　　②演技性性愛化，演技性パーソナリティ障害
　　③性的葛藤
　　④抑うつ神経症，回避・制縛型
　　⑤抑うつ神経症，依存・マゾヒズム型
　　⑥抑うつ神経症，外在化型
　　⑦神経症性非行・行動上の問題
　　⑧その他の神経症的パーソナリティ病理
　(2) 重症パーソナリティ障害
　　①自己愛性パーソナリティ障害
　　②境界性パーソナリティ障害
　　③シゾイド・パーソナリティ障害
　　④反社会性・サイコパス・パーソナリティ障害
　　⑤その他の重症パーソナリティ障害

文　献

序章

- The American Psychiatric Association (2000) Diagnostic and Statistical Manual of Mental Disorders. American Psychiatric Publishing. 高橋三郎・ほか訳：DSM-IV-TR ─精神疾患の診断・統計マニュアル. 医学書院, 2002.
- Brenner, C. (1977) An elementary textbook of psychoanalysis. Int. Univ. Press, New York. 山根常男訳：精神分析の理論. 誠信書房, 1980.
- Brenner, C. (1982) The Mind in Conflict. Int. Univ. Press, New York.
- Chethick, M. (1989) Techniques of Child Therapy: Psychodynamic Strategies. The Guilford Press. 斎藤久美子監訳：子どもの心理療法─サイコダイナミクスを学ぶ. 創元社, 1999.
- 土居健郎 (1992) 方法としての面接─臨床家のために (新訂). 医学書院.
- Elkin, I., Shea, M.T., et al (1989) National Institute of Mental Health Treatment of Depression Collaborative Research Program: General effectiveness of treatments. Arch Gen Psychiatry, 46;971-982.
- Fava, M., Farabaugh, A. H., et al (2002) Personality disorders and depression. Psychol Med., 32;1049-1057.
- Freud, A. (1965) The Writing of Anna Freud, vol. VI: Normality and Pathology in Childhood; Assessments of Development. Int. Univ. Press. 牧田清志・黒丸正四郎監修, 黒丸正四郎・中野良平訳：児童期の正常と異常. アンナ・フロイト著作集 9, 岩崎学術出版社, 1981.
- Freud, S. (1923) The ego and the id. Standard Edition, 19:29-77. 井村恒郎訳：自我とエス. フロイト選集 4 (改訂), 日本教文社, 1970; 小此木啓吾訳：自我とエス. フロイト著作集 6, 人文書院, 1970.
- Freud, S. (1926) Inhibitions, symptoms and anxiety. Standard Edition, 20;87-156. 加藤正明訳：制止・症状・不安, フロイト選集 10 (改訂), 日本教文社, 1969；井村恒郎訳：制止, 症状, 不安. フロイト著作集 6, 人文書院, 1970.
- Gabbard, G.O. (1994) Psychodynamic Psychiatry in Clinical Practice, The DSM-IV edition. American Psychiatric Press. 権成鉉訳：精神力動的精神医学, ①理論編／大野裕監訳：精神

力動的精神医学，②臨床編Ⅰ軸障害／舘哲朗監訳：精神力動的精神医学，③臨床編Ⅱ軸障害．岩崎学術出版社，1997/1998．

Group for the Advancement of Psychiatry, Committee of Child Psychiatry (1966) Psychopathological disorders of childhood: Theoretical considerations and a proposed classification. Rep. Group Adv. Psychiatry, 751-858.

神田橋條治：追補 精神科診断面接のコツ．岩崎学術出版社，1998．

Kernberg, O. F., et al. (1989) Psychodynamic Psychotherapy of Borderline Patients. Basic Books, New York. 松浪克文・福本修訳：境界例の力動的精神療法．金剛出版，1993．

金子仁郎（1978）診断学概論．現代精神医学大系 4A1, pp.3-17, 中山書店．

Kassaw, K., Gabbard, G. O. (2002) Creating a psychodynamic formulation from a clinical evaluation. Am. J. Psychiatry, 159;721-726.

Jones, E. E. (2000) Therapeutic Action: A guide to psychoanalytic therapy. Jason Aronson. 守屋直樹・皆川邦直監訳：治療作用—精神分析的精神療法の手引き．岩崎学術出版社，2004．

Malan, D. H. (1979) Individual psychotherapy and the science of psychodynamics. Butterworths, London. 鈴木龍訳：心理療法の臨床と科学．誠信書房，1992．

MacKinnon, R., Michels, R. (1971) The Psychiatric Interview in Clinical Practice. Saunders.

McWilliams, N. (1994) Psychoanalytic Diagnosis: Understanding personality structure in the clinical process. Guilford Press, New York. 成田善弘監訳：パーソナリティ障害の診断と治療．創元社，2004．

McWilliams, N. (1999) Psychoanalytic Case Formulation. Guilford Press, New York. 成田善弘監訳：ケースの見方・考え方—精神分析的ケースフォーミュレーション．創元社，2006．

Moore, B. E., Fine, B. D.(eds) (1990) Psychoanalytic terms and concepts. Yale Univ. Press, New Haven. 福島章監訳：アメリカ精神医学会 精神分析事典．新曜社，1995．

皆川邦直（1982）解釈技法その1／その2．精神分析セミナーⅡ，精神分析の治療機序（小此木啓吾・ほか編），pp.107-179, 岩崎学術出版社．

守屋直樹（1998）境界パーソナリティ障害とうつ病．臨床精神医学講座4, 気分障害，pp.444-456, 中山書店．

守屋直樹（2003）アセスメントから治療へ：精神力動フォーミュレーション．思春期青年期精神医学，13（2）；124-129．

Parker, G. (2005) Beyond major depression. Psychological Medicine, 35;467-474.

Perry, S., Cooper, A., Michels, R. (1987) The psychodynamic formulation: It's purpose, structure and clinical application. Am. J. Psychiatry, 144;543-550.

Rappaport, D., Gill, M. M. (1959) The point of view and assumptions of metapsychology. In Collected papers of David Rappaport, ed. Gill, M. M., Basic Books, New York.

Sackett, D. L., Rosenberg, W.M., et al. (1996) Evidence based medicine：what it is and what it isn't. Br. Med. J. 312,71-72

Shedler, J. ,Westen, D (2004) Refinig personality disorder diagnosis：Integrating science and Practice. Am. J. Psychiatry, 161, 1350-1365.

Westen, D., Shedler, J. (1999a) Revising and assessing Axis II, Part I: Developing a clinically and empirically valid assessment method. Am. J. Psychiatry, 156:258-272.

Westen, D., Shedler, J. (1999b) Revising and assessing Axis II, Part II: Toward an empirically based and clinically useful classification of personality disorders. Am. J. Psychiatry, 156:273-285.

Westen, D., Chang, C. M. (2000) Adolescent personality pathology: A review. Adoles. Psychiatry, 25:61-100.

Westen, D., Novotny, C. M., Thompson-Brenner, H. (2004) The empirical status of empirically supported psychotherapies: Assumptions, findings, and reporting in controlled clinical trials. Psychological Bulletin, 130:631–663.

第1章

Abraham, K. (1911) Notes on the psychoanalytic investigation and treatment of manic-depressive insanity and allied conditions. Selected Papers of Karl Abraham, M. D. Hogarth Press and Institute of Psycho-Analysis, London, 1927. 下坂幸三・ほか訳：アーブラハム論文集―抑うつ，強迫，去勢の精神分析．岩崎学術出版社，1993．

Brenner, C. (1977) An elementary textbook of psychoanalysis. Int. Univ. Press, New York. 山根常男訳：精神分析の理論．誠信書房，1980．

Brenner, C. (1959) The masochistic character: genesis and treatment. J. Am. Psychoanal. Assoc., 7:197-226.

Brenner, C. (1982) The Mind in Conflict. Int. Univ. Press, New York.

Freud, A. (1936) The Writing of Anna Freud, vol. II: The Ego and the Mechanisms of Defence. Int. Univ. Press. 外林大作訳：自我と防衛，誠信書房，1958; 牧田清志・黒丸正四郎監修，黒丸正四郎・中野良平訳：自我と防衛機制．アンナ・フロイト著作集2，岩崎学術出版社，1982．

Freud, S. (1900) The interpretation of dreams. Standard Edition, 4/5:1-621. 高橋義孝・菊森英雄訳：夢判断．フロイド選集11，12（改訂），日本教文社，1969/1970; 高橋義孝訳：夢判断．フロイト著作集2，人文書院，1968．

Freud, S. (1917) Mourning and melancholia, Standard Edition, 14:237-258. 加藤正明訳：悲哀とメランコリー．フロイド選集10（改訂），日本教文社，1969; 高橋義孝訳：悲哀とメランコリー．フロイト著作集6，人文書院，1970．

Freud, S. (1912-13) Totem and taboo, Standard Edition, 13:vii-161. 吉田正己訳：トーテムとタブー．フロイド選集6（改訂），日本教文社，1970; 西田越郎訳：トーテムとタブー．フロイト著作集3，人文書院，1969．

Freud, S. (1920) Beyond the pleasure principle. Standard Edition, 18:1-64. 井村恒郎訳：快感原則の彼岸．フロイド選集4（改訂），日本教文社，1970; 小此木啓吾訳：快感原則の彼岸．フロイト著作集6，人文書院，1970．

Freud, S. (1923) The ego and the id. Standard Edition, 19:29-77. 井村恒郎訳：自我とエス．フロイド選集4（改訂），日本教文社，1970; 小此木啓吾訳：自我とエス．フロイト著作集6，

人文書院, 1970.

Freud, S.（1926）Inhibitions, symptoms and anxiety. Standard Edition, 20;87-156. 加藤正明訳：制止・症状・不安, フロイド選集10（改訂）, 日本教文社, 1969; 井村恒郎訳：制止, 症状, 不安. フロイト著作集6, 人文書院, 1970.

Group for the Advancement of Psychiatry（1968）Normal Adolescence: Its Dynamics and Impact, GAP Report, No. 68.

Hartmann, H., Kris, E., Loewenstein, R. M.（1946）Comments on the formation of psychic structure. Psychoanal. Study Child, 2;11-38.

Hartmann, H., Kris, E., Loewenstein, R. M.（1949）Notes on the theory of aggression. Psychoanal. Study Child, 3/4;9-36.

Holzman, D., Kulish, N.（2000）The feminization of the female oedipal complex, Part I: A reconsideration of the significance of separation issues. J. Am. Psychoanal. Assoc., 48;1413-1437.

Katan, A.（1961）Some thought about the role of verbalization in childhood. Psychoanal. Study Child, 16;184-188

Loewald, H.（1979）The waning of the Oedipus complex, J. Am. Psychoanal. Assoc., 27;751-775

Malan, D. H.（1979）Individual psychotherapy and the science of psychodynamics. Butterworths, London. 鈴木龍訳：心理療法の臨床と科学. 誠信書房, 1992.

Rado, S.（1933）Fear of castration in women. Psychoanal. Quart., 2;425-475

鈴木慶子（2005）女性患者・女性治療者の組み合わせと転移. 日本精神分析学会第51回大会抄録集, 170-172.

Tyson, R. L., Tyson, P.（1990）Psychoanalytic development: An integration. Yale University Press. 馬場禮子監訳：精神分析的発達論の統合①. 岩崎学術出版社, 2005／皆川邦直・山科満監訳：精神分析的発達論の統合②. 岩崎学術出版社, 2008.

第2章

Blanck, G., Blanck, R.（1974）Ego Psychology I: Theory and Practice. Columbia Univ. Press, New York.

Blanck, G., Blanck, R.（1979）Ego Psychology II: Psychoanalytic Developmental Psychology. Columbia Univ. Press, New York.

Blos, P.（1962）On Adolescene; A Psychoanalytic Interpretation. The Free Press, New York. 野沢栄司訳：青年期の精神医学. 誠信書房, 1971.

Chethick, M.（1989）Techniques of Child Therapy: Psychodynamic Strategies. The Guilford Press. 斎藤久美子監訳：子どもの心理療法―サイコダイナミクスを学ぶ. 創元社, 1999.

Fenichel, O.（1945）The Psychoanalytic Theory of Neurosis. WW Norton, New York.

Freud, A.（1962）Assessment of child disturbances. Psychoanal. Study Child, 17;149-158.

Freud, A. (1963) The concept of developmental lines. Psychoanal. Study Child, 18.

Freud, A. (1965) The Writing of Anna Freud, vol. VI: Normality and Pathology in Childhood; Assessments of Development. Int. Univ. Press. 牧田清志・黒丸正四郎監修, 黒丸正四郎・中野良平訳：児童期の正常と異常. アンナ・フロイト著作集 9, 岩崎学術出版社, 1981.

Freud, A. (1936) The Writing of Anna Freud, vol. II: The Ego and the Mechanisms of Defence. Int. Univ. Press. 外林大作訳：自我と防衛, 誠信書房, 1958; 牧田清志・黒丸正四郎監修, 黒丸正四郎・中野良平訳：自我と防衛機制. アンナ・フロイト著作集 2, 岩崎学術出版社, 1982.

Freud, A., Nagera, H., Freud, W. E. (1965) Metapsychological assessment of the adult personality: The adult profile. Psychoanal. Study Child, 20:9-41.

Freud, S. (1895) Project for a scientific psychology. Standard Edition, 1:281-343. 小此木啓吾訳：科学心理学草稿. フロイト著作集 7, 人文書院, 1974.

Freud, S. (1900) The interpretation of dreams. Standard Edition, 4/5:1-621. 高橋義孝・菊森英雄訳：夢判断. フロイト選集 11, 12 (改訂), 日本教文社, 1969/1970; 高橋義孝訳：夢判断. フロイト著作集 2, 人文書院, 1968.

Freud, S. (1911) Formulations on the two principles of mental functioning. Standard Edition, 12:213-226. 加藤正明訳：精神現象の二原則に関する定式. フロイト選集 10 (改訂), 日本教文社, 1969; 井村恒郎訳：精神現象の二原則に関する定式. フロイト著作集 6, 人文書院, 1970.

Freud, S. (1914) On narcissism: An introduction. Standard Edition, 14:73-109. 懸田克躬訳：ナルチシズム入門. フロイト選集 5 (改訂), 日本教文社, 1969; 懸田克躬・吉村博次訳：ナルシシズム入門. フロイト著作集 5, 人文書院, 1969.

Freud, S. (1920) Beyond the pleasure principle. Standard Edition, 18:1-64. 井村恒郎訳：快感原則の彼岸. フロイト選集 4 (改訂), 日本教文社, 1970; 小此木啓吾訳：快感原則の彼岸. フロイト著作集 6, 人文書院, 1970.

Freud, S. (1923) The ego and the id. Standard Edition, 19:29-77. 井村恒郎訳：自我とエス. フロイト選集 4 (改訂), 日本教文社, 1970; 小此木啓吾訳：自我とエス. フロイト著作集 6, 人文書院, 1970.

Freud, S. (1926) Inhibitions, symptoms and anxiety. Standard Edition, 20:87-156. 加藤正明訳：制止・症状・不安, フロイト選集 10 (改訂), 日本教文社, 1969; 井村恒郎訳：制止, 症状, 不安. フロイト著作集 6, 人文書院, 1970.

Freud, S. (1930) Civilization and its discontent. Standard Edition, 21:87-156. 吉田正己訳：文化の中の不安. フロイト選集 6 (改訂), 日本教文社, 1970; 浜川祥枝訳：文化への不満. フロイト著作集 3, 人文書院, 1969.

Freud, S. (1939) Moses and monotheism: Three essays. Standard Edition, 23:1-137. 吉田正己訳：人間モーセと一神教, フロイト選集 8 (改訂), 日本教文社, 1970; 小此木啓吾訳：人間モーセと一神教. フロイト著作集 11, 人文書院, 1984.

Freud, W. E. (1967) Assessment of early infancy: Problems and considerations. Psychoanal. Study Child, 22:216-238.

Hartmann, H., Kris, E., Loewenstein, R. M. (1949) Notes on the theory of aggression. Psychoanal. Study Child, 3/4 ; 9-36.

Hartmann, H. (1958) Ego psychology and the problem of adaptation. Int. Univ. Press, New York.

Jacobson, E. (1964) The self and the object world. Int. Univ.Press, New York. 伊藤洸訳：自己と対象世界. 岩崎学術出版社, 1984.

Laufer, M. (1965) Assessment of adolescent disturbances: The application of Anna Freud's diagnostic profile. Psychoanal. Study Child, 20 ; 99-123.

皆川邦直（1986）プレエディパル心性と青春期—比喩の使用と治療同盟の形成・転移のパラダイムをめぐって. 精神分析研究, 30 ; 83-92.

皆川邦直（1989）活用できる逆転移. 精神分析研究, 33 ; 25-30.

皆川邦直（1991）固着・退行・ワークスルー. 精神分析研究, 35 ; 39-46.

皆川邦直（1992）エディプスコンプレクス：そのメタサイコロジーと実際. 精神分析研究, 36 ; 2-8.

皆川邦直（1994）プレエディプスからエディプスコンプレクスを越えて. 精神分析研究, 38 ; 22-29.

Nagera, H. (1963) The developmental profile: Notes on some practical considerations regarding its use. Psychoanal. Study Child, 17 ; 511-540.

Nagera, H. (1966) Early childhood disturbances, the infantile neurosis and the adulthood disturbances: Problem of a developmental psychology, Psychoanal. Study Child Monogr., 2.

Nagera, H.(ed) (1969) Basic psychoanalytic concept. The Hampstead Clinic Psychoanalytic Library, Vol. I, Maresfield Reprints, London.

Nagera, H.(ed) (1969) Basic psychoanalytic concept. The Hampstead Clinic Psychoanalytic Library, Vol. II, Maresfield Reprints, London.

Nagera, H.(ed) (1970) Basic psychoanalytic concept. The Hampstead Clinic Psychoanalytic Library, Vol. III, Maresfield Reprints, London.

Nagera, H.(ed) (1970) Basic psychoanalytic concept. The Hampstead Clinic Psychoanalytic Library, Vol. IV, Maresfield Reprints, London.

Rapaport, D., Gill, M. M. (1959) The points of view and assumptions of metapsychology. Int. J. Psychoanal., 40 ; 153-162.

Sandler, J. (1960) On the concept of superego. Psychoanal. Study Child, 15 ; 128-162.

Schafer, R. (1960) The loving and beloved superego in Freud's structural theory. Psychoanal. Study Child, 15 ; 163-190.

Tyson, P. (1982) A developmental line of gender identity, gender role, and choice of love object. J. Am. Psychoanal. Assoc., 30 ; 59-84.

Tyson, P. (1988) Psychic structure formation: The complementary roles of affects, drive, object relations and conflict. J. Am. Psychoanal. Assoc., 36 (Suppl.) ; 73-98.

Tyson, P. (1989) Infantile sexuality, gender identity and obstacles to oedipal progression. J. Am. Psychoanal. Assoc., 37 ; 1051-1060.

Tyson, P., Tyson, R. L. (1984) Narcissism and superego development. J. Am. Psychoanal. Assoc., 32:75-98.

第 3 章

Bernstein, D. (1983) The female superego: A different perspective. Int. J. Psychoanal., 64:187-201.
Blum, H. P. (1976) Masochism, the ego ideal, and the psychology of women. J. Amer. Psychoalal. Assn., 24(Suppl.):157-191.
Chasseguet-Smirgel, J. (1970) Female sexuality: New psychoanalytic views. Ann Arbor: Univ. of Michigan Press.
Freud, A. (1965) The writings of Anna Freud Volume VI, Normality and Pathology in Childhood. University Press. 牧田清志・黒丸正四郎監訳：児童期の正常と異常. アンナ・フロイト著作集9, 岩崎学術出版社, 1981.
Furer, M. (1967) Some developmental aspects of the superego. Int. J. Psychoanal., 48:277-280.
Greenacre, P. (1950) Special problems of early female sexual development. Psychoanal. Study Child, 5:122-138.
Greenacre, P. (1952) Pregenital patterning. Int. J. Psychoanal., 33:410-415.
Greenacre, P. (1953) Penis awe and its relation to penis envy. In Emotional growth. Vol.1. New York: Int. Univ. Press, 1971, pp.31-49.
Greenson, R. R. (1968) Dis-identifying from mother: Its special importance for the boy. Int J. Psychoanal., 49:370-374.
Grossman, W. I. and Stewart, W. (1976) Penis envy: From childhood wish to the developmental metaphor. J. Am. Psychoanal. Assoc., 24(Suppl.):193-212.
皆川邦直（1994）プレエディプスからエディプス・コンプレックスを超えて. 精神分析研究, 38:140-147.
Müller-Braunschweig, C. (1926) The genesis of the feminine superego. Int. J. Psychoanal., 7:359-362.
Muslin, H. L. (1972) The superego in women. In Moral values and the superego concept, ed. S. G. Post. New York: Int. Univ. Press, pp.101-125.
Schafer, R. (1974) Problems in Freud's psychology of women. J. Amer. Psychoanal. Assn., 22:459-485
Stoller, R. J. (1976) Primary femininity. J. Amer. Psychoanal. Assn., 24(Suppl.):59-78.
Tyson, P. (1982) A developmental line of gender identity, gender role, and choice of love object. J. Am. Psychoanal. Assoc., 30:59-84.
Tyson, P. (1988) Psychic structure formation: The complementary roles of affects, drive, object relations and conflict. J. Am. Psychoanal. Assoc., 36 (Suppl.):73-98.

Tyson, P. (1989) Infantile sexuality, gender identity and obstacles to oedipal progression. J. Am. Psychoanal. Assoc., 37；1051-1069.
Tyson, P. (1994) Bedrock and beyond：an examination of the clinical utility of contemporary theories of female psychology. J. Am. Psychoanal. Assoc., 42(2)；447-467.
Tyson, P. (1996) Object relations, affect management, and psychic structure formation. Psychoanal. Study Child, 51；172-189.
Tyson, P. (1997) Sexuality, femininity, and contemporary psychoanalysis. Int. J. Psychoanal., 78； 385-389. 山科満訳：セクシャリティ，女性性，および現代精神分析．
Tyson, P., Tyson, R. L. (1984) Narcissism and superego development. J. Am. Psychoanal. Assoc., 32；75-98. 柴田滋文・皆川邦直訳（1996）自己愛と超自我の発達．思春期青年期精神医学, 6 (1)；87-99.
Tyson, R. L., Tyson, P. (1990) Psychoanalytic development: An integration. Chapter 1-9. Yale University Press. 馬場禮子監訳：精神分析的発達論の統合①．岩崎学術出版社，2005.
Tyson, R. L., Tyson, P. (1990) Psychoanalytic development: An integration. Chapter 10-18. Yale University Press. 皆川邦直・山科満監訳：精神分析的発達論の統合②．岩崎学術出版社，2008.

第4章

Ainsworth, M. D., Blehar, M. C., Waters, E., et al. (1978) Patterns of Attachment: A Psychological Study of the Strange Situation. Lawrence Earbaum Associates, New Jersey.
Bowlby, J. (1969) Attachment and Loss, Vol. I. Attachment. New York, Basic Books. 黒田実郎・大羽蓁・岡田洋子訳：愛着行動．母子関係の理論I, 岩崎学術出版社，1976.
Freud, S. (1905) Fragment of an analysis of a case of hysteria. Standard Edition, 7：1-122. 細木照敏・飯田真訳：あるヒステリー患者の分析の断片．フロイト著作集5, 人文書院，1969.
Freud, S. (1912) The dynamics of transference. Standard Edition, 12：97-108. 大槻憲二訳：転嫁の動力性．フロイド精神分析学全集8, 春陽堂，1932；小此木啓吾訳：感情転移の力動性について．フロイド選集15 (改訂), 日本教文社，1969；小此木啓吾訳：転移の力動性について．フロイト著作集9, 人文書院，1983.
生田憲正 (1990) 神経性無食欲症および過食症の追跡調査研究—摂食障害と境界パーソナリティ障害の並存をめぐって．慶應医学, 67；903-917.
Jones, E. E. (2000) Therapeutic Action: A guide to psychoanalytic therapy. Jason Aronson. 守屋直樹・皆川邦直監訳：治療作用—精神分析的精神療法の手引き．岩崎学術出版社，2004.
Luborsky, L., Crits-Christoph, P. (1990) Understanding Transference: The CCRT Method. Basic Books, New York.
Luborsky, L., Diguer, L. (1994) Advances in procedures for evaluating CCRT results. Unpublished Manual.
Luborsky, L., (1997) The core conflictual relationship theme: a basic case formulation method. Handbook of Psychotherapy Case Formulation (Eells, T. D., ed.). pp.58-83, Guilford Press,

New York.

Main, M., Solomon, J. (1990) Procedures for identifying infants as disorganized/disoriented during the Ainsworth Strange Situation. Attachment in the Preschool Years: Theory, Research, and Intervention (Greenberg, M. T., Cicchetti, D., Cummings, E. M., Ed.). pp.121-160, The Univ. of Chicago Press.

Main, M., Goldwyn, R. (1998) Adult attachment scoring and classification systems. Unpublished manuscript, University of California at Berkeley.

守屋直樹（1990）感情障害と境界パーソナリティ障害に関する臨床研究．慶應医学，67（2）；407-419.

守屋直樹（2004）アセスメントから治療へ：精神力動フォーミュレーション．思春期青年期精神医学，13(2)；124-129.

守屋直樹・生田憲正（2004）力動精神療法に関する研究（3）―治療過程についての研究―．思春期青年期精神医学，14（1）；53-57.

守屋直樹・遠藤幸彦・山科　満（2007）精神療法過程Qセット（PQS）日本版の作成過程とその臨床応用可能性．精神分析的精神医学，2；41-47.

大西美代子（2000）成人愛着研究における発達臨床的意義．思春期青年期精神医学，10（2）；97-114.

Shedler, J., Westen, D. (2004a) Dimensions of personality pathology: An alternative to the five factor model. Am. J. Psychiatry, 161；1743-1754.

Shedler, J., Westen, D. (2004b) Refining DSM-IV personality disorder diagnosis: Integrating science and practice. Am. J. Psychiatry, 161；1350-1365.

Slade, A. (1999) Attachment Theory and Research: Implications for the Theory and Practice of Individual Psychotherapy with Adults. Handbook of Attachment: Theory, Research, and Clinical Applications (Cassidy, J., Shaver, P. R.), pp.575-594, Guilford Press, New York.

鈴木慶子・皆川邦直・守屋直樹・山科満・新妻加奈子・行徳美香（2006）精神分析的診断面接と親ガイダンスの技法―精神療法過程Qセット（PQS）を用いた初回面接の比較．思春期青年期精神医学，16(2)；145-153.

Westen, D., Shelder, J. (1999a) Revising and assessing axis II, Part 1: Developing a clinically and empirically valid assessment method. Am. J. Psychiatry, 156；258-272.

Westen, D., Shelder, J. (1999b) Revising and assessing axis II, Part 2: Toward an empirically based and clinically useful classification of personality disorders. Am. J. Psychiatry, 156；273-285.

Westen, D., Dutra, L., Shedler, J. (2005) Assessing adolescent personality pathology: Quantifying clinical judgment. Br. J. Psychiatry, 186；227-238.

Westen, D., Shedler, J., Durrett, C., Glass, S., Martens, A. (2003) Personality diagnoses in adolescence: DSM-IV Axis II diagnoses and an empirically derived alternative. Am. J. Psychiatry, 160；952-966.

山科　満・守屋直樹・皆川邦直・三宅由子・北西憲二・鈴木慶子・新妻加奈子（2006）森田療法と精神分析的精神療法の比較研究―初回面接に対する精神療法過程Qセットを用いた実

証研究一．精神科治療学，21；313-320．

第5章

Brody, E.（1974）Symptomatic behavior: Ego defensive and adaptive and sociocultural aspects. American Handbook of Psychiatry, 2nd ed. (Arieti. S., editor in Chief), pp.17-36, Basic Books, New York, 1974.
土居健郎（1961）精神療法と精神分析．pp.3-138，金子書房．
Ekstein, R.（1952）Structual aspects of psychotherapy. Psychoanal. Rev., 39；222-229.
Greenson, R. R.（1967）The Technique and Practice of Psychoanalysis. Int. Univ. Press, Connecticut.
Kubie, L.（1974）The nature of the neurotic process. American Handbook of Psychiatry, 2nd ed. (Arieti. S., editor in Chief), pp.3-16, Basic Books, New York.
皆川邦直（1981）精神分析的面接その2，3．精神分析セミナーⅠ．pp.117-193．岩崎学術出版社．
皆川邦直（1985）沈黙・転移・逆転移．精神分析研究，29；125-132．
皆川邦直（1986）青春期患者へのアプローチ．精神科選書13，診療新社．
皆川邦直（1986）プレエディパル心性と青春期―比喩の使用と治療同盟形成・転移のパラダイムをめぐって．精神分析研究，30；83-92．
Minakawa, K.（1989）le recours a une metaphore pour etablir l'alliance therapeutique avec les adolescents borderline et schizophrenes, Annales Internationales de Psychiatrie de l' Adolescence, 2；199-206.
満岡義敬（1987）強迫症状を伴う境界性パーソナリティ障害―治療的観点からの接近．精神科治療学，2；337-345．
Nagera, H.（1969）Basic Psychoanalytic Concepts on the Libido Theory. Maresfield Reprints, London.
Nagera, H.（1970）Basic Psychoanalytic Concepts On the Theory of Instincts. Maresfield Reprints, London.
Nagera, H.（1970）Basic Psychoanalytic Concepts On Metapsychology, Conflicts, Anxiety and Other Subjects. Maresfield Reprints, London.
三宅由子・皆川邦直・守屋直樹ほか（1989）DIB（境界性パーソナリティ診断面接用紙）第2版・日本版の信頼性および妥当性に関する研究．精神科治療学，4；1279-1286．
小此木啓吾（1990）治療構造論の展開とその背景．精神分析研究，34；5-24．
小此木啓吾（1981）精神療法の構造と過程その1，2．精神分析セミナーⅠ．pp.1-83，岩崎学術出版社．
新海安彦（1986）分裂症の精神療法としての「賦活再燃正気づけ療法」―回顧と現況．精神科治療学，1；595-604．
Sullivan, H.（1970）The Psychiatric Interview. W.W. Norton, New York．中井久夫訳：精神医

Zetzel, E.（1956）Current concepts of transference. Int. J. PsychoAnal., 37；369-376. 柴田恵理子・山科満訳：今日の転移概念. 思春期青年期精神医学, 12(1)；65-74, 2002.

第6章

Adler, G.（1980）Transference, real relationship and alliance. Int. J. Psychoanal., 61；547-557. 山科満訳：転移，リアルな関係，同盟. 思春期青年期精神医学, 9(1)；70-83, 1999.

Adler, G.（1985）Borderline Psychopathology and Its Treatment. Aronson, Northvale. 近藤三男・成田善弘訳：境界例と自己対象. 金剛出版, 1998.

Deutsch, H.（1942）Some forms of emotional disturbance and their relationship to schizophrenia. The Psychiatric Quarterly, 11；301-321. 狩野力八郎訳：情緒障害のいくつかの形態およびそれらの分裂病との関係その1，その2. 思春期青年期精神医学, 3(1/2)；103-110, 241-249, 1993.

Gabbard, G. O.（1989）Two subtypes of narcissistic personality disorder. Bull. Menninger Clin., 53；527-532.

Gunderson, J. G.（1984）Borderline personality disorder. American Psychiatric Press Inc., Washington DC. 松本雅彦・石坂好樹・金吉晴訳：境界パーソナリティ障害——その臨床病理と治療. 岩崎学術出版社, 1988.

Kernberg, O. F.（1967）Borderline personality organization. J. Am. Psychoanal. Assoc., 15；641-685.

Kernberg, O. F.（1975）Borderline Conditions and Pathological Narcissism. Aronson, Northvale.

Kernberg, O. F.（1976）Object Relations Theory and Clinical Psychoanalysis. Aronson, Northvale. 前田重治監訳：対象関係論とその臨床. 岩崎学術出版社, 1983.

Kernberg, O. F.（1977）The structural diagnosis of borderline personality organization. Borderline Personality Disorder (Hartocollis, P. ed.), pp.87-121, Int. Univ. Press, New York.

丸田俊彦（1995）自己愛型人格障害. 精神科治療学, 10；273-279.

皆川邦直（1995）自己愛の発達と病理ならびにその精神療法の構造と機能. 精神科治療学, 10；1309-1318.

皆川邦直（2004）精神療法クリニックからみた境界性パーソナリティ障害. 精神科治療学, 19；815-822.

第7章

Freud, A.（1936）The Writing of Anna Freud, vol. II: The Ego and the Mechanisms of Defence. Int. Univ. Press. 外林大作訳：自我と防衛, 誠信書房, 1958; 牧田清志・黒丸正四郎監修, 黒丸正四郎・中野良平訳：自我と防衛機制. アンナ・フロイト著作集2, 岩崎学術出版社, 1982.

Freud, A.（1965）The Writing of Anna Freud, vol. VI: Normality and Pathology in Childhood; Assessments of Development. Int. Univ. Press. 牧田清志・黒丸正四郎監修，黒丸正四郎・中野良平訳：児童期の正常と異常．アンナ・フロイト著作集 9，岩崎学術出版社，1981．

Furman, E.（1979）Filial Therapy. Basic Handbook of Child Psychiatry, Volume III (Harrison, S. I., ed.), pp.149-158, BasicBooks, NewYork.

Nagera, H., Harrison, S., Chethik, M., et al（1975/1976）Man of Child and Adolescent Psychiatry of University of Michigan.

皆川邦直（1986）青春期患者へのアプローチ．精神科選書 13，診療新社．

皆川邦直（1991）思春期の子どもの精神発達と精神病理をとらえるための両親との面接―主に治療契約までの両親ガイダンスをめぐって．思春期青年期精神医学，1（1）：78-84．

皆川邦直（1993）両親（親）ガイダンスをめぐって．思春期青年期精神医学，3（1）：22-30．

第8章

The American Psychiatric Association（2000）Diagnostic and Statistical Manual of Mental Disorders. American Psychiatric Publishing. 高橋三郎・ほか訳：DSM-IV-TR―精神疾患の診断・統計マニュアル．医学書院，2002．

McWilliams, N.（1999）Psychoanalytic Case Formulation. Guilford Press, New York. 成田善弘監訳：ケースの見方・考え方―精神分析的ケースフォーミュレーション．創元社，2006．

Racker, H.（1968）Transference and countertransference. The Hogarth Press. 坂口信貴訳：転移と逆転移．岩崎学術出版社，1982．

出　典

本書の一部の章について，元となった文献を以下に掲げる．

第2章　A 自我心理学派．I 力動的精神療法，臨床精神医学講座第 15 巻，精神療法，pp.21-34，中山書店，1999．

第5章　精神科面接の構造と精神力動―神経症とパーソナリティ障害を中心に―．精神科治療学，5(8)：995-1005，1990．

第7章　思春期の子どもの精神発達と精神病理をとらえるための両親との面接．思春期青年期精神医学，1(1)：78-84，1991．

あとがき

　ひとりの精神療法家が育ちあがるには，長い熟成の時間が必要である。もっとも，これはどのような専門領域でも似たようなものであろう。
　精神分析的精神療法では，転移と抵抗を言葉で扱うことで，パーソナリティ全体を，そして患者の人生全体を治療の対象にする。さらに，転移を扱うには，治療関係のなかで起きてくる自らの逆転移をも自覚し，それをなんらかの形にして患者理解を深めるために利用できるようにすることが求められる。これを達成するには，勘と経験だけでは太刀打ちできない。そうした態度を熟成するための基礎知識と育つ土壌が必要となる。
　私が精神分析的精神療法の門を叩いたのは，もう四半世紀も前のこととなるが，慶應義塾大学病院の精神神経科に研修医として入局して，本書の共同編者である皆川氏と出会ったことがきっかけであった。そのころ，皆川先生はアメリカから帰国して間もないころで，オーベン（指導医）のひとりとして教室にいた。精神神経科の病棟では毎週，入院患者についてのカンファレンスが行われていたが，当時は新入院患者さんをカンファレンスルームに呼んで，助教授や講師の先生が簡単な問診を医局員の前で行うというのが恒例の行事であった。患者さんが退室したあとで，主治医が見立てと治療方針について説明し，簡単な討論が行われるのだが，ごく短時間の患者さんと医師とのやりとりを材料にした皆川先生の鋭いコメントに，よくそこまでわかるものだと驚かされ，まさに魔法のように感じたことを思い出す。これが精神分析的精神療法を学ぼうというきっかけとなった。それからは，同じような刺激を受けた何人かの仲間とともに，故小此木啓吾先生の主宰する精神分析研究室で皆川氏らのもとで指導を受け始めた。そこでわれわれが最初に皆川先生に教わったことのひとつが，診断面接と第2章に述べた発

達プロファイルについてであった。しかし，面接での臨床所見からメタサイコロジーをまとめ上げるというそのプロセスに，当時の私はまったく歯が立たず，それを理解しまとめることがほとんどできなかったことを思い出す。自分の理解力がないのかと悩んだりもしたが，当時の研修仲間も皆，多かれ少なかれ同じような状況にあったようである。その後は，何年かスーパーヴィジョンを受け，実証的な研究を一緒に行い，またあとで述べる東京精神療法研究会を立ち上げ運営するなどのなかで皆川先生から多くのことを学んできた。私の中で面接での臨床データと，精神分析的な概念とがようやく結びつくようになるのには10年くらいはかかったと思う。

　本書は，私たちが精神分析的精神療法を専門とするセラピストを育成する組織である東京精神療法研究会（TPSG）で，教育の一環として行ってきた診断面接と精神力動フォーミュレーションのまとめかたに関する研修を下敷きとしたものである。

　日本精神分析学会の専門資格制度は，2000年に発足したが，私たちはそれに先立つ1993年に皆川氏の呼びかけでTPSGを立ち上げた。発足時からの運営委員・スーパーヴァイザーは，本書の共著者である生田憲正，皆川邦直，守屋直樹のほか，故橋本元秀，溝口純二，満岡義敬，餅田彰子の諸氏であるが，発足前，どのような研修をすれば一人前の専門家を育て上げることができるか，全員で何度も集まって討論した。

　そこで固まった研修プログラムの骨子は，週1回の個人スーパーヴィジョン，およびそれぞれ月1回のゼミ形式の系統講義と症例検討会であった。そして，一般的な精神療法の基礎は既に学んでいる臨床家を対象として，4年から5年で精神分析的精神療法医，または心理療法家としてひとり立ちできるようになることを目標とした。個人スーパーヴィジョンは研修の柱となるものだが，ひとつの工夫として，2年でスーパーヴァイザーを交代して，必ず2人からスーパーヴィジョンを受けることとした。しかしながら，それでも個人スーパーヴィジョンで研修を受けられる症例というのは限られてしまう。週1回のスーパーヴィジョンでは，1例のケースをその対象とすることが多く，同時並行でも最大で2例についてというのが限界であろう。したがって，4年間の研修でスーパーヴィジョンを受けながら治療を経験できる症例は2, 3例ということも多い。それゆえ，診断面接の研修というのは，これを補う目的があった。長い治療過程をスーパー

ヴィジョンしてゆく症例に加えて，診断面接と精神力動フォーミュレーションの部分だけスーパーヴィジョンを受け，まとめるケースをもつことによって，症例の経験が豊富になるし，またそこでの見立ては自分で治療を進めてゆくための有力なガイドとなる。

　本書第8章でも触れたが，TPSGでは2年に1回箱根で合宿を行い，そこで精神力動フォーミュレーションに基づいた研修を行ってきた。研修を受けているスーパーバイジーが精神療法を行っているケースについて精神力動フォーミュレーションを書き，それについてスーパーヴァイザーが集まって討論し，本人にフィードバックする。精神力動フォーミュレーションのためのマニュアルは，研修でのさまざまな指摘を受けて改定するという作業を毎回積み重ねてきた。第8章にまとめた精神力動フォーミュレーションは十数年にわたるそうした作業の結果できあがってきたものである。生田，皆川，守屋以外の本書の分担執筆者は，TPSGの研修で育ってきた臨床家であるが，そのような事情から，本書の内容については，執筆に直接携わったもののほか，TPSGでの研修に関わったすべての臨床家と，その患者，クライエントの諸氏の貢献によるところが大きい。

　さて精神分析をはじめとして，精神療法の領域にはいくつもの理論体系が存在する。どの理論体系を自分の臨床の基礎として学ぶかは，臨床家の好みや，利用できる教育環境などが影響するであろう。いずれにしてもそれは，外国語を学ぶのと同じで，最初からいろいろなものをつまみ食いするのではなく，あるひとつの体系に同一化して学ぶのが必須だと思う。本書は，精神分析理論のなかでも自我心理学の流れを基本としている。したがって，こうした理論体系になじみの薄い読者のなかには，用語や理論を理解するのに苦労されるかたもあるかもしれない。しかし，外国語がそうであるように，別の理論体系で学んだ臨床家にとっても，理論と臨床がしっくり結びつくところまで育ってくると，案外本書のような異なった理論体系もすっと理解できるのではないかと思っている。理論は，それが身について，臨床場面で意識することなく発揮できるようになって初めて十分な力を持つようになるものだと私は考えている。そういう意味もあって，本書では理論編と実際編とを分けて編集を試みた。理論編の用語に最初はなかなかついてゆけないと思われる読者は，まず実際編だけをじっくり読むという読み方もあると思う。読者諸氏のご感想やご批判も聞かせていただくことができればありがたい限りである。

私は2006年秋に大学病院を去り，自らの診療所を開設した。昭和大学藤が丘病院に勤務していた数年間は，精神分析的精神療法の治療効果の実証研究を立ち上げようと努めていた。
　精神療法の効果についての実証研究は，わが国ではまだこれからの領域であるが，国際的には近年のエビデンスに基づく医学（EBM）の流れもあってか，過去2，30年ほどの間に，きわめて多くの研究がなされてきている。それらの研究結果の優れたレビュー（Westenら2001，2004）によれば，うつ病や不安障害などに対して，認知療法や対人関係療法などの短期精神療法が薬物療法と同等程度の効果があることは実証されてきているものの，こうした結果を実際の臨床にフィードバックするためには2つの大きな問題を残していることが指摘されている。ひとつには他のDSM第Ⅰ軸診断やパーソナリティの病理をもつ患者など多くのものを事前に除外していることである。もうひとつは，こうした治療効果は1年半から2年の追跡を行うと対象群と差が認められず，また多くの患者がその後に治療を求めているということである。すなわち，短期の精神療法は一定の効果が認められるものの，パーソナリティの改変などはさほどなされないという事実が確認されたわけである。
　これから必要となるであろうひとつの研究方法は，何々療法という名前によらず，個々の患者の問題に適した治療を，通常行なわれているような形で長期に渡って症状や効果を測定しながら続け，その治療過程を統計的手法も用いて研究してゆくという方法である。
　このような研究方法によって，どのように治療が進めばよくなるかについての知見を積み重ねてゆくことができるであろう。私も何人かの同僚を集めて，本書でも紹介した精神療法過程Qセット（PQS）の日本版を用いてこのような研究を始めているが，そうした研究を通じて痛切に感じるのは，良い治療を進めるためには，治療者が患者の問題をどれだけ理解できているかが，面接での共感の発揮にも大きな影響を及ぼすということである。特に，神経症的な微細な病理は，われわれ精神療法家自身の内的な葛藤とも近いだけに，なおさら細かい見立てが必要である。精神分析の精神医学への貢献については，近年は境界性や自己愛性，あるいはシゾイドなどより重いパーソナリティ病理の理解が注目されてきた。しかし，最近の精神神経科の臨床場面で増えている軽症のうつ病，不安障害，あるいは思春期・青年期のさまざまな行動上の問題などに対応するには，神経症につ

いての知識と理解がかなり役立つと思う。精神分析的診断面接での知識と経験は，一般の外来においてもこうしたケースの理解と治療に応用できる。本書を刺激として，ひとりでも多くの臨床家が，精神分析的な見立てを学び，臨床に役立てようとされたならば，望外の喜びである。

　本書の編集と執筆の過程では数多くの方にお世話になったが，何人かの方にはここで特に感謝の言葉を述べておきたい。岩崎学術出版社編集部の清水太郎氏には，企画の段階から多くの指摘をいただき，なかなか筆が進まぬわれわれを粘り強く支えていただいた。国立精神・神経センター精神保健研究所の三宅由子氏は，1986年から，当時慶應義塾大学と東京都精神医学研究所の共同で生田氏，皆川氏，私らと長年に渡って臨床研究をともに行ったが，疫学・統計学の専門家である三宅氏の鋭い指摘からは，論理的にものを考えることの大切さを学んだ。先に述べたTPSGのスーパーヴァイザー，卒業生，研修会員の諸先生方には有形，無形の多くの示唆を受けた。なかでも，故橋本元秀氏は，精神分析を学びはじめてからずっと一緒に苦楽を共にしてきた仲間であったが，残念なことに2004年秋に闘病の末亡くなられた。TPSGの講義を本にまとめようという計画はかなり前からあったのだが，われわれの怠慢のため，今までかなわなかった。橋本氏の死はわれわれにとって大きな痛手であったが，氏の暖かい人柄の思い出は，本書の執筆を進めるのに大きな力となった。本書を橋本先生のご霊前に捧げたいと思う。

　最後に本書が，これを読まれた臨床家の技量の向上に少しでも役立つことを願って筆を置くことにしたい。

2007年7月

　　　　　　　　　　　　　　　　　　　　　　　守屋　直樹　記す

人名索引

A-E
Ablon, S.　*129*
Abraham, K.　*61*
Ack, M.　*171, 172*
Adler, G.　*165, 170*
Ainsworth, M. D.　*120, 121*
馬場禮子　*15*
Bernstein, D.　*91*
Blum, H.　*91*
Blos, P.　*74, 106*
Bowlby, J.　*120*
Brenner, C.　*6, 12, 15, 19~21, 30, 41, 43~51, 54~58, 60~63, 80*
Chasseguet-Smirgel, J.　*90*
Chethik, M.　*15, 172*
Deutsch, H.　*166*
土居健郎　*14, 144*
Ekstein, R.　*144*
Elkin, I.　*3*
Erikson, E. H.　*88*

F-J
Fava, M.　*4*
Freud, A.　*9, 13, 15, 50, 65, 67, 78, 114, 172, 181*
Freud, S.　*8, 9, 12, 20~22, 24~29, 32, 34~35, 37, 40, 44, 47, 49, 55~58, 60~61, 66, 68, 70~71, 73~74, 76, 78~79, 81, 85, 89, 90~91, 95, 99, 102~103, 109~111, 113~114, 127~128, 167, 175*
Freud, W. E.　*65*
Furer, M.　*81*

福本修　*15*
Gabbard, G. O.　*7, 15, 168*
Gill, M. M.　*9*
権成鉉　*15*
Grice, H. P.　*80, 122*
Grossman, W. I.　*100~101, 110*
Greenacre, P.　*90, 102*
Greenson, R. R.　*107, 109, 151*
Gunderson, J. G.　*115, 158~160*
Hartmann, H.　*9, 47, 59, 68, 70, 72*
Horney, K.　*80, 89*
Holzman, D.　*35~36*
生田憲正　*116*
Jacobson, E.　*90, 192*
Jones, E.　*89*
Jones, E. E.　*7, 15, 129*

K-O
Kassaw, K.　*7*
神田橋條治　*14, 80*
金子仁郎　*2*
Katan, A.　*25*
Kernberg, O. F.　*10, 11, 116, 158~160, 167~168*
Kestenberg, J. S.　*80, 100*
Klein, M.　*79~80, 89, 102*
Kohut, H.　*10, 80, 167, 168, 170*
Kramer, P.　*80*
Kulish, N.　*35, 36*
黒丸正四郎　*15*
Leufer, M.　*65*
Loewald, H.　*38*

Luborsky, L.　　125〜129
Main, M.　　120〜121
Malan, D. H.　　6, 14, 39
MacKinnon, R.　　14
McWilliams, N.　　14〜15, 190
牧田清志　　15
丸田俊彦　　168
松浪克文　　15
Menninger, K.　　6
Michels, R.　　14
皆川邦直　　14〜15, 66, 116, 133, 166〜167, 183
三宅由子　　116
守屋直樹　　4, 15, 116, 129
Muslin, H.　　90
Müller-Braunschweig, C.　　89
Nagera, H.　　13, 65〜67
成田善弘　　14〜15
Nunberg, H.　　80
小此木啓吾　　144, 171
大西美代子　　120
大野裕　　15

P-T

Parker, G.　　3
Perry, S.　　8
Piaget, J.　　78〜79
Rapaport, D.　　9

Racker, H.　　192
Rado, S.　　55
Reich, A.　　90
Sackett, D. L.　　3
斎藤久美子　　15
Schafer, R.　　74, 81, 91
Schneider, K.　　147
Shedler, J.　　11, 135〜136
新海安彦　　147, 149
Slade, A.　　124
Spitz, R. A.　　78
Stoller, R. J.　　95〜96, 102
Strachey, J.　　9
鈴木慶子　　36, 133
鈴木龍　　15
舘哲朗　　15
滝口俊子　　171
Tyson, P. & Tyson, R. L.　　13, 35, 56, 78〜81, 83, 85〜86, 91〜92, 94〜110, 112〜114, 193
Tyson, P.　　15, 22, 78, 110, 113, 167
Tyson, R. L.　　78, 167

U-Z

Westen, D.　　3〜4, 11, 135〜138
Witmer, H. L.　　171
山根常男　　15
山科満　　130

事項索引

あ行

ICD-10　　*162, 180*
愛情喪失　　*55, 57, 86, 93, 103*
愛情喪失の不安　　*56*
愛情対象　　*76, 92, 94, 98, 109, 112, 211*
愛情対象喪失　　*56*
愛着　　*92~93, 111, 122~123*
愛着行動　　*123*
愛着行動システム　　*120~121*
愛着システム　　*121~122, 124*
愛着対象　　*120*
愛着パターン　　*120~121, 123~124*
愛着方略　　*120*
愛着理論　　*120, 124*
アイデンティティ　　*193*
アズイフ人格　　*166*
圧縮　　*27, 43*
アメリカ国立衛生研究所（NIMH）　　*65*
アンカーポイント　　*145, 150*
安全な基地　　*120*
安定型　　*121, 123*
安定／自律型　　*123*
異性対象備給　　*69*
依存　　*116*
委託的な対象選択　　*177*
一次過程　　*26~28, 43*
一次過程思考　　*27*
一次的自己愛　　*68*
一級症状　　*147*
今，ここで　　*6~7, 163, 169*
因子分析　　*137~138*

陰性エディプス　　*34, 36, 111~112, 207*
陰性感情　　*93*
陰性転移　　*160, 163, 170*
イントロジェクト　　*80~86, 89, 92~95, 103*
打ち消し　　*160, 190, 210*
映し返し　　*81*
うつ病　　*3~4, 26, 61~62, 116, 161~162, 189*
運命神経症　　*42*
エス　　*24, 26~30, 40, 42~43, 45, 47*
エス，自我，超自我の三層構造　　*9, 19, 44*
エス充足　　*25*
エスの執行者　　*28*
エディプス　　*85, 89, 92~93, 98, 102~103*
エディプス葛藤　　*55, 63~64, 79, 86, 138, 155, 163, 167, 206, 211*
エディプス関係　　*101*
エディプス願望　　*29, 34, 53~54, 86~87, 89, 106, 112*
エディプス期　　*9, 22, 29, 32~34, 36~37, 41~42, 49, 55~57, 59~60, 89, 110, 196*
エディプス・コンプレックス　　*32~34, 37, 39, 40, 42, 57, 59, 61, 70~71, 73, 81, 85~86, 89, 98, 103, 109, 111, 159, 173, 182, 193, 203, 211*
エビデンスに基づく医学（EBM）　　*3~4*
エレクトラ・コンプレックス　　*35*
演技性性愛化　　*138*
演技性パーソナリティ（障害）　　*138, 166*
演技的性格　　*10*

オープン・エンドの質問　146, 149, 150, 176, 184
置き換え　27, 43, 50, 54, 190
親面接（親ガイダンス）　2, 14, 133～135, 171～174, 179～182, 187
親機能　135

か行

外界　45
快感原則　28～30, 46～48, 68, 70～71, 75
快感原則の彼岸　47
快感の源泉　21
外在化　87
解釈　7, 13, 52～54, 59, 127, 130, 160, 169, 212
解釈面接　172, 179, 184
外傷状況　28～29
外傷体験　123, 187
解体／失見当型　123
外的（な）葛藤　75, 172, 181, 182
外的現実　71
回避型　121, 123
快・不快　21
快・不快理論　44～45
壊滅（的）不安　76, 194
解離（症状）　10, 44, 154, 159, 162
仮説　7～8, 20, 24, 28, 48, 155, 176, 184, 195, 196
価値の引き下げ　116, 168, 190
葛藤　12, 19～20, 24, 28, 34～37, 39, 42～45, 47～48, 55～59, 61～64, 75, 81, 87, 89, 93, 96, 103, 106, 129, 136, 140, 163, 172, 177, 185～186, 191, 194, 196, 201, 210～212
葛藤の三角形　6
葛藤領域外の（一次的）自律自我機能　24, 70
葛藤理論　20, 44, 50, 181

括約筋道徳　40, 72, 83
カテゴリー・モデル　137
過敏型　168
過量服薬　166
関係性エピソード　125
関係理論　8
かんしゃく　65
感情の隔離　53, 54, 190
願望　21～22, 27, 46～47, 53～54, 58, 63, 71, 82, 85, 125, 129, 190
関与しながらの観察　145
危機状況　28～29
器質性疾患　148
記述症候学　143, 155, 161
機知　42～43
機能的精神病症状　160
気分変調症　3
虐待　123, 163, 189
逆転移　8, 124, 133, 147, 148, 151, 154, 161, 163, 169, 192
逆同一化　194
Qソート法　130, 136
境界性パーソナリティ障害（BPD）　4, 10, 13, 15, 115～116, 136, 138, 154, 157～163, 165～170, 197, 215
境界パーソナリティ構造（BPO）　11, 157～160, 166, 190
境界例　15, 115, 149～151, 158, 166, 172
境界例診断面接（DIB）　115～119, 151, 158, 225
共感　155～156, 169
協調性原理　122
強迫　10, 148, 168, 190, 210
強迫性パーソナリティ障害　138, 169
強迫防衛　211
恐怖（症）　10, 190～191
局所論　24
虚言　65

去勢　29, 35, 49～50, 53～54, 56～57, 59, 62～63, 87, 90, 99, 107, 196
去勢恐怖　112
去勢不安　22, 34, 49, 55, 56, 76, 89, 91, 94, 95, 100, 107, 108, 110, 194, 204, 206, 207, 212
去勢抑うつ感情　55
空想　26, 28, 33, 37, 41, 50, 54～59, 61, 84, 85, 89, 93, 96, 100, 110, 168, 178, 190, 195
グループ親ガイダンス　172
クローズド・エンドの質問　149～150
経済的観点　9
経済論　155
傾聴　124, 147
ケースワーク　172
限界設定　84, 165～166, 170
顕在性の主訴　174～175, 179, 184～185
顕在夢　43, 175
現実原則　70, 71, 75
現実検討　11, 27, 28, 70, 71, 72, 159, 160, 189
現実適応　72
現実（への）否認　70, 72
原始的防衛機制　190
幻想　75
行為障害　180
攻撃性　47, 69, 93, 95, 107, 159, 186, 190～191, 210
攻撃（的な）欲動　9, 21, 37
口唇期　9, 21, 32, 43, 57, 59, 61, 64, 67, 71, 72, 73, 75, 160, 195
口唇期固着　61
口唇期対象関係　32
口唇サディズム（期）　79, 89
構造化面接　6, 116
構造的観点　9
構造論　24, 155

行動化　165, 166, 170
広汎性発達障害　189
肛門愛　105
肛門期　9, 21, 32, 43, 57, 67, 71～72, 74～75, 90, 109, 195, 210
肛門期固着　201, 212
肛門期対象関係　32
肛門－再接近期　82, 83, 93, 107
合理化　148, 160, 190, 210
心の局所論　155
個人精神療法　171～173, 180～182
個体化　175
固着（点）　23, 37, 43, 61, 65, 71, 75, 158, 160, 195～196, 211
子ども表象　80
コンサルテーション　2, 16

さ行
罪悪感　41～42, 47, 63, 70, 86～87, 89～90, 103, 106, 110, 159, 163
サイコパス　12, 137, 138, 139, 197, 215
再接近期　83, 94, 100, 103, 107
作業（治療）同盟　143, 149, 155
三層モデル　79
ジェンダー　13, 79, 89, 95, 98, 106, 113
ジェンダー役割　185
自我　21, 24～25, 27～31, 34, 40～43, 45, 47, 66～67, 69～70, 72, 74～76, 79, 191～192
自我異和的　19, 144
自我親和的　11, 19, 144, 169, 191
自我機能　25, 27, 45, 50, 58, 67, 70～71
自我合成　73
自我心理学　8～10, 12, 15, 19～20, 45, 48, 66, 69, 78, 113, 160
自我心理学的対象関係論　160
自我全体の退行　23
自我装置　70

自我同一性　*159*
自我に奉仕する退行　*43*
自我の拡散　*160*
自我のコントロール下の退行　*43*
自我の防衛機制　*42*
自我理想　*35～36, 56, 60～61, 74, 81～82, 88, 90, 103, 106, 112～113, 166, 187, 193, 211*
次元モデル　*137*
自己　*27, 120, 192*
自己愛　*68～69, 90, 99, 167, 168, 190*
自己愛性パーソナリティ障害（NPD）　*10, 13, 138, 157, 159, 166～169*
自己愛的な傷つき　*90, 93, 95*
自己愛的な対象選択　*90, 177*
自己感　*79*
自己関係機能　*192, 193, 211*
自己承認　*86*
自己心理学　*8, 79*
自己対象転移　*165, 169*
自己備給　*67～68*
自己表象　*33, 67～68, 80, 82, 88, 96～97, 192～193*
自己への向き変え　*202, 210*
自己を知る能力　*7*
自殺企図　*162*
自殺念慮　*162*
支持　*172*
支持的精神療法　*2, 157*
思春期　*23, 39, 88*
自傷行為　*162, 166*
システムズ・アプローチ　*79*
システム内葛藤　*85*
シゾイド　*12, 138, 190*
自体愛　*68*
失感情症　*190*
失錯行為　*20, 42, 57*
実証研究　*7, 11, 13, 15, 115, 124, 136, 224*

嫉妬　*170, 191*
死の本能　*47, 69*
"自分に似た"対象　*97, 109*
社会的微笑　*78*
重症パーソナリティ障害　*167, 197, 215*
自由連想法　*144, 155*
昇華　*72, 77, 158, 166, 212*
症状学的（な）診断　*3, 10*
象徴形成　*43*
情緒的刻印　*82*
情動調節機能　*25*
女性性　*35, 39, 100～101, 103～104*
自律自我　*68*
自律的な超自我　*87*
人格構造論　*124*
進化心理学　*45*
新奇場面法（SSP）　*121, 123*
神経症　*4, 10, 12～13, 19～20, 24, 30, 35, 37, 39, 42, 43, 46, 56～58, 115, 136, 138, 140, 143, 147～148, 150～151, 154, 157, 159, 161*
神経症症状　*210*
神経症水準　*159, 166～167, 212*
神経症性葛藤　*67, 71, 76, 167, 172, 181*
神経症的パーソナリティ構造　*11*
神経症理論　*12, 46*
信号不安　*29*
身体イメージ　*98, 105, 107*
身体化　*190*
身体自我　*25*
身体損傷　*86, 89, 105*
身体表現性障害　*212*
身体表象　*105*
診断　*2*
診断面接　*1, 5, 8, 12～15, 19, 115, 129, 136, 140*
心的因果論　*20*
心的エネルギー　*21, 28, 32*

心的オーガナイザー　78
心的外傷　188
心的葛藤　46, 75
心的決定論　20
心的現実　88
心的装置　26
心的表象　24~25, 31, 33
シンデレラ・コンプレックス　35
真の洞察　166
スーパーヴィジョン　14, 19
ストレス因子　7
SWAP-200　11~12, 135~137, 139~140, 197
SWAP-200-A　137, 139
性愛化　190
性愛対象　69
性格傾向　75, 189
性格形成　37, 55
性格構造　10, 160
性格神経症　10, 19
性格病理　10, 46, 138, 158~159, 213
性格防衛　19, 76, 158, 160, 169, 191
生活歴　187
性器期　23, 43, 160
性器性欲　109
性器損傷　29, 89
性器損傷恐怖　35
性器的衝動　91, 109
性器統裁　23, 75
制止　19, 159, 160, 185
性指向性　96, 98, 103~104, 106, 111, 113
成熟　25
青春期　69, 75
成人愛着面接（AAI）　120, 122~124
精神医学向上のためのグループ（GAP）　11, 38
精神医学的診断（面接）　2, 5
精神科診断面接　14

精神・性的観点　79
精神・性的発達　9, 21, 23, 67, 75, 78, 95, 98, 155
精神内的　155
精神病水準　159, 166, 192
精神病的パーソナリティ構造　11
精神病理　20, 57, 65~67, 77, 124
精神分析　5, 8, 10, 12, 19~20, 39, 42, 126, 127
精神分析的診断面接　1, 5~6, 13, 14, 133~134, 143, 151, 183, 198
精神分析的精神療法　1, 2, 6~7, 12, 14~15, 44, 126, 129, 130, 132~133, 157, 165, 183~184, 198, 213
精神分析療法　155
精神力動的精神療法　5, 127
精神力動フォーミュレーション　1, 2, 5, 7~8, 10, 12~16, 19, 44, 114~115, 136, 140, 160, 183~184, 186, 188, 196, 210, 214
精神療法過程Qセット（PQS）　7, 129~136
精神療法過程Qセット（PQS）日本版　131, 133
性的葛藤　138
性同一性　178
青年期　39, 88, 112
生物学的精神医学　155
生物・心理・社会モデル　61
性別同一性　85, 95~99, 104~109, 112~113
性別役割同一性　96~97, 102, 104~106, 109, 112~113
性欲動　21, 37, 67
窃視症的願望　22
摂食障害　44, 116
セラピスト空想　164
前意識　24

前エディプス　69, 81, 89, 93〜94, 98, 101〜102
前エディプス期　22, 35, 40, 82, 85
前エディプス的　36
前エディプス的対象関係　31
潜在性の主訴　175, 179, 184〜186
潜在夢　175
前性器期　159, 167
全体対象　68, 76
全体対象関係　67
選択的同一化　99
全能感　70, 71
潜伏期　9, 23, 40, 75, 87, 88, 103〜104, 112
羨望　39, 63, 89, 102, 108, 170, 191
双極性気分障害　61, 189
相互作用構造　7
操作的基準　10
操作的診断　2〜3
躁状態　148
その他のうつ病性障害　3

た行

大うつ病　3〜4
退行　9, 23, 43, 50, 61, 65, 69, 74〜75, 77, 96, 158, 160, 190, 196, 210
退行的人格化　88
対象　23, 26〜27, 31〜32, 36, 41, 84, 88, 103, 177, 194
対象愛　68
対象からの愛の喪失　49
対象関係　22, 31〜34, 59, 67, 69, 72, 78〜79, 96, 116, 159〜160, 192
対象関係機能　192, 211
対象関係論　8, 10, 35, 79, 160
対象恒常性　67, 69, 72, 81, 84, 158, 165
対象選択　73, 98, 106, 112〜113, 177, 188
対象喪失　26, 29, 49〜50, 57, 59, 61〜62, 64, 196
対象喪失の不安　56
対象との同一化　26, 31
対象の愛情の喪失　29, 36, 50, 59, 62, 64, 196
対象備給　41, 68〜69, 177, 211
対象表象　72, 80, 82, 192〜193, 211
対処機制　43, 191
対人関係的　155
対人関係パターン　127〜129
対人関係療法　3
対人希求性　163〜164
対人恐怖症　168
対面法　144
脱同一化　97
妥協形成　12, 19〜20, 43〜46, 51, 54〜64, 189〜190, 194, 196, 199, 210, 214
多形倒錯　23
他者操作性　163
他者表象　192
脱価値化　148, 164
脱錯覚　94
脱同一化　98, 107
脱備給　68
短期力動精神療法　3, 15
男根エディプス期　68
男根期　22, 67〜68, 71, 73, 75, 210
男根期固着　212
男根自己愛　113
男根自己愛期　22, 108, 195
男性性　94, 97, 104, 108, 112〜113
男性同一化　56
知性化　148, 160, 190
注意欠陥多動性障害　140
中核性別同一性　96〜98, 106〜107
中心葛藤関係テーマ法（CCRT）　125〜129, 193, 223
中心的な葛藤　184, 194〜195, 211〜212

中枢神経系の障害　188
忠誠心葛藤　103
中立性　146, 154
治癒像　46
超自我　13, 24, 29～30, 39～45, 49～50, 53, 57～62, 66～67, 72～74, 76, 79～81, 83～84, 86～89, 91～93, 103, 113, 158～160, 167, 196, 211
超自我機能　39, 50, 59, 87, 193, 211
超自我形成　40～41, 60, 89, 92, 185
超自我前駆　40, 72, 74, 80, 193
超自我発達　84, 89, 94～95
超自我不安　194
超自我理想　96
直面化　116, 160～161, 164, 169
治療関係　7, 124, 143, 164
治療関係による変容性の効果　7
治療機序　127
治療計画　77, 150, 157, 179～180
治療契約　161, 172, 179, 182, 184
治療構造論　144
治療作用　7, 15, 25, 131
治療者・患者関係　124, 131
治療抵抗性　116
治療同盟　124, 165, 169
治療反応性　4, 196
DSM-Ⅲ　2～3, 10, 115, 136, 158
DSM-Ⅳ　2～4, 10～11, 116, 136～137, 138, 180, 190, 197, 212, 215
DSM-Ⅴ　137
抵抗　1, 7～8, 30, 55, 58, 66, 77, 146, 148, 155, 166, 184, 212
抵抗／アンビバレント型　123
抵抗型　122
抵抗分析　55, 58, 148, 151
定式化　5, 127
ディスフォリア　138
適応障害　44, 161～162, 180, 212

適応的観点　9
手練手管　116
転移　1, 7～8, 59, 66, 77, 124～125, 127, 129～130, 150～151, 155, 157, 165～166, 168～169, 178, 184, 212
転移・逆転移　5, 7, 36, 161, 168, 191, 225
転移原版　127～128
転移性治癒　151
転移抵抗　127
てんかん　188
転換　10, 44, 190
電気けいれん療法　189
トイレット・トレーニング　40, 94, 107, 178, 188
同一化　25～26, 36, 39～41, 50, 53, 57, 60～61, 63, 68～69, 72～74, 83, 85～87, 89, 92, 95～98, 102～103, 109～111, 169, 187, 193～194
同一性　11, 165, 211
同一性の拡散　158
投影　53～54, 72, 74, 76, 89, 96, 107, 148, 159, 190, 193
投影性同一視　154, 158～159, 190
同害刑法　42
動機付け　136, 140
統合失調症　148, 154, 166, 180, 189
洞察　7
洞察の三角形　6
道徳規範　86～88, 95, 112
同盟の前駆物　165
ドラ症例　127
とらわれ型　123～124
取り入れ　190

な行

内在化　86～88, 94, 112
内在化された葛藤　76, 84, 157, 172,

181〜182
内的（な）葛藤　76, 181, 182
内的現実　71
内的作業モデル　120, 122
内的対象関係　158
内的表象　120, 192
内的表象モデル　124
二次過程　26〜27
二次過程思考　27
二次的自己愛　68
乳児期　110
尿道エロチズム　23
認知行動療法　2〜3, 130
認知の歪み　166

は行

パーソナリティ傾向　190〜191, 212
パーソナリティ構造　11, 76, 189
パーソナリティ障害　4, 10, 12, 15, 136, 138, 143〜144, 148〜151, 154, 161, 167, 172, 192, 212
パーソナリティの変化　1
パーソナリティ（の）発達　13, 15, 61, 65, 167, 187
パーソナリティ（の）病理　4, 8, 10〜12, 35, 44, 77, 136〜140, 157, 197, 212, 215
剥奪　195
白昼夢　28, 37
恥の感情　133
派生物　47
8カ月不安　78
発生的観点　9
発達障害　180, 188
発達上の葛藤　82
発達上の欠損　185
発達阻害　167
発達（上の）停止　9, 65, 74, 185
発達的観点　9

発達プロファイル　9, 13, 15, 65〜67, 78, 183
発達ライン　9, 13, 15, 65, 78〜79, 114
発達歴　187
話の一貫性　122, 124
パニック障害　162
母親機能　68
母親同一化　56
母親表象　211
母親並行面接　171
パラノイド　190
半構造化面接　115, 116, 151, 158
反抗挑戦性障害　180
反社会性パーソナリティ障害　136, 159, 169
反動形成　47, 50, 52〜54, 60, 72, 83, 106, 148, 160, 178, 190
万能感　168
悲哀　159
ひきこもり　190
備給　9, 21, 26〜27, 31〜32, 41, 67〜69, 166
非社会性パーソナリティ障害　144
ヒステリー　10, 190
ヒステリー性格　138
ひとの三角形　6
人見知り　78
人見知り不安　11, 78
否認　51, 56, 72, 164
広場恐怖　210
不安　6, 11, 29〜30, 39, 44〜45, 47〜50, 54〜60, 62, 76, 89, 104, 121, 146, 163, 182, 191, 194, 196
不安信号説　20
不安信号理論　44, 45
不安性パーソナリティ　11
不安耐性　159
不安定型愛着　121

不安理論　　*12, 28, 29, 56*
フォーミュレーション　　*2, 5, 7, 36, 64*
不幸なできごと　　*49～50, 55～56, 59～62*
部分対象（関係）　　*31, 32, 67, 72, 159*
部分的退行　　*43*
部分欲動　　*23*
フラストレーション　　*195*
プラセボ　　*3*
プレイセラピー　　*171*
分離　　*29, 35, 36, 89, 99, 101, 175*
分離・個体化　　*35, 36, 70, 92, 100*
分離場面　　*121*
分離不安　　*49, 65, 76, 194*
分離抑うつ　　*49*
分裂　　*148, 158～159, 161, 190*
分裂排除　　*53, 71*
Besetzung　　*9*
ペニス羨望　　*34～35, 39, 56, 62, 89, 99～102, 105*
ペルセポネ・コンプレックス　　*35～36, 56*
弁証法　　*149*
防衛　　*11, 13, 30, 33, 42～47, 50～53, 55～59, 62, 64, 69, 72, 76, 87, 101, 106, 108, 113, 124, 132, 135～136, 140, 148, 155, 159, 160, 163～164, 189～191, 201, 207, 210, 212*
防衛解釈　　*135*
防衛機制　　*11, 30, 34, 42, 45～46, 50～51, 54～55, 72, 116, 132, 158～160, 164, 169, 190～191*
防衛マニューバ　　*76*
報復恐怖　　*22*
ボーダーライン（水準）　　*158～159*
母子関係　　*107*
保証　　*135*
本能　　*21, 158*
本能欲動　　*9*

ま行

マスターベーション　　*69*
マゾヒズム　　*60, 74, 116*
未解決／解体型　　*123*
みじめさ　　*62*
見捨てられ抑うつ　　*49*
見立て　　*2, 5, 7, 13, 14*
無意識　　*8, 10, 20, 24, 39, 42, 54, 63, 71, 132, 135, 177*
無意識の葛藤　　*2, 11, 19, 42～43, 76, 159, 177, 181～182, 199, 201*
無意識の葛藤理論　　*181*
無関心型　　*168*
無作為化比較臨床試験（RCT）　　*3～4*
明確化　　*13, 160, 161, 169*
メタサイコロジー（メタ心理学）　　*8, 12, 20, 65～67, 75*
メタ認知モニタリング　　*124*
メランコリア　　*61, 74*
妄想様観念　　*162*
喪の仕事　　*72, 189*
森田療法　　*2, 130～131, 133, 198*

や行

薬物乱用　　*162*
薬物療法　　*3, 149*
役割モデル　　*97, 109, 201*
役割関係表象　　*97*
夢　　*20, 27, 53, 57*
幼児期記憶　　*150*
幼児神経症　　*86, 89*
幼児性器期　　*21～23, 32, 43, 85, 101～102, 110～111*
幼児性欲　　*95*
陽性エディプス（期）　　*109, 111*
陽性エディプス・ポジション　　*111*
抑圧　　*11, 33～35, 37, 40, 50, 53～54, 58, 71～72, 103, 106, 148, 158～160, 178, 190, 210*

抑うつ（状態）　3, 12, 44, 49, 54, 56～57, 59, 61～62, 90, 125, 138, 161～163, 190～191, 194, 196
抑うつエピソード　63
抑うつ感情　6, 45, 47～50, 55～63
抑うつ神経症　3～4, 10, 137～138, 197, 215
抑うつ的性格　10
抑うつ理論　44
欲動　9, 20～21, 23～25, 27, 29～30, 32, 42～43, 45～47, 58, 60～61, 66～68, 70～71, 75～76, 84, 87, 91, 166, 167, 210
欲動充足　76
欲動退行　23, 196
欲動二元論　21
欲動の執行者　24
欲動派生物　45～47, 49～50, 53～55, 57～60, 67, 75, 84, 190, 195
欲動論　124
欲求充足水準（の対象関係）　68～69, 72
欲求不満耐性　186

ら行

来談者中心療法　130
ラポール　6
力動精神医学　8, 10, 15, 20, 115, 143, 154～155
力動精神医学的面接　154
力動的観点　9
力動的・発生論的フォーミュレーション　75, 179～180
理想　80, 81～83, 85～86, 193
理想化　22, 83, 93, 94, 103, 108, 111～112, 116, 148, 160, 164, 168～169, 190
離脱型　123, 124
リビドー　9, 21, 23, 26, 30～31, 46～47, 60, 67～69, 78, 88, 159, 177, 190
リビドー固着　30
リビドー発達（論）　124, 158, 160
リビドー備給　23, 72
リビドー分布　67
良心　193
両親面接（両親ガイダンス）　172～173, 182
臨床的診断面接　136
類型モデル　137
劣等感　41
練習期　106
ロールシャッハ・テスト　166
露出症的願望　23

わ行

ワークスルー　71, 77, 170, 221

編者略歴

守屋　直樹（もりや・なおき）
1979年　慶應義塾大学医学部卒業
　　　　慶應義塾大学精神神経科助手，埼玉社会保険病院神経科部長，昭和大学藤が丘病院精神神経科助教授などを経て，2006年より現職
現　職　渋谷もりやクリニック院長，昭和大学藤が丘病院兼任講師，医学博士
著訳書　治療作用（岩崎学術出版社）監訳，境界例（医学書院）分担執筆，気分障害（臨床精神医学講座4，中山書店）分担執筆　ほか
担当章　序章，第1, 4, 8, 9章

皆川　邦直（みなかわ・くになお）
1971年　慶應義塾大学医学部卒業
　　　　ロヨーラ大学精神科レジデント，ミシガン大学児童精神科クリニカルフェロー，慶應義塾大学精神神経科助手，東京都精神医学研究所参事研究員，技術部長などを経て，2001年より現職
現　職　法政大学現代福祉学部教授，サイコセラピーインターナショナル院長，医学博士
著訳書　治療作用（岩崎学術出版社）監訳，思春期患者へのアプローチ（診療新社），子育て心理教育（安田生命事業団），精神分析セミナー第1〜5巻（岩崎学術出版社）編著，境界例（医学書院）編著　ほか
担当章　第2, 5, 7, 9章

各章担当

松波　聖治（まつなみ・せいじ）第1章
　関東中央病院精神科，医師
中　　康（なか・やすし）第3章
　関東中央病院精神科，医師
生田　憲正（いくた・のりまさ）第4章
　国立成育医療センターこころの診療部医長，医学博士
鈴木　慶子（すずき・けいこ）第4章
　法政大学現代福祉学部非常勤講師，臨床心理士
山科　　満（やましな・みつる）第6章
　文教大学人間科学部臨床心理学科准教授，医学博士
遠藤　幸彦（えんどう・ゆきひこ）第8章
　多摩中央病院副院長，日本医科大学精神医学教室非常勤講師，創価大学兼任教授，医学博士

精神分析的診断面接のすすめかた

ISBN 978-4-7533-0710-4

守屋直樹・皆川邦直　編

2007 年 10 月 22 日　初版第 1 刷発行
2008 年 12 月 10 日　初版第 2 刷発行

印刷 新協印刷㈱　／　製本 ㈱中條製本工場

発行 ㈱岩崎学術出版社　〒112-0005 東京都文京区水道 1-9-2
　　　発行者　村上　学
　　　電話 03(5805)6623　FAX 03(3816)5123
　　　　　©2007　岩崎学術出版社
　　　乱丁・落丁本はお取替えいたします　検印省略

治療作用──精神分析的精神療法の手引き
E・E・ジョーンズ著　守屋直樹・皆川邦直監訳
すべての精神療法に共通する治療的要因とは何か

精神分析的発達論の統合①
P・タイソンほか著　馬場禮子監訳
現代精神分析における発達論を俯瞰し統合する試み

精神分析的精神療法の原則
L・ルボルスキー著　竹友安彦監訳
技法・学派を超えて精神療法の本質を問うマニュアル

精神分析セミナー・全5巻
小此木啓吾・岩崎徹也・橋本雅雄・皆川邦直著
臨床的技法としての精神分析実践講座

精神力動的精神医学──その臨床実践①②③［DSM-IV 版］
G・O・ギャバード著　①権成鉉訳　②大野裕監訳　③舘哲朗訳
DSM-IV に対応する今日の力動精神医学の総合的基礎理論

精神分析技法論
K・メニンガー著　小此木啓吾・岩崎徹也訳
臨床精神分析における不滅の名著

母子関係の理論
J・ボウルビィ著　黒田実郎ほか訳
人の初源を解明した名著・待望の改訂新版

早期関係性障害
A・ザメロフほか編　小此木啓吾監修　井上果子ほか訳
誕生早期の親子関係からの関係性とその障害について考察する

乳児の対人世界　理論編／臨床編
D・スターン著　小此木啓吾・丸田俊彦監訳　神庭靖子・神庭重信訳
臨床と観察を有機的に結びつけて新しい提起

追補・精神科診断面接のコツ
神田橋條治著
初版以来10年のときによって育まれた追補を付し改版

精神分析的心理療法の実践──クライエントに出会う前に
馬場禮子著
学派を超えて通用する心理療法の基本とその技術

サイコセラピー練習帳──グレーテルの宝捜し
丸田俊彦著
無意識における力動的変化をわかりやすく説く

コフート理論とその周辺──自己心理学をめぐって
丸田俊彦著
コフートの自己心理学と諸理論に関する著者の研究の集成

新しい精神分析理論──米国における最近の動向と「提供モデル」
岡野憲一郎著
米国を中心に変化しつつあるパラダイムを論じる

こどもの精神分析──クライン派・対象関係論からのアプローチ
木部則雄著
こどもの空想,攻撃性や悩みに向き合うセラピストのために

小倉清著作集──①子どもの臨床／②思春期の臨床
小倉清著
子どもの心を真摯に見つめる著者による珠玉の臨床論文集

改訂・子どもの心と精神病理──力動精神医学の臨床
高橋哲郎著
力動的立場から精神発達の綿密な観察と理論構築・改訂新版

子どもの心の臨床──心の問題の発生予防のために
中沢たえ子著
力動的な観点から子どもの心を読み解く

精神分析事典

●編集委員会
代表　小此木啓吾
幹事　北山　修

委員　牛島定信／狩野力八郎／衣笠隆幸／藤山直樹／松木邦裕／妙木浩之

☆編集顧問　土居健郎／西園昌久／小倉清／岩崎徹也
☆編集協力　相田信男／大野裕／岡野憲一郎／小川豊昭／笠井仁／川谷大治／
　　　　　　斎藤久美子／鑪幹八郎／舘哲朗／馬場謙一／馬場禮子／福井敏／
　　　　　　丸田俊彦／満岡義敬

●精神分析事典の特色

　百年余の歴史をもつ精神分析学の古典と現代にわたる重要な知見を，学派，文化，言語に偏ることなく，臨床を中心にわが国の独創的概念や国際的貢献も厳しく精選，1,147項目に収録。
　精神分析だけでなく，その応用領域に至るまで，わが国の第一人者たちによる最新の成果や知見を駆使しての執筆。
　参考文献は著者順に整理され文献総覧として活用でき，和文・欧文・人名の詳細な索引はあらゆる分野からの使用に役立つよう工夫された。

●刊行の意図と背景

　・国際的にみて，いずれも特定の立場と学派に基づいている。それだけに，それぞれ独自の視点が明らかでそれなりの深い含蓄を持っているが，精神分析全体を展望するものとは言い難い。わが国の精神分析の輸入文化的な特質をも生かすことによって，世界で最も幅広いしかも総合的な見地からの精神分析事典を編集したい。
　・わが国の精神分析研究もすでに戦後50年の積み重ねを経て，精神分析のそれぞれの分野の主題や各概念について膨大な知識の蓄積が行なわれ，成熟を遂げて現在にいたっている。その成果を集大成する時代を迎えている。
　・またフロイトの諸概念の訳語をめぐる新たな研究の国際的動向や，わが国の日本語臨床，翻訳問題の研究が，本事典の編集作業を促進した。（編集委員会）

　・B5判横組　712頁